Thomas A. Vilgis
Einfach essen!

Thomas A. Vilgis

Einfach essen!

Gegen den Ernährungswahn
in unseren Köpfen

HIRZEL

Bibliografische Information der Deutschen Nationalbibliothek
Die Deutsche Nationalbibliothek verzeichnet diese Publikation in der Deutschen Nationalbibliografie; detaillierte bibliografische Daten sind im Internet unter https://portal.dnb.de abrufbar.

ISBN 978-3-7776-2845-5 (Print)
ISBN 978-3-7776-2859-2 (E-Book, epub)

© 2020 S. Hirzel Verlag GmbH & Co.
Birkenwaldstraße 44, 70191 Stuttgart
Printed in Poland
Lektorat: Dr. Angela Meder, Stuttgart
Einbandgestaltung: semper smile, München
Satz: abavo GmbH, Buchloe
Druck und Bindung: Druckerei Dimograf Sp.z.o.o., Bielsko-Biała
Bildnachweis: alle Bilder © Thomas A. Vilgis, alle Grafiken © Hirzel Verlag

www.hirzel.de

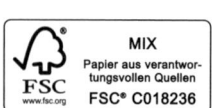

Inhaltsverzeichnis

SO KANN ES NICHT WEITERGEHEN!

Vorwort

Bei Ernährungsfragen, so der Eindruck, fehlt es oft an einer nüchternen, logischen, im Grunde naturwissenschaftlichen Sichtweise. In Zeitungen, Büchern, Funk und Fernsehen wird zu viel dahergeredet, ohne zuvor darüber nachgedacht zu haben.

Dieses Buch nähert sich dem Thema weitgehend ideologie- und vor allem weitgehend selbsterfahrungsfrei dem Thema Ernährung. Aber ist Essen nicht von eigenen Vorlieben, Vorstellungen und Emotionen geprägt? Mit Sicherheit, aber rasch werden Dogmen daraus. Statt puren Genuss gibt es gesunde Ernährung, Soulfood, Superfood, heilendes Essen, vegan, vegetarisch, paläo, Vollwert. Für jede dieser Ernährungsformen liefert die Ökotrophologie eine passende Begründung; sie wird unterstrichen von Psychologen, Soziologen, Philosophen, Esskulturwissenschaftlern, Journalisten, Köchen, Bauern, Laien und vielen Sparten mehr. Alle blicken auf das Essen, aber kaum jemand hinein. Dabei wäre das dringend nötig, denn das Thema wird von Meinungen, Ansichten und Fake News beherrscht. Fakten bleiben außen vor. Ja, aber macht nicht Brot dumm und krank?

Allein die Frage, was überhaupt gesund ist, zeigt die Grenzen. Eine Definition von »gesund« gibt es nicht. Der gesunde Apfel ist für den Allergiker Gift, der gesunde polyphenolreiche Sellerie auch, für Veganer ist alles Tierische ethisches Gift, für Paläoesser das einzig Wahre zur körperlichen Gesundung. Auf makroskopischen und weitgehend irrationalen Ebenen kommt man dem Essen nicht auf die Spur, der Ernährung erst recht nicht. Ernährungsstudiengläubige picken aus vielen fragwürdigen Veröffentlichungen ihre ganz persönlichen Rosinen und stricken daraus Ratgeber, Kompasse und Pyramiden.

Verstehen kann das ein Naturwissenschaftler schon lange nicht mehr, denn viele Äußerungen sind nicht real messbar, sie bleiben nebulös, unklar, wenig fundiert und sind in den meisten Fällen unbegründet. Viele dieser Äußerungen sind Verlautbarungen aus einer molekülfreien Welt des Glaubens und Wünschens. Die ständig wiederholten Meinungsschleifen haben sich längst gebildet und sind religiös zementiert. Sie sind kaum noch aus der Welt zu schaffen.

Dieses Buch soll zur Erdung beitragen. Es ist der Versuch, Meinungsschleifen zu durchbrechen und deutlich tiefer in die Annahmen und Behauptungen bei Ernährungsfragen hineinzublicken. Es bedarf der klaren naturwissenschaftlichen Sicht, um die Inhalte der Meinungen zu analysieren und neu zu beurteilen. Förderlich ist hier der stete Blick in die molekulare Welt unserer Lebensmittel und die Prozesse vor der Physiologie, was nur die wenigsten Ökotrophologen wagen. Dabei zeigen sich neue Zusammenhänge, die weit abseits der Vermutungen wahre Augenöffner sind für eine nüchterne Sicht zu vielen Ernährungsfragen. Dieses Buch ist kein Physik-, Chemie-, Pharmazie- oder Ernährungsmedizinbuch; auf chemische Formeln oder lange Zitate aus Studien wurde bewusst verzichtet. Dennoch finden sich diese Inhalte in den mitunter flapsig bis zynisch formulierten Sätzen und Aussagen wieder. Ein langes Literaturverzeichnis zu den wissenschaftlichen Arbeiten neueren Datums steht am Ende des Buches. Alle interessierten Leserinnen und Leser können sich dort weiter informieren und die getroffenen Aussagen einordnen.

Das Fazit dieses Buches ist übrigens sehr einfach: alles mit Genuss essen, nicht zu viel, nicht zu wenig, roh, gekocht und fermentiert. Genauso wie es uns unsere Vorfahren seit dem aufrechten Gang und dem späteren Entzünden des Feuers bis in die heutige Zeit weitergegeben haben. Trotz aller Krisen, Hungersnöte, Missernten und kriegsbedingtem Nährstoffmangel entwickelte sich der *Homo sapiens* weltweit prächtig. Ganz ohne Superfood und absurde Heilsversprechen.

»Dummheit ist, nicht, wenig zu wissen, auch nicht, wenig wissen zu wollen. Dummheit ist: glauben, genug zu wissen.« Konfuzius, dem dieses Zitat zugeschrieben wird, wusste offenbar sehr genau, wie Wissenschaft wirklich funktioniert.

An dieser Stelle möchte ich mich ganz herzlich bei meiner »Entdeckerin« Frau Dr. Angela Meder vom Hirzel Verlag bedanken. Hätte Sie sich nicht für die Publikation der *Molekül-Küche* vor mehr als 15 Jahren vertrauensvoll eingesetzt, wäre einiges anders gekommen und vieles gar nicht.

Vergangenheit

Evolution der Esskultur

Auf dem Weg zur Menschwerdung

Das erste Mal, als Essen in der Menschheitsgeschichte spannend wurde, ist etwa 4,5 Millionen Jahre her. Zu dieser Zeit kam für einen Teil der Menschenaffen der »Obstler« ins Spiel. Zuvor war die Nahrungsaufnahme sehr einfach. All das, was man auf dem Boden, an den Sträuchern und auf den Bäumen fand, wurde gegessen. Wurzeln, Beeren, Früchte. Alles, was unter strenger Begutachtung einer augenscheinlichen Prüfung standhielt, wurde gegessen. Vermutlich auch das eine oder andere Stück Aas, das Raubtiere in der Steppe zurückließen. Erste Versuche im Jagen folgten. Kleinstlebewesen, Insekten, Weichtiere, vielleicht Fische aus Gewässern. Das war's. Friss oder stirb gleich. Die Natur war roh. Etwas anderes gab es nicht. Gemecker, Befindlichkeiten oder Sätze wie: »Das mag ich nicht!« gab es nicht. Die Menschenaffen hatten nur ein Ziel: den nächsten Tag überleben und den Nachwuchs über die Runden bringen. Die Nährstoffdichte der Lebensmittel war gering. Wurzeln aus der Erde, »Urzeitgemüse«, unreife Beeren und harte Früchte sind je nach Zustand schwer verwertbar. Besonders bei Wurzeln und Blättern verbergen sich die Nährstoffe tief im Inneren der Zellen. Bei stärkereichen Wurzeln, wie sie erst im späteren Paläolithikum verarbeitet und gegessen wurden, wird dies deutlich. Die »rohe« und sehr harte Stärke konnte physiologisch gar nicht verwertet werden. Wie erst kürzlich bei archäologischen Ausgrabungen festgestellt, handelt es sich um die kartoffelähnliche Wurzel von *Hypoxis*[1], die vor etwa 170 000 Jahren in Afrika gegessen wurde. Spuren in Gefäßen deuten damit auf die bislang ältesten »Bratkartoffeln«; das widerspricht gleich zu Beginn dieses Buches der »Paläothese«, Kohlenhydrate würden nicht zur ursprünglichen Ernährung der Steinzeitmenschen gehören.

Ein weiteres Beispiel ist die Wasserbrotwurzel, auch Taro genannt. Sie wächst in tropischen und subtropischen Gegenden, besteht praktisch aus 100 % Stärke, hat im Gegensatz zur Kartoffel kein Protein und auch kein Solanin. Roh wäre sie zwar essbar, dann ist der Nährwert aber sehr gering, da die Stärkekörner nur zu einem geringen Anteil im Dünndarm verarbeitet werden könnten.

So etwas schaffte nicht einmal der stärkste Menschenaffenmann; mit Enzymen waren diese harten, verschlossenen Stärkekörner trotz seiner Darmlänge allein aus physikalischen Gründen nicht richtig zu knacken. Die Nahrungsaufnahme war, wie es Kopfform und Kiefer samt Muskulatur erkennen lassen, Schwerstarbeit. Das Essen musste gekaut und im Mund stark zerkleinert und zermahlen werden, um möglichst viele Vitamine, Mikronährstoffe und Mineralien herauszuarbeiten. Was Mund und Kiefer nicht schafften, musste während der sehr langen Magen-Darm-Passage bewerkstelligt werden. Der Nahrungsbrei wurde von Verdauungssäften bearbeitet, die wenigen Proteine der Nahrung bis auf die letzte Aminosäure genutzt, Pflanzenfasern und Zellwände von Säuren im Magen und Basen im Darm so lang malträtiert, bis möglichst viele Mikronährstoffe freigelegt waren. Bei den lebensnotwendigen Makronährstoffen war es ähnlich[2]. Proteine standen kaum zur Verfügung, es sei denn, Vogeleier, Aas, Insekten und Weichtiere kamen auf den Speiseplan. Pflanzenproteine wie Speicherproteine aus Ölsaaten oder »Gemüse« sind schwer zu verwerten. Das Beschaffen von Nahrung, das Essen selbst und das Verdauen kosteten sehr viel Energie, die von den Hominiden erst einmal aufgebracht werden musste. Die Nahrungsbeschaffung kostete die meiste Lebenszeit.

Was essbar war und was nicht, mussten die Hominiden, gleich welcher Art, selbst entscheiden. Dafür bot ihnen die Evolution ihre Sinne. Die Nahrung wurde mit den Augen gesichtet, mit den Händen untersucht. Geruchs- und Geschmackssinn waren der nächste Schritt der Lebensmittelprüfung. Roch es »essbar« oder gab es Fehlaromen? Roch es gar zersetzt, verfault? Mit diesem Schritt machte die Natur aus nicht essbarer Nahrung wie auf den Boden gefallenen Baumfrüchten wieder Erde. Oder befielen Fruchtfliegen die Nahrung, um sich daran zu vermehren und Mikroorganismen wie wilde Hefen und Milchsäurebakterien weiterzutragen?

Stimmte das alles mit der Erfahrung überein, folgte die Geschmacksprüfung. Süß, nicht zu sauer, salzig und ein Geschmack, den wir heute umami nennen – all das musste ausgewogen sein. War das Lebensmittel hingegen bitter, war Vorsicht geboten. Bei zu starker Säure, etwa sehr unreifen Früchten, oder starken Bittertönen schrillten die Alarmglocken, denn die bedeuten bis heute Unverträglichkeiten oder gar Gift. Die Nahrungsbeschaffung und das Essen waren ein tägliches Abenteuer, selbst wenn das Nahrungsangebot karg und im Grunde langweilig und saisonal eingeschränkt war. Solange aber die Energiebilanz der Nische stimmte und das Überleben sicherte, war die Welt in Ordnung. Und so sollte es bis heute immer noch sein.

Wie beschwerlich das wirklich Rohe zu essen ist, können wir mit unserer heutigen körperlichen Ausstattung nicht mehr nachvollziehen. Es gab keine Werkzeuge, keine Messer, keine Blitzhacker und keinen Paläomixer. Die verfügbaren Pflanzen waren weder kultiviert noch gezüchtet. Sie schmeckten so, wie sie aus der Erde gegraben wurden, und mussten nach Prüfung so, wie sie waren, gegessen werden. Aber kein Affe konnte es sich erlauben, essbare Teile der Nahrung zu verschwenden. Egal ob Wurzeln, Blätter, Knollen oder sogar anhaftende Würmer und Insekten, alles musste verzehrt werden, sofern es der Geschmacks- und Aromaprüfung standhielt.

Lauch roh, ohne Hilfsmittel

- 1 Stange Lauch frisch aus dem Garten

- Die Stange Lauch so gut wie möglich von Erdresten mit den Händen befreien, gegebenenfalls im nahen Bach waschen und ohne weitere Hilfsmittel alle Teile verzehren.

Wie schwierig und anstrengend das ist, lässt sich bereits nach den ersten Bissen in diesem Experiment feststellen. Die zwiebeligen Schwefelstoffe des Lauchs brennen in den Augen, schmerzen auf der Zunge. Das Grüne an den Enden wird schwer zu kauen sein, Pflanzenfasern sammeln sich im Mund. Jeder Bissen wird schwerer, der Schmerz auf der Zunge nimmt zu. Der Lauch muss lange im Mund bearbeitet werden, bis sich ein schluckbarer Nahrungsbrei bildet. Bei jedem weiteren Bissen beißen die bitteren Schwefelstoffe, die von Gesundheitsfanatikern als »gesund« ausgelobten

Glucosinolate, mehr. Die Enzyme des Lauches lassen beim »oralen Prozessieren« weitere schweflige Geruchsstoffe entstehen, die beim intensiven Kauen über den Nasen-Rachen-Raum retronasal die Nase reizen und die Augen weiter tränen lassen. Bei den haarigen Wurzeln stehen stärkere Bitterstoffe im Vordergrund, sandige Erdreste stören mit Geknirsche das Essen. Ist die Lauchstange tatsächlich ganz gegessen (die wenigsten werden bis zum Schluss durchhalten), beginnt es wenig später im Darm zu grummeln. Nur ganz unerschrockene Esser werden (und sollten) daher dieses Experiment wagen und das damit verbundene Risiko eingehen. Aber genau das ist, nach kulturwissenschaftlicher Definition, »das Rohe«. Nicht das mit Spiralschneidern feinst Geschnittene, in Balsamico und kalt gepresstem Öl Angemachte, das mit Salz Abgeschmeckte oder edlen Gewürzen Verfeinerte. Erst recht nicht das, was Rohköstler*innen in wohlmeinenden Worten als gesund verkaufen und Paläodiätiker als Teil der Paläokost anpreisen.

Die Erkenntnis für unsere heutige Esskultur zeigt sich klar und deutlich: Für dieses Leben und diese Form von Ernährung taugen wir, die Wohlstandsmenschen, schon lange nicht mehr. Eine »vollwertige, gesunde Ernährung« ist gekaute Rohkost beileibe nicht, zu viele Nährstoffe sind biologisch nicht verfügbar, selbst wenn sie in der Pflanze vorhanden sind.

Aber dann kam der Alkohol.

Happy Hour vor der Steinzeit

Es ist 4,5 Millionen Jahre her, als sich etwas in der DNA mancher Affen veränderte. Plötzlich entwickelten diese Spezies ein Enzym, das Alkohol (Ethanol) verdauen konnte[3]. Was sich aus heutiger Sicht eher lustig anhört und an Videos mit betrunkenen Tieren erinnert, war die erste Revolution in der Entwicklung der Hominiden, denn sie erlaubte manchen von ihnen, mit von Fruchtfliegen übertragenen wilden Hefen vergorene Früchte zu essen. Diese enthielten etwas Alkohol, zu wenig, um »betrunken« zu werden, aber bereits so viel, dass Ethanol verdaut werden musste. Dazu braucht es Enzyme, sogenannte Alkoholdehydrogenasen, ADH. Endogener, also körpereigener Alkohol entsteht auch bei der Verdauung über das Mikrobiom (die hochkomplexe »Darmflora« aus Viren, Bakterien und Pilzen, die sich an das machen, was Magensäure, Magenenzyme und Bauchspeicheldrüsenenzyme nicht schafften). Dieser »Fermentationsprozess« ähnelt allen Gärprozessen. Dabei entstehen Gase, also Darmwinde, Aromen, Fäkalgerüche und natürlich Alkohol, der sofort im Darm von körpereigenen Alkoholdehydrogenasen quasi vor Ort »unschädlich« gemacht wird. Damit sind die Säugetiere, Hominiden inklusive, bereits gut ausgestattet. Nur um dem externen, also über den Mund zugeführten Alkohol steht es schlecht. Variationen der ADHs für solche Fälle gab es bis dahin in der Physiologie der Hominiden nicht. Vergorene, leicht alkoholisierte Früchte wurden also erst vor etwa 4,5 Millionen Jahren für manche von ihnen als Nahrung nutzbar.

Der Vorteil war immens: Vergorene Früchte standen plötzlich auf dem kargen Speiseplan. Das bedeutete nicht nur ein erweitertes Nahrungsangebot, sondern auch einen höheren Energieeintrag. Fett schlägt mit etwa 9 kcal/g ordentlich zu Buche, Proteine und Zucker mit lediglich 4 kcal/g. Wird aus dem Zucker Ethanol, wird es nahrhafter; Ethanol kommt mit 7 kcal/g deutlich näher ans Fett als die beiden anderen Makronährstoffe Kohlenhydrate und Proteine. Was in unseren heutigen Überflusszeiten fast lächerlich klingt, muss unter dem Lichte der Menschwerdung gesehen werden: In diesen Zeiten war jede Kalorie notwendig, um die Energiebilanz zu verbessern. Dies zeigt aber auch die Funktion des Alkohols in der Ernährung bei der Evolution des Menschen: Die Alkoholgehalte sind gering und unschädlich, ganz anders als bei heutigen Gär- und Brennverfahren, deren Resultate viel höhere Alkoholgehalte liefern. Bis heute sind auch Unterschiede innerhalb der Menschheit zu erkennen. So fehlt den Bewohnern mancher Regionen in Asien die Alkoholdehydrogenase, und sie bekommen deswegen beim Alkoholgenuss große Probleme. Im Grunde ist es kein Genuss, eher eine Qual.

Doch warum war die Fähigkeit der frühen Menschen, davon zu naschen, so wichtig, besonders bei Nahrungsknappheit und Klimaveränderungen? Eine hohe Anpassungsfähigkeit der Physiologie, die ein lebenserhaltendes Erschließen neuer Nahrungsquellen ermöglichte, war ein großer Vorteil. Evolutionsbiologen nehmen an, dass frühe Lebewesen Gene entwickelt haben, die nach und nach die Bereitstellung der Alkoholdehydrogenasen garantierten, um auch vergorene Nahrung zu nutzen. Tatsächlich kann die Entwicklung des Enzyms bei Säugetieren, darunter Primaten, bis weit in die Frühgeschichte verfolgt werden. Demzufolge war bereits der letzte gemeinsame Vorfahr vor der Aufspaltung von »Urmensch«, Gorilla und Schimpanse vor 10 Millionen Jahren in der Lage, den geringen Alkoholgehalt vergorener Nahrung, wie Fallobst oder Beeren, katerfrei abzubauen[4]. Diese neu erworbene Fähigkeit hatte noch weiter reichende Konsequenzen. Jede Fermentation setzt Glutaminsäure aus den Proteinen frei und ermöglicht die spezifische Ausprägung des Geschmackssinns »umami«, der für fleischig, herzhaft und rund steht. Hominiden lernten Proteine als Nahrung zu schätzen und entwickelten sich prächtig.

Aber die Fäulnis hatte noch ganz andere Vorteile. Die wilden Hefen und die im Inneren der Früchte unter Sauerstoffabschluss tätigen Milchsäurebakterien weichen mit ihren Enzymen Zellen auf, aus Zuckern werden wunderbar duftende Aromen, es bilden sich neben dezentem Alkohol bestechend riechende Fruchtnoten, die wir heute bei jeder Gelegenheit wahrnehmen. Sei es in Bier oder Wein, sei es bei überreifen Früchten. Die Früchte und Gemüse werden weicher, sie sind leichter zu essen, die Kauarbeit in Mund und Kiefer nimmt ab. Die Vorteile des »Verrotteten« überwiegen, sofern sich der Gärprozess im Anfangsstadium befindet.

Die Alkoholdehydrogenase erweiterte für manche Spezies das Nahrungsspektrum, zum Rohen kam das Verfaulte – kulinarischer klingt »das Fermentierte« – hinzu. Ein großer Schritt für die werdenden Menschen, wie es sich später an vielen Stellen zeigte. Bis zur nächsten Revolution, dem Feuer, dauerte es noch 2–3 Millionen Jahre. Zunächst richteten sich die Hominiden auf und gingen fortan auf zwei Beinen.

Der aufrechte Gang

Die Bipedie, der Gang auf zwei Füßen, war ein weiterer großer Schritt für den Affen in Richtung *Homo sapiens*. Denn nur dadurch wurden plötzlich »Hände« frei für neue Tätigkeiten, auch während der Fortbewegung. Für die Nahrungssuche ein entscheidender Schritt, denn Essen ließ sich in größeren Mengen über weitere Strecken transportieren und den Mitgliedern wachsender sozialer Strukturen zugänglich machen[5]. Die Nahrung musste nicht mehr unmittelbar am Fundort vertilgt werden. Jäger und Sammler traten in Erscheinung und entwickelten Methoden und systematische Strukturen zur Nahrungsbeschaffung. Rasch änderte sich die Ernährung der Zweibeiner im Vergleich zu Schimpansen, die schlichtweg vom Bein in den Mund lebten. Aufrecht gehende Hominiden wie *Homo erectus* mussten die Nahrung nicht unmittelbar am Fundort verzehren, sondern konnten sie dorthin bringen, wo ihre Gruppe lebte. Die Versorgung von Nachkommen, Alten und Kranken war deutlich einfacher. Der aufrechte Gang war damit auch ein allererster Schritt zum »kulturschaffenden« Affen.

Feuer, der Beginn der modernen Lebensmitteltechnologie

Feuer war den Hominiden nicht unbekannt. Es brannte spontan, nach Blitzen oder aus Selbstzündungen. Dieses Feuer war unkontrolliert und brachte viele Gefahren, aber auch neue Erfahrungen beim Essen. Nach Bränden konnte an bereits erkalteten Stellen »Gekochtes« und »Gebratenes« gegessen werden, Fleisch von verendenden Tieren, aber auch gegarte Wurzeln und andere Köstlichkeiten. Wer erinnert sich nicht an Kartoffeln oder Zwiebeln, die in der Glut des Lagerfeuers außen vollkommen verkohlten, aber ein saftig gedämpftes, köstlich aromatisiertes Innenleben offenbarten! Auch die biologische Verfügbarkeit der Proteine bei Fleisch und tierischen Produkten wurde durch den Garprozess erhöht, Stärken und komplexe Zucker aus Wurzeln waren der Körperphysiologie zugänglich[6]. Diese thermisch veränderten Lebensmittel hatten in der Tat eine höhere Qualität und einen deutlich höheren Nährwert. Nur kontrollieren ließen sich die Flammen nicht. Das gelang erst vor etwa einer Million Jahren. Genau ist es bis heute nicht bekannt, aber viele archäologische Funde deuten auf diese Zeit hin. Die Kontrolle des Feuers durch »kochende Affen« war ein durchschlagender Erfolg für die werdenden Menschen[7]. Das Garen von Lebensmitteln war geboren, der Nährwert stieg, die Nahrung wurde sicherer, da sie durch die hohen Temperaturen die Speisen keimfrei wurde.

Die biologische Verfügbarkeit der Makro- und Mikronährstoffe wurde deutlich erhöht und war nicht mehr nur an das Zermahlen mit den Zähnen und die biochemische Verarbeitung im langen Darm gebunden. Zellen brechen beim Erhitzen auf, Proteine entfalten sich, und Stärken werden geschmolzen. Makronährstoffe – Fette, Proteine und Kohlenhydrate – werden damit den Verdauungsenzymen zugänglich. Verklumpte »Rohproteine« sind für die Physiologie zu weiten Teilen nutzlos, genauso wie die riesigen Stärkemoleküle Amylose und Amylopektin. Erst wenn diese von »molekularen Scheren«, Enzymen, in ihre Bausteine zerlegt werden, etwa Aminosäuren bei Proteinen, Glucose bei Stärken, Fettsäuren bei Fetten, lassen sie sich physiologisch verwerten. Um die großen Moleküle zu schneiden müssen die Enzyme direkt ganz bestimmte chemische Bindungen erreichen, was bei »rohen«, kompakt gefalteten Proteinen oder steifen, kristallisierten Stärken schwer oder gar nicht möglich ist. Kochen legt diese Schnittstellen frei, Enzyme haben sofort darauf Zugriff, das Verdauen kostet weniger Energie. Dadurch veränderten sich Zähne und Kiefer, der Darm wurde kürzer, das Gehirnvolumen verdreifachte sich[8]. Der Mensch wurde zum Omnivoren. Seine Feinmotorik verbesserte sich, die kognitiven und sozialen Fähigkeiten nahmen zu. Schritt für Schritt wurde der Übergang von der »Natur« zur »Kultur« vollzogen[9]. Kochen machte, schlicht ausgedrückt, den modernen Menschen intelligent. Kreative Ideen für Werkzeuge und Kochtechniken begannen das Leben zu erleichtern.

Stärkereiche Wurzeln: Taro

- 500 g Taro
- 5 EL natives Olivenöl
- Salz
- 1 EL Honig

- Die Taro wie Kartoffeln schälen und in ca. 5 mm dicke Scheiben schneiden.
- Das Olivenöl auf 160 °C erhitzen und die Taroscheiben anbraten, dabei salzen.
- Zum Schluss den Honig unterrühren und bei reduzierter Hitze »karamellisieren« lassen.

Grillen und Erdöfen

Kein Wunder, dass alsbald Spieße Anwendung fanden, mit denen Lebensmittel am offenen Feuer gegrillt oder an den erwärmten Steinen am Rande der Feuerstelle »schonend« gegart wurden. Bis heute haben einige Naturvölker diese Technik beibehalten[10]. Techniken wie das Garen in »Erdöfen« setzten sich durch. Darin garten ganze erlegte Tiere über Stunden hinweg langsam vor sich hin. Im Paläolithikum gab es wahrhaftige Zehn-Stunden-Terrinen. Heute lassen sich diese in Experimenten nachstellen, und man kann nur staunen, wie in einem Erdofen ein ganzes Schwein zu einer Köstlichkeit wird. Dazu wurde versuchsweise ein Erdofen wie einst im Paläolithikum ausgehoben. Das ausgenommene, gewürzte und mit frischen Blättern von Rebstöcken bedeckte Tier kam für mehr als 10 Stunden in die mit Steinen ausgelegte und mit Holzfeuer vorgeheizte Grube, die, sobald das Tier darin versenkt war, mit Erde aufgeschüttet wurde. Die Temperatur stieg und zeigte fortan konstant 56 °C. Viel besser kann es das Wasserbad des modisch neuzeitlichen Sous-vide-Kochs auch nicht, und das zeigte ganz nebenbei, wie viel echte Paläoköche bereits vom Zartgaren bei niedrigen Temperaturen verstanden.

Als die gigantische gegarte Tierleiche ausgegraben wurde, war die Skepsis groß: Ist das Fleisch durch? Wie schmeckt das? Es mundete exzellent, saftig, und die fein würzigen Aromen der Weinblätter waren sensationell. Noch eindrucksvoller war die Reaktion der anwesenden Kinder: neugierig, kein bisschen ängstlich. Auch nicht, als das dampfende Ungetüm auf den großen Tisch getragen wurde. Geschmeckt hat ihnen das zarte, würzige Fleisch sehr, denn es blieb nicht bei einer Scheibe. Das ist bei allem Gesundheits- und Ernährungswahn eine wirklich gute Nachricht und gab einen tiefen Einblick in Zeiten, als der Strom aus der Steckdose noch nicht den hypermodernen Backofen mit Energie speiste.

Man stelle sich vor, was aus uns geworden wäre, hätten unsere Vorfahren so reagiert wie vielerorts heutzutage: Fleisch enthält ungesundes tierisches Fett, gesättigte Fettsäuren und Cholesterin und führt zu Krebs. Dazu noch das giftige Dioxin vom letzten Vulkanausbruch im Erdreich! Sie wären allesamt kläglich verhungert. Einen Vorteil für den klimageplagten Planeten hätte das, so zynisch es klingt, durchaus: Wir würden heute garantiert nicht existieren, kein Klima schädigen und schon gar nicht mit dem Auto in den Supermarkt fahren, um vakuumverpacktes Fleisch für das »Paläodinner« zu kaufen und damit Follower unseres Blogs mit klickheischenden Fotos zu beeindrucken. All dies hat mit dem Essen im Paläolithikum noch weniger zu tun als der tiefergelegte Stadtgeländewagen mit Logik.

Natürlich lässt sich dieses Erdofenszenario nicht ohne Weiteres in einem Reihenmietshaus zelebrieren. Dennoch können die Garmethoden heute noch mit einfachen Mitteln, etwa einem Keramikgrill mit Deckel und Temperaturkontrolle, nachgestellt werden.

Wildschweinbraten im Keramikgrill

- 500 g Wildschweinbraten
- Rapsöl
- Salz
- eine Handvoll verholzte Thymianzweige, möglichst direkt vom Strauch aus dem Garten

- Die Glut im Grill auf 150 °C regulieren und während der Gardauer in etwa konstant halten.
- Den Braten mit Rapsöl einreiben.
- Die Thymianzweige auf die Glut geben.
- Den Braten auf das Grillgitter legen und für 1 ½ bis 2 Stunden langsam garen.

Dieser Wildschweinbraten entwickelt einen ganz anderen »Flavour« als der aus dem Ofen, der mit Fond, Wein, Gewürzorgien und sonstigem Pipapo geschmort wird. Er wirkt uriger, erdiger, und die Dämpfe aus dem Thymian, der sich nach und nach entwickelnde Rauch aus verholzten Thymianzweigen, bringen ein ungewöhnliches Aroma. Einfach, aber auch komplex. Es ist ein Schritt zur »Simplexität«, die den ursprünglichen Geschmack des Produkts betont und das Potenzial des Thymians auf ganz neue, alte Weise zeigt.

Steinzeitliches Pochieren und Niedrigtemperaturgaren

Lange bevor Kochgeschirr genutzt wurde, kochte man in Kochgruben[11], wie schematisch in der Abbildung dargestellt. Dazu wurden Löcher in die Erde gegraben und die Grubenoberfläche passend geformt. Die Gruben wurden mit Steinen ausgekleidet und für das Garen mit Wasser mit Leder abgedichtet. Diese Kochgruben ließen sich mit Wasser befüllen, das mit heißen Steinen von der Feuerstelle beheizt wurde. Mit dem Jagen und Kochen entwickelte sich also auch die Gerberei, und Leder wurde nicht nur für Kleidung verwendet. Alternativ wurde Glut in den Gruben (ohne Leder) erzeugt, diese mit Steinen bedeckt und darauf Nahrung erwärmt. Das Garen und Pochieren bei niedrigen Temperaturen scheint weit älter, als man normalerweise denkt.

Je nach Wassermenge und Wärmeenergie der Steine ließ sich die Temperatur des Wassers auf relevanten Gartemperaturen halten. Dies entspricht auf gewisse Weise dem heutigen »klassischen« Pochieren. Die Methode, Steine auf glühenden Kohlen zu erhitzen und darauf Lebensmittel zu braten, ist der Vorläufer des Garens auf dem »Heißen Stein«, der heutzutage speziell geformt wird.

Diese Beispiele zeigen, dass sich das handwerkliche Kochen seit der Steinzeit kaum verändert hat. Zwar haben sich die Techniken stark verfeinert, aber stets geht es um die genaue Kontrolle der Temperatur, sei es beim Grillen, Kochen, Pochieren oder Garen auf heißen Unterlagen. Diese Tatsache ist keineswegs so trivial, wie sie erscheint, denn die Lebensmittel vor

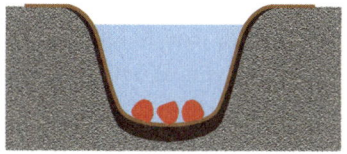

Garen im heißen Wasser

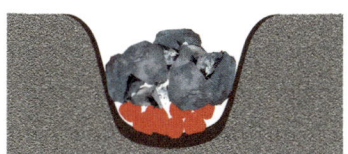

Garen auf heißen Steinen

○ Kochgruben in der Erde lassen sich auf mehrere Arten nutzen. Die mit Leder abgedichtete und mit Wasser gefüllte Kochgrube wurde mit heißen Steinen beheizt (links). Ohne Leder können auf glühenden Kohlen Steine beheizt werden, auf denen Lebensmittel gegart werden. In beiden Fällen lassen sich Lebensmittel »schonend garen«.

100 000 Jahren bestanden aus den gleichen Molekülen wie die heutigen. Die Bausteine der Proteine waren und bleiben jene 20 verschiedenen Aminosäuren, die der Stärken ist die Glucose, die der Zellwände die Cellulose und andere Zellmaterialien[12]. Struktur und Funktion eines Mammutmuskels unterscheiden sich, abgesehen von physiologisch erforderlichen Details, nicht von denen eines Stiers, einer Kuh oder eines Menschen. Wurzeln und Samen nutzen Stärken als Energiespeicher zum Keimen heute genauso wie damals. Aber genau diese molekularen Zusammensetzungen und Strukturen definieren die Gartemperatur, die Gardauer und sogar Geschmack und Aroma. Kein Wunder also, dass heute noch ähnlich gekocht wird wie in der Steinzeit. Die physikalisch-chemischen Gesetze der Lebensmittelzubereitung sind nur durch die molekularen Strukturen der Lebensmittel festgelegt[13]. Damals wie heute.

Alles essen im Paläolithikum

Im Paläolithikum wurden die Lebensmittel in Gesamten verzehrt. Nichts durfte verschwendet werden, weder die hochwertigen Innereien noch das aus ernährungsphysiologischer Sicht wertvolle Gehirn der Tiere. Wichtig war auch der Hauptenergieträger des erlegten Tiers, sein Fett. Fleisch war zwar der Hauptnährstoff, der über erlegte und gerissene Tiere Zugang zum Menschen fand und später bei Jägern und Sammlern als wichtige Nahrungsquelle erkannt und kultiviert wurde, neben dem ernährungsphysiologischen Wert wies der Fleischverzehr aber noch weitere Vorteile auf.

Das erlegte Tier brachte nur den hohen Energiegewinn, wenn es vollständig gegessen wurde. Nichts durfte verkommen, jede Kalorie zählte. Dadurch lieferte das Tier exklusiv viele Nährstoffe mit, die für die Entwicklung der Menschen eine wesentliche Rolle spielten. Die Röhrenknochen wurden aufgebrochen und das Knochenmark gegessen. Es hat einen hohen Fettanteil, das Fettsäurespektrum ist breit verteilt und liefert, wie Hirn, Leber und Nieren, einen ungewöhnlich hohen Anteil der vorher nicht zugänglichen essentiellen langkettigen, vielfach ungesättigten Omega-3-Fettsäuren Eicosapentaensäure C 20:5 und Docosahexaensäure C 22:6, die für den Schutz der Zellen, aber auch für den Aufbau von

Ungefähre Fettanteile aus einem Wildtier. Hinsichtlich der essentiellen Fettsäuren ist das Knochenmark eines der wertvollsten Lebensmittel im Tier.

Gewebe	Gewichtsanteil (%)	Essbarer Anteil/Tier (%)	Fett (%)
Muskelfleisch	45	90	2,3
Hirn	0,5	1,0	9,0
Leber	1,9	3,8	3,3
Knochenmark	1,5	3,0	50,0
Speck, Bauchfett …	1,0	2,0	80,0

Gehirnleistung und Gehirnfunktion wichtig sind[14]. Sie kommen in ausreichenden Mengen nur in tierischen Lebensmitteln vor.

Die Tabelle zeigt, wie viel Fett die einzelnen Teile der Wildtiere enthalten. Dabei ist Knochenmark eine wertvolle Quelle für langkettige essentielle Fettsäuren. Pflanzliche Nahrung weist diese Fettsäuren nicht auf. Erst
das Essen dieser tierischen Fette ermöglichte einen weiteren Entwick-
lungsschub der Jäger und Sammler zum modernen Menschen. Besonders
vorteilhaft war (und ist bis heute) die Mischkost aus tierischer und pflanzlicher Nahrung wegen der essentiellen Fettsäuren. Das Hirn der Tiere war
eine Hauptquelle für die essentiellen Fettsäuren EPA und DHA, die dort in
höchster Konzentration vorhanden sind. Es ist uns nicht möglich, aus der
pflanzlichen essentiellen Fettsäure α-Linolensäure (ALA) DHA und EPA
in ausreichender Menge herzustellen[15]. Wenn wir das könnten, wären EPA
und DHA keine wirklich essentiellen Fettsäuren.

Selbst in der Nachkriegszeit unserer Eltern und Großeltern stand Hirn
oft auf dem Speiseplan, es wurde in Wurst verarbeitet; so gab es der Gelbwurst ihren typischen Geschmack und, wegen des hohen Fettanteils und
der vielfach ungesättigten Fettsäuren, eine ganz besondere Konsistenz.
Diese wertvollen Stoffe waren auch der Grund, aus dem Hirn, etwa als
Suppe, erst recht für die Säuglingsernährung empfohlen wurde[16].

Traditionelle Köche in Frankreich setzen es heute noch auf die Karte
oder packen es als Füllung in Pasteten oder warm servierte Teigtaschen
(Tourtes), in denen es mit einer erstaunlich cremigen Textur überzeugt.

Tierischer Omega-3-Teller mit Knochenmark nebst Lammhirn

- 4 schöne gerade Markknochen (Rind)
- 500 ml Rinderbrühe
- 2 Lammhirne (beim Metzger vorbestellen)
- 500 g Rinderfett
- 1 Ei
- 3 EL Topinambur, getrocknet und grob gemahlen (selbst hergestellt oder aus dem Biomarkt)
- 1 EL Wilder Pfeffer, grob zerstoßen
- Salz
- Wildkräuter
- heller Essig

- Das Ei am Tag zuvor in der Schale einfrieren.
- Die Markknochen über Nacht im Kühlschrank wässern.
- Markknochen in Rinderbrühe aufsetzen und ca. 20 Minuten knapp unter dem Siedepunkt ziehen lassen.
- Anschließend die Lammhirne in der Knochenbrühe ca. 15 Minuten pochieren. Abkühlen lassen und kalt stellen.
- Die Knochen abkühlen lassen und das Mark herausdrücken.
- Knochenmark leicht salzen und in dem Wilden Pfeffer wälzen.
- Das Ei auftauen lassen, die Schale entfernen, das flüssige Eiklar und das feste Eigelb trennen. Das Eigelb wieder ins Tiefkühlfach geben.
- Eiklar leicht schaumig schlagen.
- Die Lammhirne parieren, durch das Eiklar ziehen und in dem Topinambur-Granulat panieren. Dabei salzen. Rinderfett in einer Pfanne erhitzen und die Lammhirne darin ausbacken.
- Das gepfefferte Knochenmark wieder vorsichtig erwärmen.
- Die ausgebackenen Lammhirnhälften längs halbieren. Vier Teller mit Wildkräutern bestreuen und Lammhirnhälften und Knochenmark darauf anrichten. Mit etwas hellem Essig beträufeln. Das gefrorene Eigelb mit einer feinen Reibe über die Teller raspeln.

In unseren modernen Zeiten des Kochens stehen die Details, die über Feinheiten in der Molekularstruktur bestimmt werden, mehr im Vordergrund. In vielen Fällen kommt das Gargut nicht einmal mehr direkt mit der Wärmequelle in Berührung. Ein besonderes Beispiel dafür ist das Sous-vide-Garverfahren (Vakuumgaren) in zugehörigen Wasserbädern, die es erlauben, Gartemperaturen zehntelgradgenau einzuhalten. Dazu werden die Lebensmittel mit Gewürzen, Kräutern und anderen passenden Beigaben in spezielle Plastikbeutel (Kochbeutel) eingeschweißt und in ein Wasserbad mit der gewünschten Temperatur gegeben[17].

Wie wichtig die Temperatur ist, zeigt sich z. B. an den unterschiedlichen Gartemperaturen von Fisch, Landtieren und Geflügel. Alle Tiere benötigen zum Fortbewegen Muskeln, die in ihren Grundzügen allesamt gleich aufgebaut sein müssen, damit sie überhaupt funktionieren. Egal ob Fisch, Schwein oder Huhn – die Muskelzellen und deren Funktion beruhen auf identischen, von der Spezies unabhängigen Prinzipien. Allerdings spielen Körpertemperatur, die Lebensumstände und die Tierart für manche Details eine Rolle. Meeresfische müssen wegen des Auftriebs im Wasser ihr eigenes Gewicht nicht tragen, dafür bei sehr tiefen Temperaturen und hohen Drücken ihre Muskeln einsetzen können; die Säugetiere Rind und Schwein müssen sich als Landtiere unter ihrem eigenen Gewicht bewegen. Vögel wiederum müssen mehr oder minder flugtauglich sein. Bindegewebe, Muskelanbindung an Sehnen oder auch die Muskelform sind verschieden, was sich letztlich in leicht unterschiedlichen Gartemperaturen auswirkt.

Die prinzipielle Gartemperatur richtet sich daher nach den Proteintypen und der Tierspezies[18]. In allen Muskelproteinen wird immer zuerst das Myosin angesprochen, dann die Proteine im Fleischsaft der Muskelzellen, die Sarkoplasmaproteine, gefolgt vom Kollagen, und zuletzt das Muskelprotein Aktin. Als grobe Faustregel gilt etwa: Die Denaturierungstemperatur des Myosins liegt etwa 15 °C oberhalb der Lebendtemperatur der Spezies.

Aus der Entwicklung der Menschheit lässt sich gewiss eines schließen: So ungesund, wie es heute ständig behauptet wird, scheinen Fleisch und

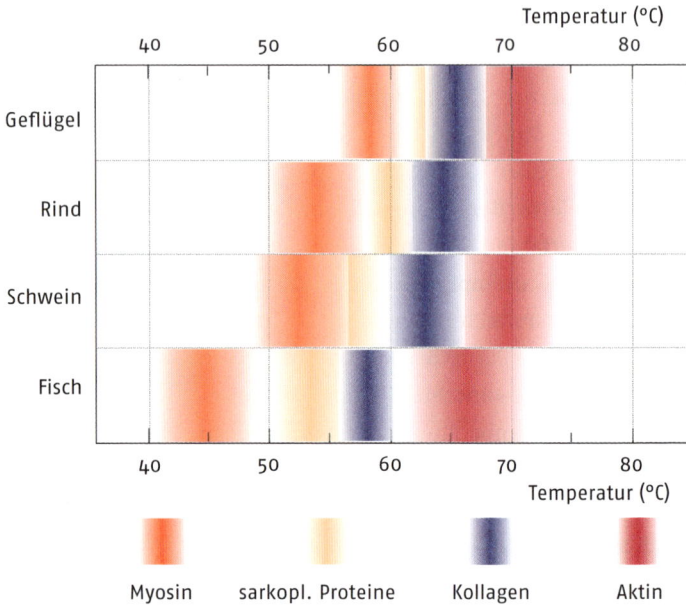

Temperatur (°C)

Myosin   sarkopl. Proteine   Kollagen   Aktin

○ Die gleichen Proteine weisen bei verschiedenen Spezies unterschiedliche Gartemperaturen und Garbereiche auf.

tierische Fette nicht zu sein. Im Gegenteil, die verstärkte tierische Nahrung, wenngleich in ausgewogenen Mengen, in Kombination mit Feuer ermöglichte erst die Menschwerdung, so brutal dies aus Veganer*innensicht klingt. Aber an harten Fakten ist schwer vorbeizukommen, ohne ins Ideologische abzudriften. Offenbar ist bei der Einschätzung über die »Gefährlichkeit« von Fleisch in der Humanernährung nicht alles in trockenen Tüchern. Dies wird sich an mehreren Stellen noch explizit zeigen.

Tradition

Sesshaftigkeit, Ursprung der Tradition

Vor etwa 10 000 Jahren begannen die Menschen sesshaft zu werden, das Paläolithikum ging zu Ende, und das Neolithikum begann, die moderne Landwirtschaft nahm ihren Anfang. Bis heute basiert ein Großteil der Ernährungskultur auf dem Sesshaftwerden der Menschheit. Die Nische wurde nicht wie im Paläolithikum gemäß der verfügbaren Nahrung ausgesucht, sondern nach Wirtschaftlichkeit. Das Land wurde kultiviert, sofern Bodenqualität und Wasser passten und geeignete klimatische Lebensbedingungen herrschten. Eine frühe Form der Agrarwirtschaft entstand. Tiere konnten gehalten werden – die Idee, Nutztiere zu züchten, setzte sich durch. Fleisch musste nicht mehr erjagt werden, und Wurzeln und Samen wurden zunehmend auf Qualität gezüchtet. Bei Getreide und Gemüse wurden mit langen Verfahren Ertrag und Nährwert gesteigert.

Die Sesshaftigkeit hatte weitreichende Konsequenzen für die Esskultur. Sobald es die sich immer weiter entwickelnden Techniken erlaubten, entwickelten die Menschen des Neolithikums die ersten Töpfereien. Der Umgang mit Feuer erlaubte es, neben der Zubereitung von Speisen auch Erde, Ton und Sand zu brennen, zu sintern und zu Gefäßen zu verarbeiten, was ein hitzebeständiges Material hervorbrachte, das hohen Kochtemperaturen standhielt[19]. Dies bedeutet nicht, dass die kulturellen Errungenschaften und das Wissen um die Ernährung der Jäger und Sammler des Paläolithikums verloren gingen. Die Kochtechniken wurden aber weiter verfeinert, die technischen Hilfsmittel nahmen an Bedeutung zu. Tongeschirr wie auch die ersten Metalle, etwa Kupfer, hielten Einzug, und das Garen in Kochgruben und Erdöfen war nur noch bei größeren Tieren nötig.

Wurden die größten Fortschritte im Paläolithikum von Feuer und Fleisch geprägt, sind im Neolithikum die neuen Produkte Getreide und Milch – und bei den Techniken vor allem die Fermentation und somit die Kontrolle der Mikroorganismen, als Meilensteine hervorzuheben. Ein wichtiger Punkt ist dabei die damit einhergehende systematische Erweiterung des Nahrungsspektrums. Die Vielfalt des Jagens und Sammeln nahm zwar ab, aber die Nahrung war reicher an Mikro- und Makronährstoffen, den Menschen ging es immer besser.

Allerdings waren die Sesshaftigkeit und die Nutzung von frühen regionalen Getreiden, Pseudogetreiden und Mais begleitet von den ersten »Zivilisationskrankheiten«: Wie aus Knochen und Zahnfunden bekannt ist, nahm Karies deutlich zu. Mittels spektroskopischer und nuklear-physikalischer Isotopenmethoden lässt sich auch auf andere Probleme bei den Menschen schließen, die die Evolution vorher nicht kannte. So deuten Knochenanalysen auf eine Verschlechterung der allgemeinen Gesundheit hin, es zeigen sich Hinweise auf höhere Sterblichkeit und eine schlechtere Zahngesundheit wie eine Verminderung des Zahnschlusses von Ober- und Unterkiefer (Okklusion) beim Biss. Auch eine erhöhte Eisenmangelanämie, erste Anzeichen von Knochenschwund oder erhöhte Infektionen sind heute mit exakten Genanalysen und molekularen biologischen Verfahren nachweisbar[20].

Die Nahrung veränderte sich mit der Zeit weiter. Die gezielte Viehzucht entstand etwa nach der letzten Eiszeit vor 11 000 Jahren, als der Mensch im Neolithikum begann, wilde Schafe zu domestizieren. Mit der Domestizierung von Wiederkäuern und dem Anbau begann die »neolithische Revolution«[21].

Im Neolithikum wurde weiter Fleisch gegessen, allerdings setzten sich das Fleisch und vor allem das Fett domestizierter Tiere im Vergleich zu Wildtieren deutlich anders zusammen. Das Verhältnis der Omega-3- zu Omega-6-Fettsäuren wurde ungünstiger, denn die Aufnahme der langkettigen essentiellen Fettsäuren nahm ab, eine Tatsache, die sich bis heute hält und bereits im Neolithikum ihren Anfang nahm.

Getreide

Das Getreide hatte eine ganz besondere Funktion. Wilde Grassamen waren eine hervorragende Grundlage für Konstrukte wie »Getreidebrei«, aber auch Fladenbrote. Wuchsen in Afrika Sorten wie frühe Formen der Hirse, Sorghum und Teff, gediehen im heutigen Südamerika frühe Formen von

Quinoa und Mais. Jedes dieser neuen Lebensmittel bedarf einer ganz besonderen Technik, um daraus Brote herzustellen. Die Proteine dieser Pseudogetreide sind wenig verfügbar oder bieten keinen vernünftigen Zusammenhalt. Mais musste durch speziell entwickelte Kulturtechniken wie die Nixtamalisation[22], das Kochen der Proteine im Mais in Asche, »gefügig gemacht« werden. Erst durch den dabei entstehenden hohen (alkalischen) pH-Wert gab Mais seinen Nährwert frei. Das darin enthaltene Speicherprotein (Zein) konnte sich entfalten und war der enzymatischen Verdauung zugänglich. Erst dann hielten die daraus gebackenen Tortillas besser zusammen[23].

Gesäuerte und damit haltbare Brote auf »Sauerteigbasis« ließen sich damit nicht herstellen, dies gelang nur im Weizen- und Gerstengürtel des Neolithikums, der sich von China über den Nahen Osten, die heutige Türkei, Syrien und später bis hinauf ins gemäßigte Klima von Mitteleuropa erstreckte. Diese Urweizen wie Einkorn und so weiter zeigten bereits einen großen Vorteil: Ihr Speicherprotein ist Gluten, das einzige Protein aus Grassamen, das aus physikalischen Gründen knetbare, elastische Teige ermöglicht. Brote ließen sich säuern, der Teig hielt dem damit einhergehenden Trieb stand, ohne auseinanderzureißen. Die Menschen im Neolithikum machten sich daher daran, aus Weizenkörnern solche zu züchten, bei denen genau diese erwünschten Eigenschaften verbessert wurden. Die Getreidezucht nahm Fahrt auf, der Siegeszug des Weizens nahm in den klimatisch dafür geeigneten Regionen dieser Welt seinen Lauf.

Die erste Züchtung polyploider Körner (mit mehr als den üblichen 2 Chromosomensätzen) datiert etwa 6000 Jahre vor Christus. Dabei waren die Auswahl und die genetische Variabilität erforderlich, um die Körner an verschiedene Umweltbedingungen anzupassen[24]. So weiß man heute aus archäologischen Funden und genetischen Analysen, dass die Weizensorte *Triticum turgide dicoccoides* mit *Triticum fantschii* gekreuzt wurde, um *Triticum aestivum*, den Vorläufer unseres heutigen Weizens, zu kreieren. *Triticum aestivum* ist eine Weizenform mit 42 Chromosomen im Vergleich zu den 14 Chromosomen des Einkorns, *Triticum monococcum*. Dieses Getreide war genetisch derart mächtig, dass es alle existierenden Weizensorten ersetzte. Derzeit gibt es 20 000 Sorten von *Triticum aestivum* für den professionellen Anbau. Ähnliches gilt auch für den Emmer, Zweikorn oder

Triticum dicoccum[25], mit denen heute versucht wird, Getreide extremen klimatischen Bedingungen, etwa hoher Trockenheit, anzupassen. Trotz der riesigen Zahl von Varianten werden heutzutage moderne Verfahren wie »*next generation sequencing*«, *CRISPR* und Gentechniken angewandt[26], um die Züchtungsverfahren effektiver zu gestalten.

Die neolithische Züchtungsforschung war primär auf Gedeihen und Wachstum ausgelegt, damit sich Homogenität und Produktivität der Getreide verbesserten, aber schnell stellte sich heraus, wie die Verarbeitbarkeit der Sorten variierte. Immer mehr rückten somit die Eigenschaften der daraus hergestellten Mehle und Teige in den Vordergrund. Nach der Ernte muss sich das Getreide gut vermahlen lassen, und für die Teige sind gute Klebereigenschaften notwendig, damit sich daraus haltbare Brote backen ließen.

Kleber ist genau das richtige Stichwort. Die meisten Teigeigenschaften, das Kneten und das Backen, werden über »Kleberproteine« definiert. Das Getreide benötigt einen guten »Kleber«, damit lockere Brote überhaupt gebacken werden können. Manche Getreide und viele Pseudogetreide lagern dieses Protein nicht ins Korn ein. Neben der Selektion nach Wachstum und Klimabedingungen kam damit ein weiteres Kriterium hinzu: die Verarbeitbarkeit und damit der Anteil von Klebereiweiß, Gluten. Das züchterische Selektieren nach hohen und auch weniger witterungsabhängigen Glutenanteilen wird bis heute betrieben. So hat in den letzten 200 Jahren die aktive genetische Selektion und genetische Manipulation den Glutengehalt des ursprünglichen *Triticum* erhöht.

Höhere Glutenausbeuten hatten in den frühen Jahren der Agrarkultur noch einen ganz anderen Aspekt: Der höhere Proteingehalt machte den Weizen auch sehr wertvoll. Die Stärke liefert zwar hohe Energie in Form von Glucose, aber der Verzehr von Protein hatte dem *Homo sapiens* erst auf die Beine geholfen. Ein Aspekt, der erst spät erkannt wurde und selbst in der heutigen Diskussion um »glutenfrei« gar nicht mehr vorzukommen scheint. Allerdings spielte das Gluten als proteinreicher Nährstoff nicht überall eine Rolle, da nur in wenigen klimatisch bevorzugten Anbaugebieten hoch entwickelte Weizenformen gezüchtet werden konnten. In weiten Teilen Asiens wurde Reis angebaut, während auf dem amerikanischen Kontinent Mais wuchs, in Afrika hingegen Hirse und deren Verwandte.

Reis, Mais und Hirse enthalten kein Gluten als Speicherprotein. Dort konnte kein gesäuertes Brot zubereitet werden, diese Teige hielten dem Trieb nicht stand. Reis, Mais und Hirse taugten lediglich für Fladenbrote, Breie und andere Zubereitungen. Die Mehrheit der neolithischen Weltbevölkerung lebte also nicht vom Brot. Die weltweite Verbreitung des Weizens erfolgte erst viel später.

Dies zeigt aufs Neue: Die von Menschen entwickelten Kulturtechniken bei der Nahrungszubereitung sind letztlich durch die molekularen Eigenschaften des jeweiligen Nahrungsmittelangebots bestimmt, siehe Nixtamalisation. Kein Mensch der »maisfreien« Zonen dieser Erde musste sein Getreide mit Asche vorbehandeln, um das dort vorhandene Protein, das Zein, vor dem Maisbacken zu entfalten und so dessen Aminosäuren physiologisch als Makronährstoff zu nutzen. Gerste, Weizen oder andere Pseudogetreide oder gar Leguminosen (Hülsenfrüchte) aus sportlichem Ehrgeiz zu nixtamalisieren, ist, wieder einmal aus physikalischen Gründen, Unfug, da es zu unerwünschten Resultaten führt[27]. Ihre Speicherproteine reagieren auf den starken pH-Wert-Anstieg auf eine andere, manchmal sehr kontraproduktive Weise.

Pfannengebackener Hirsefladen mit eingelegten Zwiebeln, Rehmedaillons

- 160 g Hirsemehl
- 120–150 ml Wildfond
- 1 TL Pottasche
- Salz
- etwas Chili
- Rapsöl
- 1 große braune Zwiebel
- 50 ml Malzbier
- 2 EL Bieressig
- etwas Salz
- eine Handvoll frische gesäuberte, gewürfelte Waldpilze der Saison
- 200 g Rehrücken aus regionaler Jagd

- ein kleiner frischer Tannenzweig
- 5 Wacholderbeeren, grob zerstoßen
- Gelee oder Konfitüre aus schwarzen Johannisbeeren

- Die Zwiebel schälen und in dünne Ringe schneiden. Mit Malzbier, Bieressig und Salz etwa 30 Minuten marinieren.
- Hirsemehl mit Wildfond, Pottasche, Salz und Chili vermengen, quellen lassen und einen festen Teig daraus rühren. In eine mit Rapsöl bestrichene (nicht haftende) Pfanne geben und bei nicht zu starker Hitze backen.
- Den Rehrücken in Rapsöl zusammen mit dem Tannenzweig und den Wacholderbeeren in einer zweiten Pfanne anbraten, so dass er innen rosa bleibt. Ruhen lassen, dann in dünne Scheiben schneiden.
- Die Pilze in der Rehpfanne abschwenken.
- Den sehr brüchigen Hirsefladen vorsichtig aus der Pfanne heben, auf einen Platte geben und mit den Pilzen, Rehscheiben und den eingelegten Zwiebeln belegen. Dazwischen mit einem Teelöffel ein paar »Punkte« mit Johannisbeerkonfitüre setzen.

Die Brüchigkeit der Hirsefladen ist ein Paradebeispiel für grundlegende physikalische Probleme beim glutenfreien Backen. Tatsächlich fehlen Speicherproteinen der Hirse, wie auch denen aller anderen glutenfreien Getreide und Pseudogetreide, zwei fundamentale Eigenschaften, die das Gluten des Weizens und dessen Ableitungen mitbringen: eine gewisse Moleküllänge, die für die hohe Dehnbarkeit der Teige verantwortlich ist, sowie eine ausreichende Anzahl vernetzungsfähiger Aminosäuren wie des schwefelhaltigen Cysteins, das für die Stabilität sorgt. Fügt man dem Hirsemehl einen Esslöffel Weizenmehl dazu, werden die physikalischen Eigenschaften der »Mischteige« im Vergleich zu reinen Hirseteigen deutlich verbessert. Reinen Hirseteigen können keine Treibmittel wie Hefe oder Sauerteigansätze mit auf den Gärweg gegeben werden, sie würden einfach auseinanderreißen. Da hilft etwas Pottasche als schwaches (fast schon neolithisch-historisches) Lockerungsmittel.

Weizen und Brot

Mit der Kultivierung der Weizenarten gelang es zum ersten Mal in der Menschheitsgeschichte, Brot zu säuern und zu lockern. Bei allen Weizenmehlen, egal welcher Züchtung, selbst bei den »Urweizen« Emmer und Einkorn, bildet Gluten einen Teig mit hoher Dehnbarkeit. Die Verarbeitbarkeit von Mehl zu Teig hängt von der Menge und der Qualität dieses Eiweißes ab. Dabei zeigt sich, welche herausragende Rolle und welches einzigartige Potenzial Gluten hat und wie schwierig es ist, es zu ersetzen.

Die positiven Eigenschaften des Glutens auf Teig- und Backeigenschaften lassen sich am besten an einem nicht gekneteten Brot erkennen. Mehl, wenig Hefe und Schüttflüssigkeit einfach mal schnell und ohne Kneten zu einem sehr flüssigen Teig zusammenrühren (siehe Rezept »Gerührt und nicht geknetet: Bierbrot«). Entgegen der Intuition ergibt diese Form von »Teig- und Backtechnologie« bestechende Ergebnisse.

Wird der Teig nach dem Mischen sich selbst überlassen, produziert die wenige Hefe zusammen mit dem Kohlendioxid des Biers ein paar Bläschen, und der Teig geht langsam auf. Die lange Gare ist wichtig, denn die ungekneteten Klebereiweißketten müssen erst über langsame Diffusionsprozesse ihre Partner finden, um das Netzwerk auszubilden, das später die Krume ergibt. Backtechnologen sprechen hier von einem »unterentwickelten« Teig. Während der Gare bilden sich auch einige typische Sauerteigkulturen, die sich später deutlich im Geschmack bemerkbar machen. Der Lohn des hohen Zeitaufwands offenbart sich in einer großporigen, glänzenden Krume und einer krachenden Kruste, in intensivem süßlich-säuerlichem Geschmack und einer malzig duftenden Note im Geruch.

Tatsächlich ist dieses Brot ein physikalisches Backlehrstück, wir erfahren dabei einiges über Mehl, Klebereiweiß und Stärke, etwa wie der Weizenkleber ohne Kneten, sondern nur mit Wasser wirkt. Die Klebereiweiße des Weizens sind ja die längsten Speicherproteine der Natur. Sie wickeln sich daher sehr leicht zu langen Fäden auseinander, die Wasser an einigen Stellen um sich sammeln und gleichzeitig die Stärkekörner des Mehls einfangen. Dieser Prozess wird normalerweise durch das Kneten stark beschleunigt, mit der Folge, dass der Teig sehr elastisch wird, was in vielen Fällen erwünscht ist. Das Kneten hat aber auch diverse Nebenwirkungen. Wasser, Stärke und Kleber vereinigen sich zu einer kompakten Masse, der Teiglockerungsprozess muss daher mit mehr Treibmittel unterstützt werden. Während des Knetens reißen außerdem nach einiger Zeit die langen Klebereiweißketten, die Bruchstücke sind kürzer und haben daher weniger Bindefähigkeit. Backtechnologen sprechen dann von »überknetetem« Teig.

Beim Backen im gusseisernen Bräter wird ein besonderes Backklima erzeugt, vor allem bei dem sehr flüssigen Teig. Der hohe Wasseranteil birgt große Vorteile, denn das Wasser selbst wirkt während des Backens als vorherrschendes Treibmittel. Bei 250 °C »Außentemperatur« verdampft es rasch von der Oberfläche und aus den Schichten unmittelbar darunter. Dabei bilden sich große Dampfblasen, während des Backvorgangs immer tiefer im Teig. Da die Klebereiweißketten ihre natürliche Länge durch das Nichtkneten beibehalten und weitmaschige Netze bilden können, erhält der Teig eine extreme Deformierbarkeit und kann weit gedehnt werden.

Die großen Blasen halten über das hoch elastische Gluten dem thermischen Dampftrieb stand. Gleichzeitig sorgt der aus dem backenden Teig entweichende Wasserdampf in dem zugedeckten Topf für eine ideale Backatmosphäre. Der Ratschlag, beim Brotbacken stets ein Schälchen Wasser in den Backofen zu stellen, entfällt hier natürlich. Die heißen Wände des gusseisernen Topfs strahlen große Hitze auf das Brot. Die Folge ist zu schmecken: tolles Backklima, tolles Brot. Die Krume mit den mitunter riesigen Blasen ist beeindruckend. So etwas funktioniert nur dank der besonderen physikalischen Eigenschaften des Weizenklebers.

Gerührt und nicht geknetet: Bierbrot

- 220 g Weizenmehl Type 550
- 1 TL Salz
- 5 g frische Backhefe
- 100 ml Wasser
- 150 ml sehr malziges Bockbier

- Die Teigzutaten in einer hohen Schüssel mit einem Silikonschaber schnell und ohne Kneten zu einen weichen Teig zusammenrühren, notfalls noch mit 1 oder 2 Spritzern Wasser nachhelfen. Nicht kneten!
- Die Schüssel mit Frischhaltefolie dicht verschließen und 18–20 Stunden bei Zimmertemperatur gehen lassen.
- Dann auf einer leicht bemehlten Arbeitsplatte den Teig wieder mit dem Gummischaber vorsichtig ein paarmal ohne Kneten übereinanderschlagen.
- Zurück in die Schüssel geben, sie mit einer Plastikfolie überspannen und nochmals 2 Stunden gehen lassen.
- Den Ofen mit dem gusseisernen Bräter mit Deckel auf 250 °C vorheizen.
- Den heißen Bräter aus dem Ofen nehmen, mit Backpapier auslegen, den Teig aus der Schüssel heben, hineingeben und die Oberfläche mit Mehl bestäuben. Mit dem noch heißen Deckel zudecken und 30 Minuten bei 250 °C backen; anschließend offen bei 220 °C die Kruste noch ca. 15 Minuten nachbräunen.

In letzter Zeit ist immer wieder von Getreide- und Brot-Unverträglichkeiten die Rede[28]. Dabei geht es nicht um Zöliakie und andere Leiden, sondern lediglich um »Irritationen«, um leichtes Darmgrummeln oder um Flatulenzen in Verbindung mit Broten[29]. Neben der unsinnigen Frage, ob Weizen wirklich dumm macht, stellt sich die seriöse Wissenschaft die Frage, ob Weizen krank und fett macht[30], während so manche meinen, das moderne, vermeintlich hochgezüchtete Gluten verklebe auch noch Magen und Darm[31]. Letzteres ist natürlich nicht korrekt, denn die hochwertigen Proteine des Glutens werden im Magen von dem Enzym Pepsin in Peptide vorzerlegt und von den Pankreasenzymen Trypsin, Chymotrypsin und Peptidasen in Aminosäuren gespalten, die dann der Körper verwertet. Da klebt nur wenig an der Darmwand, und wenn, dann kurzzeitig, nicht anders als bei vielen glutenfreien Lebensmitteln. Eine weitverbreitete Ansicht ist auch, dass früher, und sogar ganz früher, im Neolithikum, alles besser war und der moderne Weizen industriell überzüchtet sei[32], wir könnten ihn gar nicht mehr verdauen[33]. Mitnichten, das sind echte Fake News[34].

Der *Homo sapiens* züchtet Weizen seit Menschengedenken, wohlweislich und gezielt, damit er besser backen kann. Die Nicht-Zöliakie-Irritationen haben mit dem Gluten wenig zu tun[35], auch nicht mit der bösen Industrie, sondern mit dem Backverfahren und dem Vollkornmehl. Während die Menschen seit langer Zeit darauf achteten, die Spreu vom Weizen zu trennen und möglichst nur die Makronährstoffe Stärke und Protein aus dem Korn zu verwenden, vertreten Vollwertköstler die Ansicht, der postmoderne Mensch nehme zu wenig Ballaststoffe auf und solle daher das ganze Getreidekorn essen. Das sei gesund. Mag sein, aber auch nicht. Vollkornbäcker kaufen sich neben Ballaststoffen wie den Makromolekülen Cellulose, Pektinen, Hemicellulose, zellulären Schleimstoffen und Mineralien eine ganze Reihe neuer Inhaltstoffe ein, die während der Magen-Darm-Passage bei empfindlichen Menschen für mehr Gase und noch mehr Grummeln sorgen können.

Getreide will nicht von Insekten, Käfern oder anderen Herbivoren gefressen werden, die Körner möchten auch nicht in der heißen Sonne verbrennen. Wenn es zu heiß und trocken wird, hat die Pflanze »Stress« und muss mit wenig Wasser auskommen, sie darf auch nicht von Hagel und Sturm zerschlagen werden. Dafür sorgt das Getreide vor, und besonderen Schutz gewährt sie ihren Nachkommen, dem Samen, den wir als Korn verspeisen. Jedes Korn wird in mehreren Schalen, aufgebaut aus den genannten Makromolekülen, gut verpackt. Darin stecken viele Ionen, sogenannte »Mineralien« wie Calcium und Magnesium, die den Zusammenhalt über ionische Bindungen verstärken (und später die Backeigenschaften negativ beeinflussen, wie es alle Vollkornbäcker am eigenen Teig erfahren, wenn der Teig beim Backen reißt oder sich keine Krume mit »guter Konsistenz« bildet). Es folgen Samenhaut, Samenschale, hyaline Membran und die Aleuronschicht mit Proteinen und Lipiden. Oben sitzt der Keim. Darin befinden sich alle Anlagen für die ersten Wachstumsprozesse wie Proteine und Enzyme. Erst dann dringt man zum stärkereichen Endosperm vor. Mit dem Speicherprotein Gluten und den Stärkekörnern.

Für die Schutzmechanismen und die Fraßabwehr werden Lektine eingebaut (auf die wir noch in ganz anderem Zusammenhang eingehen werden), für den effektiven Frostschutz und als Wasserhaltemoleküle kleine und mittlere Zucker; je nach Pflanze gehören dazu Fructosen, Lactosen, Fruktane, Galactane und Zuckeralkohole (Polyole). Mit ihrer Hilfe gelingt es der Pflanze, auch in Stresssituationen ihren Wasserhaushalt zu managen. Diese kleinen Moleküle werden unter dem Begriff FODMAPs (Fermentierbare Oligo-, Di-, Monosaccharide And Polyole) zusammengefasst, wobei das A dem englischen »und« = »and« entstammt (vermutlich klänge die deutsche Version FODMUP eher nach einem Kuscheltiernamen).

Die gemeinsame Aufgabe dieser FODMAPs ist ihre Resistenz gegenüber Enzymen aus der Bauchspeicheldrüse während der Magen-Darm-Passage. Sie werden, anders als die Stärke, nicht in ihre Einzelbestandteile gespalten und müssen durch Enzyme, die aus den Mikroorganismen des Mikrobioms »fermentiert« werden. »Fermentation« ist tatsächlich der richtige Begriff, denn im Darm geschieht ganz Ähnliches, wie wenn Hefe Zucker zu Alkohol und Kohlendioxid (CO_2) oder Milchsäurebakterien Lactose zu Milchsäure und CO_2 abbauen. Das entstehende Gas kann nicht durch die Darmwand entweichen, sammelt sich daher im Darm an, nimmt großes Volumen ein, und empfindliche Menschen bekommen »Blähungen«. Bei der Vielzahl der Darmbakterien entsteht nicht nur das geruchsfreie CO_2, sondern auch Methan (CH_4) sowie bei Reaktionen der Stoffwechselprodukte mit Aminosäuren Schwefelgase, die nach »verfaulten Eiern« riechen und daher als »Fäkalgerüche« empfunden werden. Steigt der Druck immer mehr, suchen sie sich durch Flatulenz den nahe liegenden Ausgang. Gefährlich und krank ist das keinesfalls.

Manche Brotkonsumenten reagieren auf FODMAPs und klagen über Blähungen und Winde, und zwar verstärkt seit einigen Jahren. Natürlich wird dies meist der bösen Industrie und den Backmischungen mit den vielen Zusatzstoffen zugeschrieben. Auch Backautomaten, in die nur »gesunde Biozutaten« kommen, verbessern das Grummeln im Bauch kaum.

Die Gründe, warum Brot, anders als Jahrtausende zuvor, weniger »verträglich« ist, sind vornehmlich in den FODMAPs der Vollkornmehle zu suchen. Diese Moleküle verbleiben im Vollkornmehl, anders als früher, als weiße Mehle das Nonplusultra waren. Dann kommt hinzu, dass viele industriell verarbeitete Teige kaum noch richtig fermentiert werden. Die Zeiten für die Gare sind oft viel zu kurz. Selbst Hefebrote »gehen« nur noch kurze Zeit, und für den klassischen Dreistufensauerteig haben Schnellbackstraßen keine Zeit. Das wäre aber wichtig, denn während dieser Gare geht es vielen FODMAPs an den Kragen. Die Enzyme der Hefe, die wilden Hefen und Milchsäure- und Essigsäurebakterien des Sauerteigs knacken diese FODMAPs zu einem hohen Grad auf und bauen sie zu Aromen,

Geschmacksstoffen oder leichter verdaulichen Substanzen um. Sie müssen daher nicht im Darm fermentiert werden und lösen keine Irritationen aus. Die Säuerung hat noch einen weiteren Vorteil: Der niedrige pH-Wert der Teigsäuerung aktiviert Enzyme, die auch antinutritive Stoffe wie Phytin und Phytinsäure aus den Schalen abbauen.

Unter diesem Lichte scheinen die oft gepriesenen Schnellbackautomaten für zu Hause nichts weiter als modisch bequemer Firlefanz zu sein. Was diese Automaten bei ihrer erwünscht hohen Prozessgeschwindigkeit nicht können, ist eine ausreichende Reduktion der FODMAPs. Das schafft nur, auf natürlichem Wege, eine dreistufige Sauerteiggare, wie sie in alten Zeiten üblich war. Diese dauert eben seine Zeit.

Bei weißem Mehl hingegen sind kaum FODMAPs vorhanden. Daher ist dieses, was das Darmgrummeln anbelangt, »verträglicher«. Allerdings hat es die Vollkornlobby in jahrzehntelanger Arbeit geschafft, Vollkornbrot zum gesündesten Lebensmittel der Welt zu stempeln und klassisches Weißbrot, den köstlichen französischen Baguettes zum Trotz, zu verdammen. So leben wir »gesund«, zwar mit vielen Ballaststoffen und sogar etwas mehr Mineralien, während andererseits manche FODMAPs des vollen Korns manche Därme irritieren. Auch die Vorschläge der Ernährungswissenschaften können es eben nicht allen recht machen.

Noch ein anderer Punkt muss an dieser Stelle angesprochen werden. Die Errungenschaften des Neolithikums brachten zwar meist einen höheren Lebensstandard, aber das hat bis heute seinen Preis, wie sich an den aufkommenden Zivilisationserkrankungen und der damit verbundenen zunehmenden Nahrungseinschränkung erkennen lässt. Wer Weizen und Nutztiere isst, isst weniger Wildtiere, jagt weniger. Darüber hinaus ist die Bestellung des Ackerbodens in stets gebückter Haltung eine ungleich belastendere Arbeit als die Jagd. Der Weizenanbau zwang den aufgerichteten Menschen wieder in die Knie[36].

Die Milch macht's

Im Neolithikum passierte aber noch mehr. Die Nutztierhaltung brachte neue Lebensmittel hervor: Eier aus neuen Hühnerrassen, Honig von domestizierten Bienenvölkern und, für manche Regionen der größte Schritt: Milch von domestizierten Kühen, Schafen, Ziegen, Kamelen und Stuten. Dazu wurde nach ausgeklügelten Systemen, die eine Balance zwischen Erhaltung der Herden, Fleischgenuss und beginnender Milchwirtschaft sicherstellten, den Muttertieren Milch abgenommen[37]. Durch Optimierung der Schlachtrhythmen unter Berücksichtigung des Alters der Muttertiere gelang eine erfolgreiche Herdenhaltung[38]. Im beginnenden Neolithikum war das oberste Gebot, nachhaltig zu produzieren; die Herde war Wirtschaftskapital und diente zur Sicherung des Lebensunterhalts der neolithischen Dörfer.

Zunächst war und ist Milch für die meisten erwachsenen Menschen dieser Welt nicht trinkbar. Der frühe *Homo sapiens* war durch und durch, wie alle Säugetiere, lactoseintolerant. Der Milchzucker, Lactose, konnte nicht enzymatisch verdaut werden – er ist daher ein FODMAP, sorgte für erhebliche Blähungen und unkontrollierten Stuhlgang. Die Fähigkeit, Milchzucker mit dem Enzym Lactase zu verdauen, wobei er in seine Bestandteile Glucose und Galactose gespalten wird, verschwindet bei allen Säugetieren nach dem Abstillen[39], auch beim Menschen. Daher wurde frische Milch zunächst vor allem zu Sauermilchprodukten und Käsen verarbeitet. Durch Keime, Milchsäurebakterien und wilde Hefen, wie sie überall vorkommen, säuert Milch bei längerer Aufbewahrung. Der Milchzucker wird dabei von den Mikroorganismen zum Teil verstoffwechselt. Die Lactosekonzentration sinkt dabei erheblich, die vergorenen Milchprodukte wurden für fast alle Menschen verträglich.

Eine kontrollierte Säuerung der Milch hat mehrere Aspekte, die allesamt auf das Neolithikum zurückgehen. Im Gegensatz zu frischer Milch sind Sauermilch und Joghurt lange Zeit haltbar, auch ohne großartige Kühlung. Der pH-Wert ist mit unter 5 schon so niedrig, dass die meisten pathogenen Krankheitskeime kaum noch Überlebenschancen haben, geschweige denn sich vermehren. Ein zweiter »universeller« Punkt ist, dass die Milchsäurebakterien zur Vermehrung Glucose benötigen. Sie ist in Frischmilch vorhanden, aber heute erhalten die Bakterien oft Zusatznahrung. Das kann mit Fett sein, sprich Sahne, und wer experimentierfreudig genug ist, gibt noch Milchprotein zu. Die so gepowerte Milch ergibt nach der Milchsäuregärung einen wahren stichfesten, fettigen, mundfüllenden »Superjoghurt«.

Der Superjoghurt @home

- 1 l Rohmilch (alternativ nicht homogenisierte Vollmilch)
- 250 ml Sahne (Vollfettstufe)
- 50 g Lactose
- 50 g Milchpulver
- 0,5 l Naturjoghurt (am besten mit der Kultur *Lactobacillus delbrueckii* ssp. *bulgaricus* hergestellt)

- Alle Zutaten bis auf den Joghurt in einem Edelstahltopf gut verrühren und über Nacht im Kühlschrank quellen lassen.
- Am anderen Tag die Mischung auf maximal 40 °C erwärmen und den fermentaktiven Joghurt als Starterkultur zugeben.
- Für ca. 10 Stunden mit geschlossenem Deckel in einen auf 40 °C vorgewärmten Backofen stellen.
- Herausnehmen, in geeignete Behälter füllen und kühl aufbewahren.

Aber in einigen Regionen setzte sich eine Mutation durch, bei der das für die Lactaseproduktion verantwortliche Gen nicht abgeschaltet wurde – frische Milch blieb für Erwachsene verträglich. Grund dafür war eine Mutation in der DNA an einem einzigen Punkt, sprich Basenpaar – bei den 3,27 Milliarden Basenpaaren, die in der DNA des *Homo sapiens* aneinandergereiht sind, geradezu ein unscheinbarer Klacks. Aber genau diese Punktmutation an der richtigen Stelle ermöglichte es den Menschen, Milch ohne Probleme auch nach dem Abstillen zu trinken und als hochwertiges Nahrungsmittel, trotz vieler molekular unbegründeter Unkenrufe[40], bis heute zu genießen.

Selbst in Europa ist die Verteilung nicht einheitlich. In Südeuropa ist die Lactasepersistenz (also die Fähigkeit, als Erwachsener Lactose zu verdauen) am wenigsten ausgeprägt, im Norden hingegen stark. Dieses

Gefälle lässt sich auch anhand der bis heute gültigen kulinarischen Präferenzen feststellen: Im nördlichen Europa, in Finnland, Schweden, Norwegen, England, dem Norden Frankreichs und in Polen, blüht die Milchwirtschaft – Butter, Milch, Frischkäse gehören zu den beliebtesten Milchprodukten. Der Milchkonsum im Süden Frankreichs, in Italien und Spanien ist indes gering. Kühe gibt es dort, auch wegen mangelnder Wiesen, kaum, fermentierte Milchprodukte stammen aus Ziegen- oder Schafmilch, die in der karg bewachsenen Landschaft wie der Garrigue Nahrung finden. Bis heute wird Milch dort vorwiegend zu Joghurts und Käse verarbeitet, nur wenige Menschen in Südfrankreich essen »Faisselle« (aus Ziegenmilch), den mit Lab gefällten Frischkäse, der deutlich mehr Lactose enthält.

Auch die Fällung von Milch mit Lab lässt sich sehr einfach zu Hause nachbauen, ganz ohne Kälberlab, dafür mit »Distellab« aus Distelblüten. Etwa die wunderschönen blauen Artischockenblüten eignen sich dafür bestens. Der so gewonnene Frischkäse schmeckt in der Tat anders als die herkömmliche Version mit Kälberlabferment. Die Artischockenenzyme schneiden die Milchproteine an anderen Stellen, was einen süßlicheren, gleichwohl herberen Geschmack ergibt; er ist so eine gute Alternative zu herkömmlichem Frischkäse. Er lässt sich auch abgetropft und gepresst mit Salz einreiben und über Tage weiter »reifen«. Ein ganz neues Küchenpotenzial offenbart sich außerdem in der Molke, schlicht als Getränk, als proteinreiches »Bindemittel« für sämige Saucen oder reduziert und gewürzt als Glasur.

Frischkäse, mit pflanzlichem Lab gefällt

- 1 Artischocken- oder Distelblüte (bio)
- 1 l Frischmilch
- ½ TL sehr grobes Meersalz

- Die Artischockenblüte vorsichtig waschen und mit Küchenpapier abtupfen. Die Blütenblätter abschneiden, mit grobem Salz im Mörser zermahlen.

- Die zerstoßene Blütenpaste in einen Teebeutel geben und in die Milch hängen. Bei 30 °C für etwa 24 Stunden in Ruhe lassen.
- Die Milch gerinnt und trennt sich in Quark und Molke.

Die Milchrevolution ist daher stark selektiv und typisch für die jeweilige Region und deren Esskultur[41], also eine aktive Anpassung der dort lebenden Menschen an die lokalen Gegebenheiten. Dies wird auch als Coevolution (Gen-Kultur-Coevolution) bezeichnet. Milchvieh wurde gezüchtet, die Tiere wurden gemolken, die Milch wurde getrunken, wie sich eindeutig an archäologischen Funden nachweisen lässt. Die proteinreiche Milch erlaubte es den Menschen, leichter zu überleben, die Versorgung mit Makro- und Mikronährstoffen zu sichern[42].

An dieser Stelle ist eine Bemerkung notwendig. Nicht alle Ethnien durchliefen die neolithische Revolution, einige blieben bis heute Jäger und Sammler, etwa die !Kung, die in ihrer Nische überlebten. Solange die Nahrung sichergestellt ist und sich die Lebenskultur erhalten lässt, gibt es für sie keinen Grund, die Nische zu verlassen. *Homey home* bleibt *number one*. Selbst wenn heute aus unserer Sicht dieses Leben als »primitiv« angesehen wird. Das ist es nicht, im Gegenteil. Manche wirkliche Primitivlinge führen heute sogar Staaten und brüllen über *Twitter*.

Fermentation

Aus der Milchsäuerung können viele Lehren gezogen werden. Milchsäurebakterien verspeisen Zucker, produzieren dabei, sehr vereinfacht gesprochen, Kohlendioxid und Milchsäure. Dieser Prozess ist einer der fundamentalsten Fermentationsprozesse, die es gibt, und gelingt auch bei anderen Lebensmitteln. Sauerkraut ist nur ein Beispiel. Der geschnittene Kohl wird (in alten Zeiten mit den Füßen) gestampft und in Fässern oder speziellen Gärtöpfen aus Ton gepresst und jede Lage gesalzen. Durch das Schneiden sind viele der Pflanzenzellen gebrochen und ergießen ihren Inhalt ins Fass, das Salz lässt über Osmose weitere Zellen platzen. Pflanzenzucker werden frei; die über Füße und Hände übertragenen und in den

Fässern befindlichen Milchsäurebakterien laben sich an den Zuckern und stellen wie bei der Milch Kohlendioxid und Milchsäure her. Der pH-Wert sinkt, was die Zellen weiter zum Erweichen bringt. Der Prozess bleibt so lang am Laufen, bis der pH-Wert so niedrig ist, dass die Milchsäurebakterien ihre Aktivität einstellen. Er liegt dann bei 3 und leicht darunter. Solch niedrige ph-Werte halten nur Milchsäurebakterien aus. Daher ist Sauerkraut lange Zeit haltbar. Und genau deswegen wird Sauerkraut probiotisch genannt, denn die Milchsäurebakterien, die noch aktiv sind, können die Magenpassage überleben, den Dickdarm mit höherem ph-Wert besiedeln und das dort vorhandene Mikrobiom tatkräftig unterstützen.

Fermentation zu Hause in kleinen Portionen ist derzeit der große Hype. In einigen Fällen kann es vorkommen, dass die Fermentation misslingt. Florhefen greifen ein, der Kohl bekommt ein stechend käsiges Aroma. Ist der Sauerstoff in den Gärbehältern nicht vollkommen verbannt, kann es sogar zur Schimmelbildung kommen. Dies lässt sich mit der Vakuumfermentation, der »Sous-vide-Gärung«, vermeiden. Die Gemüse werden nicht in Tonbehälter oder Weckgläser gelegt, sondern mit Salz versehen eingeschweißt und sich selbst überlassen. Dabei wird der ganze Kladderadatsch in die 30-Grad-Ecken des Hauses gelegt: im Winter auf die Fensterbank-Heizung, im Sommer dorthin, wo die Sonne scheint – oder alternativ in den Backofen mit eingeschalteter Beleuchtung, wenn es mal passt. Die Sous-vide-Methode hat einen großen Vorteil: Die Gärung startet praktisch vollkommen anaerob, also unter Sauerstoffabschluss, was Gärfehler weitgehend vermeidet. Die Kohlendioxidproduktion bläht natürlich den Beutel auf; wer Angst vor explodierenden Beuteln hat, sollte diese einfach in eine Schüssel legen.

Begonnen hatte diese Idee mit rohen Kohlrabiblättern und -stielen, die mit Salz in einen Vakuumbeutel eingeschweißt und für 3 Wochen in der Nähe der warmen Heizung platziert wurden. Dieses Experiment ließ sich schmecken: intensive Säure, wundersam vergorene grüne Kohlnoten im Duft. Roh dienen die Kohlrabiteile als Würze, in Schmalz und etwas Brühe gedünstet als Gemüse. Die vergorene Jus, die sich im Beutel sammelt, lässt sich in Vinaigretten oder in Würzsprays bestens verwenden.

Die Methode funktioniert bei nahezu allem Gemüse: Das Salz bricht durch die osmotische Wirkung die Pflanzenzellen, Enzyme werden somit frei, die (spontane) Gärung beginnt. Schon lassen sich kleine kulinarische Highlights zaubern, sofern man etwas Geduld aufbringt: Rotkohl mit klein geschnittenen getrockneten Feigen, ein paar Spritzer Holundersaft, etwas frischer Ingwer oder das Grüne vom Lauch, ergänzt mit etwas Knoblauch und Zwiebel. Auch Karottenscheiben mit Orangenschalen und grünem Pfeffer ergeben ganz erstaunliche Resultate. Der Vorteil der »Sous-vide-Gärung« liegt auf der Hand: In kleinen Portionen können die verschiedensten Gemüse und Kräuter vergoren werden, ohne großen Aufwand, ganz nebenbei.

Ein Beispiel abseits des Üblichen ist eine Art »Kimchi« auf Chinakohlbasis, das in Korea, egal mit welchen Zutaten, zu jedem Essen, zu jeder Tageszeit auf den Tisch kommt. Also auch zum Frühstück, ganz im Gegensatz zum deutschen Sauerkraut. Andere Länder, andere Sitten, das ist genau das, was mit dem Neolithikum Einzug in die jeweils regionale Küchenkultur hielt. Hierzulande assoziiert man mit Sauerkraut eher Schweinshaxe, Speck, Würstchen und eine Flasche Bier oder Riesling. Nicht unbedingt das optimale Frühstück. Im Kimchi finden neben Chinakohl noch ganz andere Zutaten Platz. Kimchi-Rezepte gibt es viele, je nach Familienclan und Überlieferung, nur am Chinakohl ist nicht zu rütteln. Er ist von seiner Textur feiner als der Weißkohl und im typisch-schwefligen Kohlgeruch zurückhaltender. Alles, was fermentiert werden kann, kommt ins Kimchi: Rettich, Radieschen und/oder deren Blätter, Navets (kleine Rübchen) und/oder deren Kraut, aber auch Knoblauch und dessen Grün (auch der knollenarme Schnittknoblauch) oder Lauchzwiebeln. Also alles, was Schwefel hat. Nicht zu vergessen wären Senfkohl oder Senfkraut. Schwefelarme Zutaten können beigemischt werden: Gurken oder hin und wieder getrocknetes Obst. In manchen Rezepten finden sich Umami-Zutaten wie Salzfische oder gleich Fisch- oder Austernsaucen, dann wird die Umami-Richtung von vornherein betont. Als Gewürz dient meist Chili, Kimchis weisen daher eine gewisse Schärfe auf. Auch Perillablätter und Ingwer sind gern gesehen. Welch ein Aromasegen!

Diese große koreanische Rezeptfreiheit macht Kimchi auch in unseren Breiten saisonal unabhängig, je nach Verfügbarkeit lassen sich Kimchis zu unterschiedlichen Jahreszeiten zubereiten. Dabei helfen die Fermentationschemie und die Mikrobiologie: Die Milchsäurebakterien definieren ein Grundaromaspektrum, das in allen Variationen zu riechen ist. Manchen Rezepten wird noch Zucker, siehe Superjoghurt, oder gar etwas mit etwas Wasser aufgekochtes Mehl mitgegeben. Beide überleben in der Regel den Gärprozess nicht vollständig. Aber reichlich Zucker ist ein gefundenes Fressen für die Lactobazillen, sie können dann sofort loslegen. Mehl liefert Protein (Gluten), das nach der Fermentation den Aminosäurengeschmack Richtung umami unterstützt, und ein Teil der Stärke kann wieder zu Glucose gespalten werden, den Treibstoff für die Gärung. Die Fermentation wird so am Laufen gehalten. Die Mehlsuspension muss zwingend aufgekocht werden, damit die Enzyme ungestört an die dann gequollene Stärke herankommen, denn mit hoher Wahrscheinlichkeit landen Amylase produzierende wilde Hefen aus der Umgebung vor der Gärung im Kimchi und helfen kräftig mit.

Dem Kimchi wird, wegen im Vergleich zu Sauerkraut gestatteter Zutatenorgie, allerhand zugetraut. Während Sauerkraut vor allem mit Vitamin C, Ballaststoffen und probiotischen Milchsäurebakterien glänzt, wartet Kimchi mit mehr freien Aminosäuren, Mineralstoffen, Eisen, β-Carotinen und dergleichen auf, die natürlich nach der Fermentation und der damit einhergehenden Enzymaktivität deutlich besser physiologisch verfügbar sind. Gleichzeitig werden nicht so gut verträgliche Pflanzenabwehrstoffe abgebaut. Daher wurde Kimchi zu »Superfood« erklärt. Damit beginnt die Märchenstunde der Gegenwart. Wer glaubt, Kimchi mache unsterblich, esse dreimal täglich ein halbes Kilo davon und hoffe auf ein Alter von 200 Jahren. Alle anderen essen es einfach, weil es ihnen schmeckt.

Kimchi mit Birkenblättern

- 1 kleiner Chinakohl (ca. 500 g), geviertelt und in Streifen geschnitten
- 1 Bund Mizuna (Japanischer Senfkohl), geschnitten
- 5 Birkenblätter (der Terpene wegen), in Streifen geschnitten
- 200 g Daikonrettich, in Stifte geschnitten
- 3 Frühlingszwiebeln, in Ringe geschnitten
- 3 Knoblauchzehen, gestiftelt
- 1 halber frischer Chili, in Ringe geschnitten

- 1 cm Ingwer, fein gehackt
- 2 EL Milchzucker (Lactose)
- 2 EL koreanische Fischsauce

- Alle Zutaten zur Bestimmung des notwendigen Salzes auswiegen.
- 2 % Salz des Zutatengewichts abwiegen, alles in ein passendes sauberes (mit kochendem Wasser gespültes) Weckglas geben und dicht zusammenpressen. Nach oben etwas »Luft« lassen. An einem warmen Ort fermentieren, immer wieder kontrollieren und etwas »Dampf« ablassen. Oder alles zusammen einschweißen und vakuumfermentieren.
- Den sich bildenden säuerlichen Sud auf keinen Fall wegwerfen. Er ist gut zum Trinken, bestens zum Marinieren und macht sich sehr gut in exotischen Salaten als saure Grundlage einer Vinaigrette.

Das kulinarische Dreieck

Mit den im Neolithikum entwickelten Fermentationstechniken wurde neben dem »Rohen« und dem »Gekochten« eine dritte universelle Basis für die Lebensmittelzubereitung, das »Fermentierte«, die »kulinarischen Transformationen« und die sich daraus ergebende Kochkultur, geschaffen, die bis heute überlebte. Keine noch so ausgeklügelte Kochtechnik kann diese Basis verlassen. Da sich nach und nach aus der Lebensmittelzubereitung eine Basis für Kultur und Gesellschaft bildete, entwickelte sich daraus eine allgemeingültig universell gedachte Theorie. So stellte Lévi-Strauss die Eckpfeiler »roh«, »gar« und »verrottet« den Gegensätzen »Natur« und »Kultur« gegenüber[43]. Er fasst diese Ideen in einem Dreieck zusammen, das als »kulinarisches Dreieck« in die ethnologische und kulturwissenschaftliche Literatur einging, wie in der Abbildung auf Seite 49 dargestellt.

Lévi-Strauss ordnete das Gebratene dem Rohen zu, da er Feuer als unmittelbar einwirkendes natürliches Medium ansah. Das Gekochte war für ihn Ergebnis einer kulturellen Handlung, ebenso wie Geräuchertes. Das Garmedium sei der Rauch. Widersprüche und logische Sprünge sind

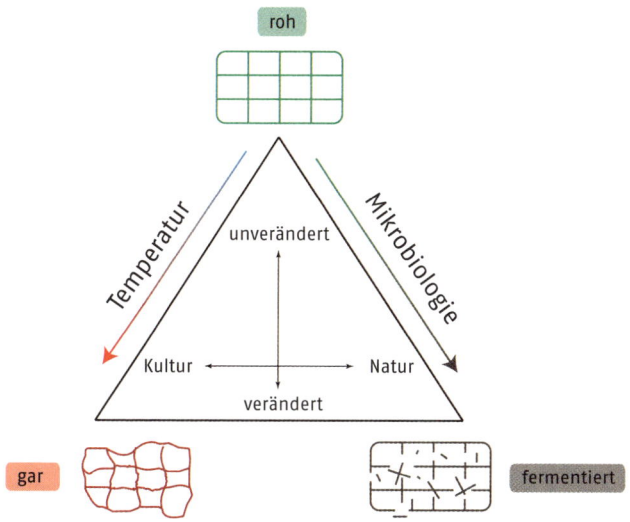

○ Das kulinarische Dreieck von Lévi-Strauss (innen) beschreibt die Veränderung der Nahrung und den Einfluss von Natur und Kultur. Außen sind die physikalisch-chemischen Veränderungen aus naturwissenschaftlicher Sicht dargestellt[44].

bei dieser Interpretation unvermeidlich. Mit einem Blick auf die molekularen Veränderungen lässt sich das kulinarische Dreieck aus naturwissenschaftlicher Sicht neu interpretieren und verstehen[45]. Fermentieren und Kochen sind auch aus molekularer Sicht unterschiedliche Techniken. Gekocht wird immer mit »thermodynamischen« Parametern wie Temperatur, Druck oder Volumen, die von außen gesteuert werden. Am Feuer, am Herd, am Grill ist dies immer die Temperatur. Dabei verändern sich Proteinstrukturen, die Lebensmittel ändern ihre Textur. Dies betrifft zunächst rein physikalische Veränderungen. Verrottungs-, Fäulnis- oder Fermentationsprozesse nutzen die unmittelbare Beteiligung von Mikroorganismen, z. B. Milchsäurebakterien oder Hefen. Dabei laufen enzymatisch gesteuerte chemische Reaktionen ab. Die resultierenden Veränderungen auf molekularer Ebene sind physikalisch-chemischer Natur.

Die »molekulare« Interpretation des kulinarischen Dreiecks führt viel weiter, als es auf den ersten Blick scheint. Es zeigt, wie eng die traditionellen Kulturtechniken mit dem Geschmack verwurzelt sind, und zwar unabhängig von der Region, der kulturellen Biografie und sogar der menschlichen Ethnie. Kulinarische Kulturtechniken sollen auch möglichst viel

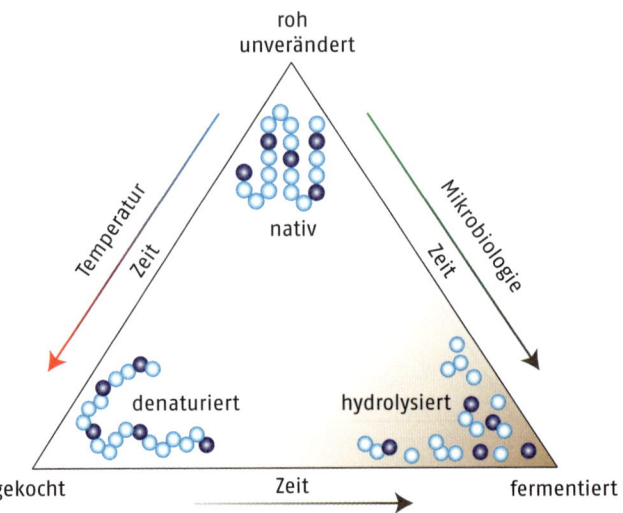

roh
unverändert

Temperatur
Zeit

Mikrobiologie
Zeit

nativ

denaturiert

hydrolysiert

gekocht

Zeit

fermentiert

○ Das kulinarische Dreieck am Beispiel eines Proteins. Roh ist das Protein nativ, es ist gefaltet. Die Temperatur lässt es aus der Form geraten, es denaturiert. Erst beim langen Kochen und Fermentieren wird es in Aminosäuren zerlegt, hydrolysiert. Der bräunlich eingefärbte Bereich definiert die hohe Intensität von umami und der Mundfülle.

Geschmack erzeugen, sei es durch Fermentation oder langes Kochen. Bei beiden Prozessen werden Proteine so weit zerlegt, dass Glutaminsäure und andere Geschmacksstoffe frei werden, die für den herzhaften Umamigeschmack sorgen. Danach streben alle kulinarischen Handlungen in allen Kulturen dieser Welt. Seien es die lang gekochten Schmorbraten der westlichen und nahöstlichen Kultur, die ebenso lang gekochten Chilis auf Fleisch-, Bohnen- und Maisbasis in Amerika oder die lang fermentieren soja- und fischbasierten Saucen und Misopasten auf dem asiatischen Kontinent. Der Umamigeschmack und die dabei erreichte »Mundfülle« sind offenbar fundamentale Triebfedern der Evolution des *Homo sapiens*.

Diese Idee erlaubt auch eine systematische Erweiterung des kulinarischen Dreiecks; je nach Temperatur und Zeiteinwirkung lässt sich der gesamte Innenraum mit allen dem Menschen zur Verfügung stehenden Kochtechniken füllen. Selbst modernste Zubereitungstechniken wie Sous-vide-Garen finden darin Platz, denn jede Garmethode lässt sich über die molekularen Veränderungen genau definieren[46].

Das Pseudorohe, eine besondere Form der Esskultur

Bereits im ersten Kapitel (siehe Seite 15) gab es die Überlegung, das »Rohe« als frisch aus der Erde gezogenes Gemüse anzusehen. Nach kulturwissenschaftlicher Ansicht sind alle vorbehandelten Lebensmittel, und seien sie auch nur gewaschen, nicht mehr roh. Auf Grund der »kulturellen Handlungen« wie Waschen, Schneiden oder Einlegen wären sie auf eine gewisse Art »gekocht«[47]. Solche Kulturtechniken, die zwar keine Temperaturen erfordern, aber molekulare Veränderungen wie Salzen, Einlegen, Säuern und so weiter bedingen, lassen sich als »pseudoroh« definieren[48]. Das erweiterte »Roh« schließt nicht nur den gewaschenen und mit Essig und Öl behandelten Salat ein, sondern auch Joghurt, nicht erhitztes Sauerkraut oder Kimchi als »Rohkost«. Eine ganze Reihe solcher Beispiele findet sich in der traditionellen und modernen Küche wieder, wie bei der Frankfurter »Grie Soß«, die nicht immer nur auf streng traditionelle Weise zubereitet werden muss.

Die Frankfurter Kräutersauce schmeckt das ganze Jahr: Im Frühjahr zu Spargel, im Winter zum Tafelspitz, das ganze Jahr zu hart gekochten Eiern, Kartoffeln oder Fisch, und ganz Mutige servieren sie sogar zu Erdbeeren. Damit die Grie Soß das ganze Jahr zubereitet werden kann, muss natürlich ihre Kräuterzusammensetzung der Jahreszeit angepasst werden. Nur in der Summe 7 müssen sie sein, meist sind es Borretsch, Kerbel, Kresse, Petersilie, Pimpinelle, Sauerampfer und Schnittlauch. Diese klassische Frankfurter Version ist seit 2015 sogar Kulturgut und als regionale Spezialität von der EU anerkannt und geschützt. Die Kombination der Kräuter ist aus Sicht der Aromatik und Sensorik genial: Borretsch für die wachsige Gurkigkeit, Kerbel als das Basilikum des Nordens, Kresse für die Meerrettichartigkeit, Petersilie für einen wurzelig-würzigen, fast schon muskatartigen Charakter, Pimpinelle für einen Hauch Nussigkeit, Sauerampfer für die kräuterige Säure und Schnittlauch für die zwiebelig-lauchige Frische. Ein großer Teil des Aromaspektrums wird abgedeckt.

Küchenkreative wandeln gern abseits der traditionellen Pfade, und selbst Traditionalisten verzeihen gern den Estragon, der sich in der Sauce hervorragend macht. Als weitere Alternativen und regionale Abweichungen in Mittel- und Nordhessen sind Liebstöckel, Bärlauch (im Frühjahr), Dill,

Zitronenmelisse und sogar Verbene »zugelassen«. Ein kleiner Spinatanteil macht sich auch nicht schlecht, dessen Oxalsäure bizzelt auf der Zunge. Eine Handvoll Sauerklee eignet sich dafür ebenfalls ganz hervorragend.

Traditionell werden die Kräuter gewiegt und ja nach Lust und Laune mit Naturjoghurt, Sauerrahm oder Schmand vermengt. Wenn es richtig fettig auf der Zunge sein darf, sind Crème fraîche oder Crème double kein Fehler. Ein wenig Salz und etwas Zitronenabrieb gibt auch der Grie Soß eine leichte Zitrusnote, etwas Knoblauch unterstützt die schweflige »Schärfe« (sie ist physiologisch eine trigeminal schmerzhafte Kälte) der Kresse. Auf dem Weg zum interkulturellen Umamigeschmack erweitert sie die Frankfurter Grie Soß in Richtung Asien. Wenn dann Koriandergrün und 1–2 Teelöffel Sojasauce und Meersalat untergehoben werden, ist man nicht mehr ganz in Frankfurt und dem Rhein-Main-Gebiet unterwegs, sondern reist tatsächlich in Richtung Asien. »Grie Soß Asia« sozusagen. Ganz abseits der Tradition dürfen selbst Joghurt, Sahne oder Schmand weggelassen werden, und man greift stattdessen zum Seidentofu.

Grie Umami-Soß (Asia-Frankfurt)

- Je eine Handvoll
  Koriandergrün
  Estragon
  Thaibasilikum
  Sisho (Perilla)
  Meersalat
  Wasserspinat (Asialaden)
  Kresse
- 1 EL heller Reisessig
- 2 EL Bonitoflocken (Katsuobushi)
- 400 g Seidentofu
- 2 frische heimische Forellen
- Salz, Zucker
- Sichuanpfeffer

- Den Meersalat (falls getrocknet) in Wasser (so wenig wie möglich) 10–15 Minuten einweichen und in kleine Fetzelchen wiegen.
- Das Wasser aufbewahren.
- Die Kräuter, Gemüse und Bonitoflocken ebenfalls wiegen und mit dem Seidentofu, dem Einweichwasser des Meersalats und dem Reisessig gut vermischen, leicht salzen und ca. 1–2 Stunden im Kühlschrank reifen lassen.
- Den Fisch parieren und mit Salz und Zucker (2 : 1) für eine halbe Stunde beizen.
- Fisch mit etwas Sichuanpfeffer würzen, mit der Grie Soß auf Tellern anrichten und mit einem Glas kalten Sake genießen.

Pseudorohe Techniken dienen oft der Konservierung, wie am folgenden Beispiel aus dem Norden Europas, aus Finnland, deutlich wird. Pilze haben nur bedingt Saison und sind daher nicht immer als kulinarische Zutat verfügbar. Man kann natürlich auf industrielle Dosenware zurückgreifen oder sie in der jeweiligen Saison selbst trocknen. Eine weitere Möglichkeit ist das Einlegen frischer Pilze aus dem Wald oder vom Markt in Salz, es funktioniert mit allen Arten. Es ist sehr einfach und geht schnell. Das Resultat: immer Pilze zur Hand und als Nebenprodukt eine salzige Würzflüssigkeit, die so manches andere Produkt bei Weitem schlägt.

Salzpilze

- 200 g Shiitake
- 200 g braune Champignons
- Salz

- Die Pilze nur abpinseln und lagenweise ganz in ein Glas geben und leicht pressen. Jede Lage mit einem gehäuften Teelöffel Salz bestreuen, das Glas verschließen und ein paar Tage im dunklen Keller oder im Kühlschrank ziehen lassen.

Salzpilzkäse

- 200 g Quark (Vollfettstufe)
- 1 Aubergine
- Olivenöl
- 4 sehr dünne Scheiben Weizenbrot

- Den Quark in ein feines Sieb geben und sehr gut abtropfen lassen. Notfalls in einem Mulltuch weiter auspressen.
- Die Aubergine ganz, mit Stiel, in Wasser simmern, bis sie weich ist.
- Das Brot im Ofen bei 90 °C trocknen, bis es eine chipsartige Konsistenz hat.
- 2 Shiitake und 2 Champignons aus dem Glas nehmen und beide sehr fein würfeln.
- Die Pilzwürfel mit dem Quark verkneten und gegebenenfalls mit etwas Pilzlake nachwürzen.
- Die Aubergine in feine Scheiben schneiden, mit etwas Olivenöl beträufeln und mit dem Pilzquark belegen.
- Mit einem Brotchip garnieren.

Natürlich entzieht das Salz mittels Osmose den Pilzen nach und nach einen Großteil des Wassers, und eine braune, fast sojasaucenfarbige Lake bildet sich, die nach ein paar Tagen die »kompaktierten« Pilze bedeckt. So sind sie haltbar für die Ewigkeit, ohne dass sie gekühlt werden müssen.

Die Pilze sind eine immerwährende und allzeit verfügbare Würzzutat für alle möglichen Gerichte. Als würzige, salzige Komponente machen sie sich gut in Risotti oder Pastagerichten. Oder geben Linsenzubereitungen den richtigen Dreh. Die Pilze peppen Saucen gewaltig auf oder bereiten in Salaten angenehme sensorische Überraschungen. Selbst der Schwäbische Kartoffelsalat nimmt einen oder zwei der kleinen Geschmacksbomben willig auf, sofern sie klein gewürfelt sind. In dieser Form sind sie, auf gebratenes oder gegrilltes Steak gestreut, Salz und Umamiwürze zugleich. Es lohnt sich eben immer, von anderen Kulturen zu lernen.

Ja, aber sind das nicht kleine Salzbomben? Ist das überhaupt »gesund«? Sicher, denn das Salzen kann komplett den Pilzen überlassen werden. Und wer auf seinen Salzkonsum achtet, kann die Pilze auch wieder entsalzen. Ähnlich wie Stockfisch werden sie dazu in Wasser gelegt, was sie schon nach 30 Minuten deutlich salzfreier macht. Von zu viel Angst darf an dieser Stelle abgeraten werden. Es hat sich gezeigt, dass ein nicht unerheblicher Teil der Salzdiskussion ein großer Trugschluss ist. Eine vergleichende Metastudie[49] ergab, dass erst ab 6 g Salzaufnahme pro Tag Probleme auftreten. In Ländern, in denen auf Grund der Koch- und Fermentationskultur die Menschen einen hohen Salzeintrag haben, etwa in Japan, China oder Korea, auch in einigen afrikanischen und südamerikanischen Ländern, ist die Sterblichkeit deutlich geringer[50]. In Deutschland und der Europäischen Union werden lediglich 2 g Salz pro Tag angestrebt. Was aber derartige »Empfehlungen« grundsätzlich wert sind, wird sich später noch zeigen.

Eine zu starke Salzreduktion ist allerdings ohnehin nicht gesundheitsfördernd, denn bei sehr wenig Salzkonsum steigt die Sterblichkeit deutlich an[51]. Viele aus empirischen und assoziativen Studien gewonnene Ernährungsregeln entlarven sich als Trugschlüsse und kausalitätsfreier Unfug[52]. Es sei denn, es liegen nachgewiesene Erkrankungen vor. Das ist aber nur bei einem sehr geringen Anteil der Bevölkerung der Fall. Der Rest, der große Teil der »durchschnittlich« Gesunden, frönt besser dem Genuss. Allein das ist nämlich schon deutlich gesünder, als dauernd zu fragen, ob man etwas darf oder nicht.

Die Salzpilze lassen sich daher auch »pseudoroh« aus dem Glas gut verzehren. Sie haben eine knackig kompakte Textur und schmecken sehr intensiv. Die sich bildende Lake ist natürlich nicht zum Wegwerfen gedacht, sie ist ebenfalls eine lange haltbare flüssige Salz-Umami-Würze. Die geschmacks- und aromareiche Sole kann statt »Streusalz« in vielen Zubereitungen eingesetzt werden, etwa bei Saucen, Vinaigrettes oder Suppen. Gleichzeitig bringt sie neben Salz wunderbare Pilzaromen in die Gerichte und einen erheblichen Umamigeschmack. Die Lake ist also Geschmacksverstärker im besten und ursprünglichsten Sinne.

Die Haltbarkeit der Pilze ist natürlich dem hohen Salzgehalt geschuldet. Zum einen ist es für eine ganze Reihe Keime und Bakterien unmöglich, sich in salzreicher Umgebung zu vermehren, zum anderen bindet Salz, beziehungsweise dessen Ionen, Wasser. Kochsalz (Natriumchlorid) zerfällt bei Wasserkontakt in positiv geladene Natriumionen und die gleiche Anzahl negativ geladener Chloridionen. Diese Ionen scharen Wasser in Hydrathüllen um sich, und dieses »gebundene« Wasser kann nicht mehr dem Stoffwechsel der Keime dienen. Salz schlägt in diesem Fall also zwei Fliegen mit einer Klappe.

Auch Zucker bindet viel Wasser. Zuckermoleküle sind zwar nicht elektrisch geladen, können aber über viele Gruppen ebenfalls viel Wasser um sich scharen. Weit mehr als Salzionen, da Zuckermoleküle größer sind[53]. Die pseudorohe Kulturtechnik des »Beizens« nutzt beide Effekte, wenn Lebensmittel, etwa Fische, in Zucker und Salz eingelegt werden. In der Praxis werden z. B. Forellenfilets in eine Lösung von Salz und Zucker (gegebenenfalls noch Kräutern) gelegt beziehungsweise mit Salz und Zucker eingerieben. Bei Lachs ist dieses Verfahren als »graved« bekannt. Die so gebeizten Fische sind mehrere Tage bis 2 Wochen gekühlt haltbar[54], selbst zu Hause im Kühlschrank. Die Kulturtechnik Beizen, egal mit welchen Zutaten, liefert damit stets zwei Aspekte, Geschmack und Haltbarkeit.

Lachsforelle – scharf gebeizt mit Liebstöckel-Minzcreme

- 2 frische Lachsforellen
- 50 g Zucker
- 50 g Salz
- 10 g Togarashi (leicht scharfe japanische Gewürzmischung)
- 160 g frischer Quark
- 50 g Naturjoghurt
- eine Handvoll Liebstöckel
- 10 frische Pfefferminzblätter

- Den Fisch filetieren und die Häute abziehen.
- Salz, Zucker und Togarashi mischen und die Filets damit bestreuen.
- Kühl 8–10 Stunden beizen.

- Erst kurz vor dem Servieren abwaschen und abtupfen.
- Die Kräuter mit einem Küchenmesser fein schneiden. Mit Joghurt und Quark mischen und zu einer feinen Creme montieren.
- Lachsforellen schräg in dünne Scheiben schneiden.
- Creme in die Mitte eines eiskalten Tellers (für eine Stunde ins Gefrierfach legen) setzen und die Forellenscheiben darumlegen.
- Mit einem kühlen, zitrusduftenden Indian Pale Ale ist das ein wunderbares leichtes Essen für warme Abende. Weinliebhaber dürfen neben dem trockenen Riesling auch an einen Chenin blanc denken.

Pseudoroh im besten Sinne sind auch Dosensardinen, wenn sie einen bestimmten Jahrgang tragen. Jahrgangssardinen sind in der Tat eines der wenigen »Dosenfutter«, die ähnlich wie guter Wein in Kellern gelagert werden, um dabei immer besser zu werden. Nur muss man sie, im Gegensatz zu Wein, immer wieder mal wenden und drehen. Die oft bunt bebilderten Büchsen der besten Sardinen, Anchovis oder Makrelen tragen neben dem Fangjahr auch Informationen über die Fangart, es sind immer kleine Boote, die Fanggründe und die Herstellung zur Konservierung, auch das verwendete Öl wird klassifiziert. Das Haltbarkeitsdatum liegt zwischen 5 und 8 Jahren, bei den Grand Crus meist über 10 Jahre. Diese Zeit darf man den Fischen gönnen, denn dabei passiert ganz Erstaunliches; und auch das geht sehr langsam vonstatten.

Für die deklarierten Jahrgangssardinen wird nur höchste Qualität verwendet. Sie werden nachts gefischt und gleich am Morgen weiterverarbeitet. Die Fische für die Grand Crus werden vorwiegend im September gefischt. Die Tiere verfügen über mehr Fett und damit eine besonders hohe Aromadichte. Die fangfrischen Sardinen werden handwerklich geschuppt, ausgenommen, geköpft, für eine knusprige Haut kurz gegrillt oder frittiert, mit Meersalz gewürzt und in feinem, extra verginem Olivenöl (manchmal mit Gewürzen) eingelegt.

Während der langen Lagerzeit findet eine ganz besondere Form der Reifung statt, die nur am Rande mit Fermentation zu tun hat, dafür aber mehr mit einer kontrolliert ablaufenden besonderen Form von Fettmigration und -oxidation. Die Fische haben selbst viele verschiedene Fette, das Olivenöl ist pures Öl, und zwischen diesen Fetten findet eine Migration statt. Der langsame Austausch verändert die Konsistenz der Fische. Sie werden zart schmelzend, ihre Textur wirkt plastisch, sie zergehen im Mund. Gleichzeitig werden die Gräten durch enzymische Prozesse weich und stören nicht mehr. Selbst das Kollagen der Schwänzchen leistet nach der Reife keinerlei Widerstand im Mund. Die Aromen bilden sich durch die in der sauerstoffarmen Umgebung sehr langsame Peroxidation von Fetten. Aus dem Aminosäuren entstehen erdige bis nussige Aromen.

Aber da ist noch mehr: Durch die lange Reifezeit (und selbst ein paar Jahre über dem Mindesthaltbarkeitsdatum) gewinnen die Fische dazu. Wie beim Schmoren und Fermentieren spielt die langsame Proteinspaltung eine große Rolle bei der Bildung von Geschmack und Mundfülle. Dabei wird Glutaminsäure frei, die auf den Geschmacksrezeptoren der Zunge die Umamisensation auslöst. Vor allem auch Kokumi, die Mundfülle, ist ein wichtiger Punkt, der alle in Fett konfierte Lebensmittel besonders kennzeichnet. Bei konfiertem Fleisch und Innereien tragen ebenfalls, wie in Brühen, Fonds und reifen Käsen, freie Glutaminsäure sowie ganz spezielle Proteinbruchstücke zur Mundfülle und zum Wohlbefinden bei.

Allerdings kommt beim Reifen der Fische in Dosen noch ein anderer Aspekt hinzu: das Fett. Fette sind während der Konfierprozesse längere Zeit höheren Temperaturen ausgesetzt. Salze und Säuren unterstützen dabei eine Oxidation der Fette. Manche Fettsäuren werden vom Glycerin getrennt und über freie Sauerstoffradikale gesättigt. Diese oxidierten Fettsäuren, »Oxylipine«, tragen zur Mundfülle in erheblichem Maße bei. Oxylipine sind auch für die außergewöhnliche Mundfülle von in Fetten eingelegten Sardinen, Sardellen und Anchovis verantwortlich. Mit zunehmender Lagerungsdauer bilden sich über Autooxidationsprozesse diese Fettsäurederivate. Die Mundfülle nimmt wie die Geschmacksintensität deutlich zu. Da behaupte noch jemand, Oxidation sei grundsätzlich schlecht. Hier wird das Gegenteil bewiesen, sogar direkt zwischen Zunge und Gaumen.

Deshalb wäre es eine Sünde gegenüber der Esskultur, Öl aus den Dosen wegzuwerfen! Es lässt sich einfach mit Brot (Baguette) auftunken, z. B. beim nächsten Aperitif mit Pastis. Es strotzt, trotz Oxidation, nur so von Omega-3-Fettsäuren und Vitamin-D-Vorläufern und ist damit höchst wertvoll, es lässt sich in passenden Salaten (etwa mit Algen und Gurke), zu Roter Bete oder mit sauer eingelegtem Gemüse verwenden. Selbst mit einer Portion Spaghetti vermählt, mit ein paar Kapern und Oliven gewürzt, ist es ein wunderbarer Primo piatto in einem Menü.

Die Fische selbst sind im Aroma und Geschmack so stark, dass sie kaum Partner ertragen, die versuchen, ihnen die Schau zu stehlen. Pumpernickel mit »viel Butter druff«, vielleicht ein saures Zwiebelringchen, die Sardine darauf, fertig. Wein? Höchstens einen knochentrockenen von der Loire, oder besser ein gutes Bier aus dem Norden Frankreichs oder aus Belgien.

Jahrgangssardinen

- 2 Büchsen Jahrgangssardinen Grand Cru, möglichst lang gereift
- 4 Scheiben Pumpernickel
- gesalzene Fassbutter aus der Normandie
- 2 Schalotten
- Salz
- Reisessig
- Sojasauce

- Die Schalotten in feine Streifen schneiden, in eine Schüssel geben, salzen und mit Reisessig und Sojasauce beträufeln. Ca. 30 Minuten ziehen lassen.
- Danach in 4 Portionsschälchen verteilen.
- Die Pumpernickelscheiben halbieren und dick mit Butter belegen. Die abgetropften Sardinen darauf platzieren und einfach essen. Immer wieder von den Schalotten naschen.

ADH statt ADS: very Happy Hour seit dem Neolithikum

Der Biergenuss zu diesen Jahrgangssardinen erinnert an die eingangs beschriebene Geschichte vor etwa 4 Millionen Jahren, als manche unserer

Ur^{n}Opas (n >> 1) eine spezielle Alkoholdehydrogenase auf ihren Lebensweg mitbekommen hatten. Davon profitierten die ersten Brauer im heutigen Syrien und in anderen Gegenden des Nahen Ostens[55]. Alkohol gibt es sicher länger als Menschen, wie bereits beschrieben. Das berauschende Molekül entsteht ohne das Zutun von Winzern, Brauern oder Biochemikern ganz von selbst; es ist die Folge des Zusammentreffens von Zucker und Mikroorganismen wie Hefen und Milchsäurebakterien, wenn Temperatur und Sauerstoffmenge stimmen. Zucker kommt in Früchten reichlich vor, Hefen und Mikroben gibt es zuhauf, und schon gärt überreifes Obst (siehe Seite 16). Der Begriff »Spontangärung« war in der Frühgeschichte unbekannt, aber es bedarf keiner großen Fantasie, wie das von den gärenden Früchten ausströmende fruchtige, blumige, an Zitrusfrüchte erinnernde Aroma die Nasen der Lebewesen aller Evolutionsstufen betörte.

Das Problem war das Naschen davon, denn oral aufgenommenes Ethanol kann nur vertragen, wer ganz bestimmte Alkoholdehydrogenasen (ADH) besitzt. Diese Enzymgruppe oxidiert Ethanol in der Leber von Säugetieren. Beim Abbau entstehen dort allerdings Zwischenchemikalien, die toxisch wirken – und im Übermaß für so manchen Kater verantwortlich sind. Fehlen die Enzyme, ist der Mensch alkoholintolerant wie viele Gelegenheitstrinker in Teilen Asiens.

Der Verzehr vergorener Früchte scheint eine Vorstufe zum Alkoholgenuss gewesen zu sein. Die Physiologie der Menschen ist mit dem Abbau von Ethanol weit vertrauter als nach der bisherigen Annahme, Alkohol käme erst seit 9000 bis 10 000 Jahren in Form gezielt vergorener Getränke auf den Tisch. Oral aufgenommenes Ethanol ist somit ein steter Begleiter in der gesamten Hominiden- und Menschheitsgeschichte und nahm im Neolithikum mit den Getreiden Fahrt auf.

Dass beim Keimen Enzyme aktiviert werden, hat man schon früh erkannt. Der Grundstock der Brauereitechnik geht auf das Neolithikum zurück. Die Alkoholisierung der Getränke hatte entscheidende Vorteile, und der »lebensmitteltechnologische« Vorteil von Bier und Wein ist unbestritten. Ethanol wirkt selbst in niedrigen Konzentrationen keimhemmend und gewährleistete Lebensmittelsicherheit, als ausreichende Kühlung kaum möglich war. Unverkennbar ist auch die kulturelle Entwicklung der Getränkepräferenzen als Folge der regional unterschiedlich ausgeprägten

ADH-Aktivität. Während im europäischen Raum Biere und Weine Anklang fanden, entwickelte sich in vielen Regionen Asiens eine ausgeprägte Teekultur. Das Brühen des Wassers bedingte ebenfalls Keimfreiheit. Die sensorischen Qualitäten der Tees sind über darin enthaltene Phenole und Tannine bitter und adstringierend. Genussreize also, die bis heute Bier-, Wein- und Teetrinkern aller Kulturen gleichermaßen am Herzen liegen.

Aber es ist nicht nur der Alkohol. Polyphenole und andere Bitterstoffe wie Gerbstoffe wirken stark antioxidativ und antibakteriell. Gleichzeitig wirken Tannine in Tee und Wein adstringierend. Gerbsäuren lösen dieses »trockene« Gefühl im Mund aus, das ebenfalls in praktisch allen Regionen der Erde positiv bewertet wird: Teekultur in Asien, Bier und Wein in Eurasien und Europa, adstringierende Kakaogetränke in Südamerika. Offenbar spielen sich in der Entwicklung aller Kochtechniken zwei grundsätzliche Aspekte in die Hände: sichere Lebensmittel und ansprechende Sensorik. Neben dem Geschmacks- und Geruchssinn spielt offensichtlich auch der Trigeminus bei der Entwicklung der Kochtechniken und deren Fortführung eine große Rolle. So ist das bis heute!

Der Anfang von Metaphysik, Mystik und Postfaktik

Mit dem messbaren und erfahrbaren Fortschritt im Neolithikum bildeten sich neue soziale Strukturen, die Jäger und Sammler zuvor nicht gekannt haben. Aufgaben konnten geteilt werden, Lebensstrukturen wurden den Gegebenheiten angepasst. Riten und Zeremonien wurden entwickelt, es entstanden erste frühe Religionen[56, 57]. Der Ausgangspunkt dieser bei den Jägern und Sammlern kaum bekannten Entwicklungen liegt im Ahnenkult[58]. Jäger und Sammler entwickelten einen eher rationalen Totenkult, der das Sterben als Übergang vom Leben in den Tod regelte. Diese logisch bedingten Riten waren ganz auf den Sterbenden und die Toten gerichtet.

Bei vielen Stämmen und Nischen des Neolithikums veränderte sich der Umgang mit dem Tod. Menschen entwickelten die Überzeugung, Verstorbene könnten das Fortkommen der Nachfahren positiv und negativ beeinflussen. Die Ahnen sind de facto nicht verstorben, sondern noch immer

Teil des Volkes, wenngleich nicht real präsent. Der Ahnenkult garantierte einen fortwährenden Kontakt mit den Toten und war somit auf die gegenwärtig Lebenden ausgerichtet. Eine Spiritualität erfasste die Menschheit, die sich bis heute in den unterschiedlichsten Religionen hält. Der Mensch begriff das Sterben als Unglück, der Umgang damit ist bis heute schwierig. Der Tod war nur akzeptabel, wenn ein fortgesetztes Leben »nach dem Tod« versprochen wurde und man die Ahnen dort wiederfinden konnte. Außerdem erschuf sich der Mensch Götter und glaubte fortan, diese hätten ihn erschaffen. Die »Götter« standen stellvertretend für alles Unerklärbare. Der Grund dafür hat sich bis heute nicht geändert: Menschen können den Tod nicht akzeptieren, also suchen sie in ihrer Trauer Trost im Postfaktischen und in der Esoterik – Ideen, die bis heute Zulauf finden, selbst wenn sie wie im Kreationismus irrationale und aberwitzige Formen annehmen[59].

Diese Entwicklung schloss die Nahrung und den Bezug zur Nahrung ein. Bei Jägern und Sammlern waren Geschmacks- und Aromaprüfung notwendige und rein »molekulare« Kriterien für die Essbarkeit und der daraus folgenden Sättigung. Im Neolithikum schaffte der Mensch den Übergang zu »metaphysischen« Eigenschaften der Lebensmittel, die kulturellen Gegebenheiten entsprangen. Mit dem Beginn von Kult, Spiritualität und Religion bekamen auch Nahrungsmittel neue Funktionen. Sie wurden zu Opfergaben »erkoren«, besser »deklassiert«. Der Mensch konnte es sich zum ersten Mal in seiner Geschichte leisten, Tiere, die nicht als Nahrung dienten, zu schlachten. Rituale, die für Jäger und Sammler, wie auch für Nomaden, undenkbar waren. Diese Opfergaben halten sich bis heute in vielen großen Weltreligionen und können im Grunde als eine früheste Form der Essensverschwendung angesehen werden. Zwar hatten die Opfergaben einen metaphysischen, kulturellen Sinn, waren aber damit nicht mehr als Nahrung des Menschen zugänglich. Essen wurde zum ersten Mal in der Entwicklung des Menschen »religiöses Gut«.

Nicht-strukturalistische Esskulturen

Diese neuen Ideen lassen sich nicht mehr mit dem universellen kulinarischen Dreieck von Lévi-Strauss zusammenführen. In diesem ging es vor allem um die Kochleistungen der frühen Menschen, die mit dem Kochen und dem gezielten Fermentieren den Übergang von der »Natur« zur »Kultur« durch eine Vielzahl kultureller Handlungen vollzogen. Dieser Strukturalismus, der sich auf molekularen Veränderungen bei Lebensmittelzubereitungen eindeutig abbilden lässt, betrifft allerdings lediglich die im Lauf der Jahrtausende entwickelte Koch- und Esskultur, die der Ernährung des Menschen dient. Neue, spirituelle Formen und Handlungen kommen in diesem Übergang von der Natur zur Kultur nicht vor. Dennoch stellen sie eine wesentliche Form der Esskultur dar, ganz besonders, wenn wir die gegenwärtige westliche Kultur betrachten. Da ist Essen nicht banale Nahrung und erst recht nicht Opfer, sondern es ersetzt die Götter selbst; Nahrung wird zur Religion erhoben[60, 61].

Diese Vorstellung scheint nur neu, ist es aber nicht. Das Abendmahl des Christentums hatte »Gott essen« bereits lange vorher propagiert[62]. Um die Kultur, die sich erst seit dem Neolithikum entwickelte[63], zu erfassen, benötigt das kulinarische Dreieck eine Erweiterung, die in der Abbildung auf Seite 64 sichtbar wird.

Der sich einstellende Wohlstand fußte vorwiegend auf der planbaren Nahrungssicherheit. Menschen waren ab der neolithischen Revolution nicht mehr gezwungen, sich täglich auf Nahrungssuche zu begeben. Soziale Strukturen und Überstrukturen bildeten sich, gesellschaftliche Unterschiede wurden deutlicher. Neue Modelle der Bevölkerungskontrolle wurden möglich[64]. Kranke und »nicht mehr Arbeitsfähige« konnten erstmals gepflegt und vor Ort versorgt werden. Die Volksgesundheit wurde ein wesentlicher Teil der Gesellschaft, auch die Abwehrfähigkeit gegenüber Gefahren jeglicher Art. Kunst und Sprache entwickelten sich weiter. Unterschiedliche Talente und Fähigkeiten konnten toleriert und gefördert werden. Eine Differenzierung der Gesellschaft wurde möglich.

So entstanden hierarchische Strukturen, Gemeinschaften wurden neu organsiert. Gleichzeitig ließen sich ethische und moralische Standards entwickeln; gepaart mit Ahnenkult waren neue »Glaubensrichtungen« geboren. Der frühe neolithische Mensch verließ das »Faktische«. Während das kulturelle Schaffen des kochenden und essenden Menschen, ausgedrückt über das kulinarische Dreieck von Lévi-Strauss, nur von naturwissenschaftlichen, molekularen Fakten (»*hard sciences*«), die sich über

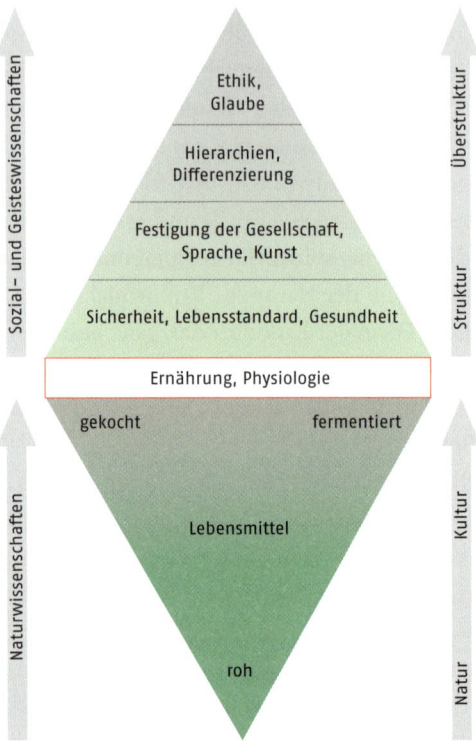

Sozial- und Geisteswissenschaften

Überstruktur

Struktur

Ethik, Glaube

Hierarchien, Differenzierung

Festigung der Gesellschaft, Sprache, Kunst

Sicherheit, Lebensstandard, Gesundheit

Ernährung, Physiologie

gekocht   fermentiert

Lebensmittel

roh

Naturwissenschaften

Kultur

Natur

○ Das Neolithikum brachte neue Strukturen hervor. Unten das (auf den Kopf gestellte) kulinarische Dreieck von Lévi-Strauss, oben die neuen Strukturen, die aus dem Wohlstand und der Sicherheit der neuen Lebensformen entstehen.

Geschmack und Aroma ausdrückten, getrieben war, sind die strukturellen (nicht strukturalistischen) Veränderungen im oberen Teil des Dreiecks durch »*soft sciences*« und nicht mehr objektiv nachprüfbare Annahmen geprägt. Der Unterschied zwischen Kultur und Kult wird deutlich erkennbar.

Daher ist die Kategorie »Physiologie und Ernährung« an der Grenze zwischen beiden Dreiecken platziert. Eine gut funktionierende Physiologie ist die Folge der essbaren Lebensmittel, die uns tagtäglich mit Energie, Makro- und Mikronährstoffen versorgen, und damit das Resultat des Kochens und Essens. Natürlich ist die Leistungsfähigkeit des Menschen das Resultat einer gesicherten Ernährung mit hohen Sicherheitsstandards, wie sie Feuer und Fermentation liefern. Wenn wir nicht essen, werden wir krank und sterben. Auch wenn wir schlecht essen oder die Sicherheitsstandards des Gekochten und Fermentierten verlassen, werden wir krank, wie selbst kürzlich erbrachte archäologische Funde und (versteinerte) Kotreste von Menschen in Nordeuropa und im Mittleren Osten aus dem Zeitraum zwischen 500 vor und 1700 nach Christus zeigen[65]. Parasiten und Keime nahmen überhand, der Gesundheitszustand verschlechterte sich, als ungenügend Gekochtes, Halbrohes oder gar »schlechte Lebensmittel« gegessen wurden. Dies hat eindeutige Ursachen und ist keine Strafe der Götter oder Folge von Sünden, wie es die Strukturen im obersten Teil des Strukturdreiecks in der Abbildung auf Seite 64 zeigen.

Bis heute ist der Glaube an die gute und »einzig wahre« Ernährung stark überbewertet und wird von so manchem falschen Propheten ins Übersinnliche gerückt. Menschen glauben selbst ernannten Experten, Influencern, vermeintlich gut informierten Superfood-Fanatikern, prophetisch daherplappernden Sehern, Zukunftsblickern und Selbsterfahrungstrippern, die uns in den sozialen Medien jedes X für ein U vorzumachen versuchen. Zweifellos besser ist es, sich selbst Gedanken zu machen und dabei die elementaren Grundzüge der Evolution zu verinnerlichen: Es gibt prinzipiell nur Essbares und Nichtessbares. Es wächst um uns herum auf Bäumen, Sträuchern, Feldern, in den Wäldern, in Ställen, in Flüssen und Meeren und fliegt manchmal durch die Luft (dabei ist nicht der wenig nachhaltige Chiasamen gemeint). Echtes Essen wächst keinesfalls in Fabriken, kommt nie aus 3-D-Druckern und heißt auch nicht Soylent oder Energydrink. Das wäre schon alles. Das Buch könnte hier zu Ende sein. Aber der Beziehungsstatus zur Nahrung ist und bleibt kompliziert, weil wir im Unterschied zu unseren fernen und nahen Vorfahren nicht mehr alles fressen und das Bauchgefühl für Hunger und den gesunden Menschenverstand mit den letzten Jahrzehnten Wohlstand rasant verlieren.

Gegenwart

Was ist gesund?
Vom Gesundheits- und Selbstoptimierungswahn

Essen ist heute nicht mehr nur Essen. Der über die vielen industriellen Fortschritte entstandene Wohlstand machte »normales« essen unmöglich. Längst geht es nicht mehr um banale Dinge wie Sättigung, Befriedigung oder Genuss. Selbst der Geschmack des Essens wird manchmal nebensächlich.

Es geht vielmehr um Eigenschaften, die Essen und Lebensmittel gar nicht primär bieten können: Essen muss gesund sein, manche Lebensmittel machen krank, manche sind böse. Essen drückt eine Haltung aus, es dient als Religion, es definiert den Lifestyle. Natürlich muss Essen wie die Sprache politisch korrekt sein, es muss frei von Gluten, Lactose, Bakterien, Tier, Allergenen und Weiß-der-Geier-von-was sein, es darf das Klima nicht schädigen. Auf Fotos ist Essen Hauptgegenstand und wird in vielen sozialen Medien, divenhaft in Szene gesetzt. Essen ist modisch und hip, heute Bowls, gestern Streetfood, morgen auf die Hand und personalisiert. Es geht kein Tag ins Land, an dem nicht in Zeitungen, in Funk und Bild, im Netz über Essen geplappert wird.

Essen ist aber auch Gift. Zucker, Salz, Glutamat, Zitronensäure. Alles, was Geschmack macht. Ganze Lebensmittelklassen werden zum Übel der Menschheit erklärt: Fett, Kohlenhydrate, Milch, rotes Fleisch. Allerdings nur im westlichen Wohlstand. In anderen Teilen der Welt sieht die Sache etwas anders aus. Dort gibt es höchstens vom Hunger dicke Bäuche, wenig und schon gar nicht alles zu essen, kein sauberes Wasser. Dort wären echte Menschen froh, wenn sie überhaupt etwas zwischen die Zähne bekämen. Das war vor nicht allzu langer Zeit auch in Deutschland so: im und einige Zeit nach dem »Tausendjährigen Reich«.

Vieles, was wir über das Essen hören, sehen und lesen, ist Unfug. Alle Welt redet und hat Weisheiten parat. Fast schlimmer als beim Fußball, wenn samstäglich übergewichtige Männer von den Fernsehern zu den besten Bundesligatrainern der Welt mutieren. Essen müssen schließlich alle, folglich sind alle Ernährungsspezialisten. So wird ernährungsberatet, philosophiert, soziologisiert, journalisiert, was das Zeug hält. Es wird von Cholesterin, gesättigten Fetten, von Transfetten, fetten Transen, Gluten, von LDL und HDL geredet, ohne dass man sich klarmacht, was das überhaupt bedeutet – auf dem niedrigsten Level, wo es wirklich darauf ankommt: bei den Molekülen und den sich aus molekularen Prozessen ergebenden Zusammenhängen. Mediziner und Ernährungswissenschaftler sehen darüber hinweg, dass der Physiologie eine ganze Reihe physikalischer und chemischer Prozesse vorgeschaltet sind, die eine funktionierende Physiologie erst ermöglichen. Unter diesem Lichte sehen viele wohlfeil ausgesprochenen Empfehlungen, vermeintliche Studienresultate und präventive Maßnahmen schnell ganz anders aus[66]. Vor allem wird jeder Ernährungsideologie die Grundlage entzogen. Es ist wie immer: Glauben ist nicht Wissen oder besser Nichtwissen.

Wirrwarr allenthalben

Die Diskussionen der modernen Zeit tragen leider nicht immer zur Vermehrung des individuellen Wissens bei, wenn es um Lebensmittel und Ernährung geht. Auch Forschungsergebnisse sollten kritisch betrachtet werden. Fehlinterpretationen dringen bis in die hohe Politik und die Gesetzgebung, wie die Beispiele Acrylamid[67], Nitrat in Lebensmitteln[68], Cholesterin und gesättigte Fette[69] oder das berüchtigte Glutamat beziehungsweise Hefeextrakt[70] zeigen. Während langsam deutlich wird, wie viel Unsinn über Fette und Cholesterin verbreitet wurde, dürfte es bei Nitrat, den sogenannten Geschmacksverstärkern oder Acrylamid noch lange dauern, bis der Großteil der Bevölkerung versteht, was die Forschungsergebnisse zu diesen Themen wirklich bedeuten – etwa wie irrelevant Nitrat aus Lebensmitteln für die Gesundheit ist und dass es die Gesundheit sogar fördern kann[71]. Es gab nie einen Grund, Rote Bete, Spinat oder andere »nitratreiche« Gemüse zu verteufeln, wie es leider immer noch geschieht[72]. Die viel zitierte Umwandlung zu den karzinogenen Nitrosaminen findet nur im Reagenzglas, aber nie im Menschen statt[73]. Kein Glutamat dieser Welt war je für das »Chinarestaurantsyndrom« verantwortlich[74], dennoch wird die Angst vor dem im Hefeextrakt »versteckten Glutamat« weiterhin geschürt[75]. Seit der Entfachung des Feuers nimmt der *Homo sapiens* hohe Mengen an Acrylamid zu sich, ohne dass er daran litt oder starb.

Der Unsinn nimmt leider kein Ende. Gemüse wird neuerdings wegen der dort vorhandenen Lektine verteufelt[76], Brot und Weizen machen dumm und fett[77], und Gluten ist das Grundübel auf unseren Tellern. Im »Zentrum der Gesundheit« wird allen Ernstes behauptet, Gluten verneble die Sinne[78]; verwiesen wird auf zweifelhafte Quellen. In der harten wissenschaftlichen Fachliteratur ist darüber nichts zu finden.

Die Diskrepanz zwischen real existierenden wissenschaftlichen Ergebnissen und daraus abgeleitetem Selbstbelügen wird immer größer. In dieser Form gab es dies bisher in der ganzen Menschheitsgeschichte nicht, schon gar nicht bei essbaren Lebensmitteln. Derartige Befindlichkeiten kann sich nur eine übersättigte Wohlstandsgesellschaft leisten. Statt zu essen, was hierzulande auf den Tisch kommt, wird lieber vermeintliches Superfood aus fernen Ländern eingeflogen, veganes »Vett« aus wasserverschwendenden Avocados gelobt und werden andere internetgetriebene Marotten in allen Facetten ausgelebt.

Mit den medialen Foodtrends ist es ohnehin so eine Sache. An vegan haben wir uns längst gewöhnt, der Trend ist fast schon keine Zeile mehr wert, Paläo dümpelt vor sich hin. Folglich müssen ständig neue Säue durchs Ernährungsdorf getrieben werden: viele Superfoods. Chiasamen, maßgeblich aus Südamerika, oder Gojibeeren aus Asien müssen wir essen, damit wir stark und frei von Krankheit bleiben. Das exotische Superfood habe in kleinstem Volumen die höchste Vitamin- und Antioxidantienkonzentration. Angeblich. Steht so jedenfalls in 1001 Blogs, auf den wissenschaftlichen Wahrheitsgehalt, Fakten oder gar Tiefe wird dort oft ohnehin gepfiffen. Schon übernehmen Gourmetshops das Sortiment aus Reformhäusern. Bunte Powerpulver aus Weizengras, exotischen Früchten, Kale (fomerly known as Grünkohl) oder gar Spinat werden zum Einrühren in grüne, rote und gelbe Powersmoothies feilgeboten.

Dabei können ganz gewöhnliche »Smoothies« mundschmeichelnde Köstlichkeiten sein, die zumindest echtes »Food« sind und sogar »super« schmecken. Etwa Tomatenaioli mit echten Tomaten. Saisonal im Sommer und sogar noch »mediterran«. Das ist kein Hokuspokus, geht ruck, zuck, ohne Eigelb: lediglich Tomaten mit Haut und Kern, ein Schuss Rosenwasser, Salz, Knoblauch und reichlich Olivenöl gemixt. Mit frischem Gemüse und einer Makrele schmeckt es so gut, dass die Frage nach der »Gesundheit« völlig wurscht ist. Keine Frage, exotische Beeren, Samen, Nüsse oder die Hightechpulver aus gefriergetrocknetem Gemüse erweitern das Koch- und Würzspektrum für Herdnerds um wundersame Aspekte. Wie aber aus echtem Spinat oder Grünkohlblättern ein reales, sättigendes Essen gekocht wird, haben die meisten Smoothiemixer längst verlernt, ebenso wie offenbar das Betätigen der Kaumuskulatur. Auch dass ein Großteil des Superfoods bei uns gar nicht wächst und in Schiffs- und Flugzeugbäuchen hergekarrt werden muss, ist höchstens noch bei Nachhaltigkeitsfanatikern ein Thema. Klima hin, Klima her.

Tatsächlich hat die lokale heimische Küche weit mehr zu bieten, als viele noch wissen – etwa das, was als »Schlachtabfälle« verunglimpft wird[79]. Manches davon schmeckt köstlich und ist dazu nahrhaft ist, wie z. B. ein längst vergessenes Rezept aus Franken[80], das mit Kuheuter und Pansen zwei Geschmacksstars in die Teller zaubert. Dieses Schnickerleckerli ist keinesfalls »schädlich«, nur weil die fleischfressende Fraktion des *Homo wohlstandis* im hippen Paläo-, Dry-Age-, Porterhouse- und Flanksteakwahn vergessen hat, was so ein toter Tierkörper sonst noch zu bieten hat.

Fränkische Schniggerla: eine Umamibombe par excellence

- 1 Kuheuter
- 500 g Kutteln (Pansen)
- 500 ml Rinderbrühe
- 1 große Zwiebel (geviertelt)
- 1 Flasche trockener Weißwein (Silvaner)
- 5 Lorbeerblätter
- 4 Gewürznelken
- Salz

- Kuheuter und Kutteln in Streifen schneiden.
- Rinderbrühe zum Kochen bringen und die Fleischteile darin aufkochen. Geviertelte Zwiebel, Salz und Gewürze dazugeben und nach und nach den Wein angießen.
- Im Backofen bei 100 °C zugedeckt ca. 2–3 Stunden sieden.
- Im Backofen auskühlen und mindestens 3 Tage im Kühlschrank reifen lassen.

- Zum Servieren den Topf erwärmen, die Fleischstücke herausnehmen und beiseitestellen.
- Die Sauce passieren und auf kleiner Flamme um ein Drittel bis zur Hälfte reduzieren. Die Fleischstücke darin erwärmen.
- Mit Bauernbrot oder Kümmelkartoffeln und einem guten Glas besten fränkischen Silvaners servieren.

Rotes Fleisch ist schädlich

Ist rotes Fleisch nicht generell schädlich? Wurde es doch sogar von der obersten Gesundheitsbehörde der Welt als »wahrscheinlich krebserregend«[81] und auf die gleiche Stufe des Siegertreppchens wie Zigarettenrauchen gehoben. Der gesunde Menschenverstand sträubt sich; wie darf denn das verglichen werden? Gibt es neben Kettenrauchern gar noch Kettenfleischesser? Falls solche tatsächlich existieren, ist das sicher ungesund, man kommt vermutlich gar nicht mehr mit dem Verdauen dieser einseitigen Ernährung hinterher.

Tatsächlich stehen solche Aussagen auf sehr wackeligen Beinen. Mehr noch, sie fußen auf wenig aussagekräftigen, assoziativen Beobachtungsstudien mit unzuverlässiger Statistik. Kausalität kann damit keinesfalls nachgewiesen werden, denn es ist gut möglich, dass einer der anonymisierten Probanden dieser Studien nicht an Lungenkrebs verstarb, sondern eher von einer amerikanischen Gewehrkugel, Suizide inklusive, getroffen wurde. Denn daran sterben, kausal leicht nachgewiesen, tatsächlich mehr

Menschen in den Vereinigten Staaten als kausal nachgewiesen am Fleischverzehr[82].

Tatsächlich hat es die Studie, auf der die WHO-Schlussfolgerung beruht, in sich; sie zeigt den generellen Missstand fast aller assoziativen Beobachtungsstudien und sogar zusammenfassende und vergleichende Studien. Es wurden dazu über 800 Publikationen aus der Ernährungsliteratur ausgewertet. Betrachtet man die Zahlen genauer, dann folgt daraus, dass beim täglichen Verzehr von 140 g rotem Fleisch, verarbeitetes Fleisch inklusive, 35 von 1000 Menschen an Darmkrebs erkranken. Werden 100 g mehr gegessen, sprich 240 g pro Tag, so bekämen statistisch 39 Personen Darmkrebs. Äße man nur 40 g pro Tag, gäbe es sage und schreibe nur 31 von 1000 Darmkrebserkrankungen. Werden jetzt noch die statistischen Fehler berücksichtigt, wie es alle Studierenden im Physikpraktikum lernen, so ergibt sich die Streuung der Daten bei 5–6 Krankheitsfällen. Also liegen die Daten praktisch innerhalb der »Fehlerbalken«. Die systematischen Fehler jeder der einzelnen 800 Studien sind noch gar nicht eingerechnet. Daraus harte Ernährungsempfehlungen abzuleiten, ist durch und durch unwissenschaftlich und entspricht nicht der »Sicherung guter wissenschaftlicher Praxis«[83], die heute jedem Bachelorstudenten, jeder Masterandin und allen Doktorierenden in die Hand gedrückt wird.

Um verarbeitetes Fleisch steht es noch schlimmer, es steht bei Krebserregung auf der gleichen Stufe wie Plutonium, Alkohol und Nikotin. Wurst, Charcouterie und andere köstliche Schweinereien verursachen laut WHO mehr Krebs als unverarbeitetes rotes Fleisch. Was bedeutet das jetzt? Liegt es am Verarbeitungszustand? Macht allein Kuttern und Wolfen mehr Krebs, oder sind es wieder mal die üblichen Verdächtigen wie Glutamat, Nitritpökelsalz, Salpeter, Phosphat, Ascorbinsäure, Rauch und Konservierungsstoffe? Oder gar der einst als kultureller Fortschritt gepriesene kontrollierte Reifungsprozess für Rohwürste? In vielen Verlautbarungen aus der molekülfreien Welt der Philosophen, Soziologen und mitunter schreibenden Köche wird alles kurz zusammengerührt und brühwarm in Zeitungen gedruckt – ohne viel Substanz, mit viel heißer Luft und weit weniger Hirn, als in der guten, alten Gelbwurst je zu finden war.

Aber Fleisch steht noch für viel mehr Krankes: Schlaganfall, Cholesterinspiegel, Übergewicht und sogar Gicht. Gerade Letzteres ist längst wider-

legt, aber diese These hält sich hartnäckig bei der Diagnose, bei Heilprakti-
kern und nicht wenigen Allgemeinmedizinern. Klar, was Hänschen lernte,
verlernt Hans nimmermehr. Auch wenn es viele überzeugende Fachpubli-
kationen neuerer Jahrgänge dazu gibt, weit jenseits unklarer Beobachtungsstudien mit fragwürdiger Statistik.

Also auf zu veganen Schnitzeln und Würsten? Sie gelten per definitionem und Ideologie als »gesund«. Bislang. Es gibt ja noch keine Studien.
Tatsächlich ist das mühsam zusammengepappte pflanzenbasierte Protein
weit mehr verarbeitet als jede Waadtländer Saucisson und Elsässische Cer-
velat. Tiere liefern Protein und Fett per se, während sie aus Soja, Erbse oder
Lupine erst mühsam mit physikalisch-chemischen Methoden extrahiert,
bis zur Charakter- und Geschmacklosigkeit aufgereinigt und bis zum
Gehtnichtmehr verarbeitet werden müssen, um sie nach der Texturierung
aromatisch auf Fleisch, besser Analogfleisch, zu trimmen[84]. Man solle also
bitteschön nicht so tun, als wäre dies weniger manipulativ als die Herstellung von hoch verarbeiteter Industriewurst mit ähnlich langem *shelf life*
wie die Veganwurst. Im Gegenteil, Pflanzenanalogwurst benötigt Bindemittel, Stärke, Emulgatoren, damit sie ein ähnliches Mundgefühl aufweist,
und Aromen und Geschmacksstoffe, damit sie sensorisch auf »Fleisch«
eingenordet wird[85]. Reduzieren lassen sich diese Zusatzstoffe nicht, allein
aus physikalischen Gründen, denn ein Pflanzenprotein hat ganz andere
biologische Aufgaben als die Muskelproteine der Tiere. So sind auch die
Aminosäuren-Zusammensetzungen und Primärstrukturen vollkommen
anders.

Das ist nicht nur für die »Ernährung« zu beachten, sondern auch für die
Geschmacks- und Aromabildung. So können Hunderte von einem Pflan-
zenbraten zugesetzten Enzymen keine Fleischaromen und keinen Umamigeschmack aus eigener Kraft bilden, also bleibt nichts übrig, als mit Hefeextrakt, Glutamat und anderen Zusätzen zu arbeiten. Beim echten Fleisch
passieren diese Dinge ganz von selbst, sofern Metzger ihr ehrenwertes
Handwerk richtig ausführen. Kein Soja-, Erbsen- oder Lupinen»braten«
wäre, im Kühlhaus abgehangen, jemals in der Lage, Fleischaromen durch
Reifung zu erzeugen. Warum daher Sojabohnen, Erbsen oder Lupinen
nicht einfach in voller Gänze, gut gewürzt, in welcher Form auch immer,
als vollwertige Mahlzeit gegessen werden, erschließt sich nicht. Dann bie-

ten sie auch ihr volles Makro- und Mikronährstoffspektrum inklusive ihrer sekundären Pflanzenstoffe. Ganz im Gegensatz zu den Proteinisolaten, die in sogenannten »Beyond-Meat-Burgern«, »Impossible Meats« oder pflanzlichen Grillwürsten extern zugeführt werden müssen[86].

In der Pfanne hingegen bilden sich ähnliche Röststoffe, polyzyklische Kohlenwasserstoffe und Amine, gleichgültig ob Rind, Schwein, Huhn, Soja, Seitan oder »Beyond Meat« darin bruzzelt. Allein das ist heute »lebensgefährlich«. Aber erst so richtig seit 20 Jahren.

Acrylamid und der Tod durch Erhitzen

Und jetzt ist sie also da, die heiß ersehnte Acrylamid-Verordnung. Das Gebot der EU rettet den Kontinent vor dem sicheren Bratkartoffel- und Toastbrottod. Gott sei Dank! Wir leben nur unwesentlich länger, falls uns der Himmel nicht vorher auf den Kopf fällt, dafür aber lang aroma- und geschmackloser.

Ein Blick zurück ins Jahr 2000 zeigt die Geschichte. Wer, außer Polymerchemikern, kannte Acrylamid? Niemand. Und wer hat es gegessen? Alle. Alle? Sicher, alle! Seit Jahrhunderttausenden, schon lange bevor frühe Hominiden systematisch mit Feuer zündelten und zu Robert Wranghams kochenden Affen wurden[87]. Die Natur sorgte ganz allein dafür. Mit Kawumm entzündete ein Blitz den Urwald neben der Savanne, und was nicht schnell genug rannte, erfassten die Flammen. Wurzeln, Antilopen, Hominiden. Zweibeinige dem Feuer entkommene Allesfresser kosteten vom Grillfleisch und den stärkereichen Röstwurzeln, die garantiert bereits damals besser schmeckten als das halb verweste Aas, das Raubtiere übrig ließen, von den roh kaum essbaren Wurzeln ganz zu schweigen. Schon damals strotzte Geröstetes von Acrylamid, denn Zucker findet sich in aller Flora und Fauna, ebenso wie Asparagin, eine Aminosäure, die mit Zucker zu Acrylamid reagiert. Es störte niemanden, der Mensch aß, entwickelte sich, war fruchtbar, mehrte sich und machte sich die Erde untertan.

Im Jahr 2000 nach Christus fütterten schwedische Wissenschaftler Labortiere mit Acrylamid[88]. Erst dümpelte diese Arbeit in dem Journal dahin, bis im zweiten Anlauf dieselbe Arbeitsgruppe die Studie nochmals publizierte[89]. Die Panikmaschinerie sprang an, und das praktisch unvermeidbare Röstprodukt durchdrang nachhaltig die Hirne der satten Menschen. Zwanzig Jahre später dürfen wir Rösti nicht mehr rösten, Toasts gerade mal hellgelb vergolden, und wir sollten nur noch grünen Kaffee trinken. Sonst gehts mit uns den Bach runter. Vom einst rationalen Menschenverstand ist immer weniger zu erkennen.

Rösti und Co.

- 250 g gekochte Kartoffeln
- 250 g rohe Kartoffeln
- 100 g geräucherter Speck (Dörrfleisch)
- 200 g Süßrahmbutter
- Salz

- Gekochte und rohe Kartoffeln reiben.
- Speck in kleine Würfelchen schneiden.
- Rohe und gekochte Kartoffeln mit dem Speck vorsichtig verkneten, salzen und zu handtellergroßen flachen Rösti formen.
- Die Butter in einer schweren Pfanne erhitzen, bis sie aufschäumt und leicht nussig riecht. Dann sofort die Rösti auf beiden Seiten darin braten, bis sie gar sind, an einigen Stellen schöne braune Stellen zeigen und verführerisch duften.

- Die Rösti passen sehr gut zu einem Kräuterquark, einem Pilzragout, zu Gulasch und natürlich, ganz authentisch, zu Zürcher Geschnetzeltem. Oder ganz schlank, ganz einfach, zu einem frischen Salat aus Sommergemüse.

Tatsächlich nehmen unsere Ahnen seit der Kontrolle des Feuers vor einer Million Jahren Acrylamid zu sich. Das ist beim Rösten über 140 °C schlicht unvermeidlich, denn Acrylamid entsteht immer dann, wenn die Aminosäure Asparaginsäure auf Glucose trifft. Da Glucose in jedem Lebensmittel vorkommt und Asparaginsäure als negativ geladene Aminosäure in praktisch jedem Protein zwingend vorkommen muss, treffen die beiden unvermeidlich zusammen und reagieren, so sicher wie das Amen in der Kirche, zu Acrylamid. Es sei denn, man röstet nicht, sondern beschränkt sich zeitlebens auf die berühmte »In-Wasser-gedünstete-Gemüse-Diät«[90]. Das schmeckt dann eben so, wie es klingt.

Was stand also genau in der Studie, die in Gesellschaft und Politik derart tiefe Spuren hinterließ wie kaum eine andere? Dazu müssen die Experimente genauer betrachtet werden. In den 2 Experimenten wurden je 6 und 8 (4 männliche und 4 weibliche) Laborratten mit der Standardnahrung gefüttert. Standardisiertes Futter ist für die Vergleichbarkeit von Laborergebnissen wichtig. Die Zusammensetzung richtet sich nach dem typischen Nahrungsprofil der Tiere und ist nach Kohlenhydraten, Zuckern, Aminosäuren, Fettsäuren und Mikronährstoffen exakt festgelegt. Diese Nahrung ist in Pellets erhältlich. Aus diesen Pellets wurde nun mit Wasser ein teigartiger Brei hergestellt, der für die Kontrollgruppe lediglich getrocknet und für die andere Gruppe dunkel gebraten wurde. Die Ratten wurden dann 102 Tage damit gefüttert und die Blutwerte gemessen. In der Kontrollgruppe wurden etwa 20 Pikogramm Acrylamid-Stoffwechselprodukte nachgewiesen, in der mit höchstgerösteter Standardnahrung gefütterten hingegen 160 Pikogramm. In einem weiteren Experiment veränderten die Forscher die Brattemperatur. Einmal wurde mit 180–200 °C gebraten, die anderen Proben mit 200–220 °C. Die Versuchstiere wurden 30 Tage damit gefüttert und wieder mit der Kontrollgruppe verglichen. Dort ließen sich lediglich 5 Pikogramm pro Liter Stoffwechselprodukte nachweisen, während in der »Frittengruppe« 65 Pikogramm (plusminus 15 Pikogramm) gefunden wurden. Signifikante Unterschiede zwischen männlichen und weiblichen Tieren zeigten sich nicht. Die Tiere zeigten wohlgemerkt auch keine Karzinome, sondern lediglich die erhöhten Werte der Abbauprodukte des Acrylamids. Kein Wunder, die Lebenserwartung der Laborratten ist viel zu kurz. Dennoch offenbaren diese Experimente, wie sich Acrylamid in einem lebenden Organismus verstoffwechselt.

Was lässt sich aber aus diesem wunderbaren Experiment wirklich für die Wirkung des Acrylamids auf Menschen ableiten? Das ist unklar, wie folgendes Gedankenexperiment zeigt. Um eine Vergleichbarkeit herzustellen, müsste eine Handvoll Menschen in Laborkäfige gesperrt werden, nachdem eine menschliche Standardernährung definiert wurde, etwa eine »Astronautenkost«, wie sie in Altersheimen gereicht wird. Diese Standardernährung, ein Gemisch aus Proteinen, Fetten, Kohlenhydraten, Vitaminen, Mineralstoffen, Spurenelementen, müsste zu einem Brei angerührt werden. Die Kontrollgruppe in Käfig 1 würde ausschließlich den getrockneten Brei zu essen bekommen, die andere den in der Pfanne dunkel gebratenen. Keinen Apfel zwischendurch, keinen Salat, kein Fleisch, nur diesen Standard. Zu trinken gäbe es ausschließlich Wasser. Dieses unmenschliche Menschenexperiment müsste (umgerechnet auf die Lebenserwartung von Menschen) etwa 10–15 Jahre dauern, um dem Vergleich der Rattenstudie zu entsprechen. Absurd, nicht wahr? Und selbst dann wäre die Aussagekraft gering, denn die Acrylamidgruppe müsste nachsupplementiert werden! Durch das Anbraten der Standardnahrung gehen natürlich Makro- und Mikronährstoffe verloren, denn manche der Vitamine sind hitzeempfindlich, Zucker karamellisieren und stehen nicht mehr als Nährstoffe zur Verfügung, wie auch Aminosäuren, die mit Zuckern zu Aromen reagieren, dann keinen Nährwert haben und im Gesamternährungsplan fehlen. Selbst wenn dies nur kleine Mengen sind, schlagen sie im Lauf der Versuchsdauer gewaltig zu Buche. Dieses Gedankenexperiment zeigt, wie irrsinnig solche Schlussfolgerungen sein können.

Mit Sicherheit wäre auch die »acrylamidfreie« Kontrollgruppe nach diesem Experiment nicht gesund, denn es fehlt Entscheidendes in der menschlichen Ernährung: Abwechslung, Lebensfreude, Genuss. Also alles, was die Biografie der Ernährung des *Homo sapiens* seit über einer Million Jahren ausmacht, von roh zu gekocht bis fermentiert. Lebensmittelvielfalt und Ernährungsformen, die sich eben nicht durch standardisierte Ernährungsformen abdecken lassen. Wir nehmen im Unterschied zu den Versuchstieren eine Mischkost zu uns, die eine ganze Reihe Makro- und Mikronährstoffe enthält, die weitab vom Bratprozess in die Physiologie eingeht. Selbst wenn man das Experiment verschärft und der Kontrollgruppe lediglich Wasser gibt, der anderen Gruppe Wasser mit darin aufgelöstem Acrylamid, wären beide Gruppen nach ein paar Tagen tot, gestorben an Mangelernährung, keinesfalls an Acrylamidkrebs. So unseriös kann es sein, wenn derartige Laborexperimente zu ernst genommen werden.

Solche Studien eignen sich, gepaart mit politischen Wünschen, Höllen mit Teufeln zu schaffen. Ziemlich rasch hatte man sich von den Resultaten der Originalstudie verabschiedet und ist in die Schleifen der unkontrollierten Dynamik geraten. Sicher, die Ergebnisse der Veröffentlichungen bleiben im Kern wahr und werden nicht im Geringsten geschmälert, aber die Reaktionen darauf dienen der Politik mehr, ganz nach dem Motto: Seht her, wir haben gehandelt, wir waschen unsere Hände in Unschuld! Auch wenn wissenschaftlicher Ursprung und Inhalt der Untersuchungen längst vergessen oder mitunter gar nicht verstanden wurden.

Seltsamerweise wird nie über die andere Seite des Bräunens berichtet. Entgegen der allgemeinen Auffassung, die Maillardreaktion, die nicht-enzymatische Bräunung, würde ausschließlich krebserregende Substanzen erzeugen, gibt es noch die Kehrseite der Medaille, für die sich offenbar niemand interessiert, da sie keine schlechten Nachrichten bedeutet. Die Maillardreaktion bringt neben krebshemmenden auch antioxidativ wirkende Substanzen hervor[91]. Die bekannteste davon dürfte die Verbindung Pronyl-Lysin sein, von der eine starke positive Wirkung bekannt ist[92]. Sie entsteht z. B. in Brot- und Fleischkrusten[93], in Kaffee beim Rösten oder auch beim Mälzen von Getreide[94] und ist schon länger im Fokus der Forschung als Maillardprodukt mit positiven antioxidativen Eigenschaften[95]. Pronyl-Lysin entsteht aus der Aminosäure Lysin unter Erhitzung und ist genauso unvermeidlich wie Acrylamid.

Darüber hinaus zeigen vor allem wasserlösliche und schwach wasserlösliche Produkte, die während der Maillardreaktion entstehen, in Laborexperimenten ein deutliches antioxidatives und entzündungshemmendes Potenzial[96]. In einer Reihe systematischer Experimente wurde dies an Modellsystemen gefunden[97] wie auch in Substanzen, die bei Milchprodukten (etwa Gratins) aus dem Casein der Milch und Zuckern entstehen[98]. Es gibt noch viele weitere Beispiele der aktuellen Originalliteratur, die in diese Richtung weisen, und es wurde auch gezeigt, in welchem hohen Maß sie während der Magen-Darm-Passage wirken[99].

Nicht alles, was gebacken, gebraten oder frittiert ist, darf daher mit Krebs und Acrylamid gleichgesetzt werden. Die unterschiedlichen Essbiografien des *Homo sapiens* in den Kulturkreisen, die sich seit der neolithischen Revolution bildeten, zeugen davon auf eine ganz besondere

Weise. Hätten sich diese Methoden als »ungesund« erwiesen, wäre dies Grund genug gewesen, die Feuer zu löschen und auf Zubereitungstechniken unter hohen Temperaturen zu verzichten. Erst seit wir dank hochauflösender analytischer Methoden mehr wissen und viele Mitglieder der wissenschaftsfeindlichen Gemeinde mit dem komplexen Wissen nicht umzugehen verstehen, setzen sich Glaubensfragen samt Märchenbüchern durch. Ein kaum hinzunehmender Widerspruch in einer aufgeklärten Welt. Aber garantiert: Die gegenwärtig angstdominierte Esswelt muss noch sehr lange auf die Schlagzeile »Obduktion bestätigt Tod durch Acrylamid« warten.

Arzt und Koch: gesund in alle Ewigkeit

Immer wieder tun sich Ärzte und prominente Köche zusammen, um Gutes zu predigen: Mit Olivenöl, Grüntee, Lachs und Ingwer den Organismus stärken oder mit Nüssen, Feigen und Tomaten Krebs vorbeugen. Jetzt auch mit den Rezepten des Pariser Dreisternekochs Alain Passard, wie unlängst im französischen Nachrichtenmagazin *Le Point* zu lesen war. »Super«, denkt sich der Genießer, einfach gut essen und dabei für immer kerngesund bleiben. Aber wie viel vom Tee? Dreimal täglich? Fisch nur am Abend, Ingwer einmal wöchentlich? Oder die Feigen doch nur während ihrer Saison? Ja, dann eben getrocknet. Aber halt, war da nicht etwas wie »getrocknete Früchte enthalten zu viel Zucker«? Die Fructose darin erzeugt *stante pede* Fettleber[100]. Hätte das mal jemand der gebeutelten Kriegsgeneration erzählt.

Spätestens auf den zweiten Blick lässt sich der Wert solcher Aussagen erkennen: publikumswirksam, aber unsinnig, wenn die Wirkstoffkonzentration der Polyphenole in der verwendeten Rezeptur tatsächlich vor Augen gehalten wird, vergleichbar dem altmodischen »an apple a day keeps the doctor away« und der damit verbundenen regelmäßigen Einnahme von allen möglichen Nährstoffen. Allerdings kommt, wie man jetzt weiß, gleich eine ganze Ladung Bakterien mit. Unter der Überschrift »Es wimmelt« war auf der Wissenschaftsseite einer Tageszeitung die Schreckensmeldung[101] zu lesen: 100 Millionen Bakterienzellen finden, gemäß einer Studie der

Technischen Universität Graz, im Schnitt in der Biofrucht ihr gemütliches Zuhause. Machen jetzt die Biowissenschaften auch noch Äpfel madig?

Natürlich nicht, derart medienwirksame Meldungen werden gern aufgegriffen, um Aufmerksamkeit zu erheischen, so auch hier. Liest man die Fachpublikation im Original[102], erscheint die Sache im rationalen Licht. Super Geschichte für die Wissenschaft, aber für den täglichen Apfel weitgehend irrelevant. In der Tat tummeln sich alle möglichen, mitunter sogar gefährliche Keime auf und in dem Apfel, erst recht im Kerngehäuse. Aber in Konzentrationen, die in aller Regel harmlos sind. Alles andere wäre auch schlimm, denn sonst dürfte man gar nichts mehr essen. Seit Menschengedenken begleiten uns Bazillen, Viren und Pilze der schlimmsten Art und programmieren und trainieren unser Abwehrsystem, auf der Haut, in der Mundflora oder im Mikrobiom. Die seit ein paar Jahren populären über 100 Billionen (!) Mikrokumpels im Gedärm helfen uns beim Verdauen, schicken Botenstoffe auf den Weg und tun auch sonst allerlei Gutes, damit wir überhaupt existieren können.

Ein wenig oral aufgenommener Dreck schadet ohnehin nichts, das haben viele in unserer immer cleaner werdenden Esswelt längst vergessen. Das zeigt sich auch in Studien an Kindern, die im Kuhstall spielen und Rohmilch trinken. Sie sind vor vielen Allergien weitgehend gefeit, ganz im Gegensatz zu denen, die in sterilen und wohlbehüteten Häusern aufwachsen. So bleibt's auch hier dabei: An apple a day still keeps the doctor away.

Zumal dies eine andere, kürzlich erschienene Studie unterstreicht[103]. Zumindest wurde das in den Medien eindringlich gemeldet. Das ist im Prinzip ein alter Hut; über die antioxidative Wirkung von Polyphenolen aller Art, Flavonoide sind lediglich eine Teilmenge davon, wurde schon viel geforscht und geschrieben. Aber nach dieser Kohortenstudie sind nicht nur die sekundären Pflanzenstoffe, unter anderem in den Äpfeln zu finden, generell »gesund«, nein, wegen ihres hohen Gehalts an Flavonoiden mindern Äpfel, Tee und Gemüse sogar das erhöhte Risiko für Krebs und Herzerkrankungen durch Rauchen oder erhöhten Alkoholkonsum! Das ist ein Fortschritt, denn Sünder, sprich Raucher und Säufer, dürfen durch Apfelessen zurück ins Paradies der Gesünderen!

Ganz so einfach ist es nicht, wie schon die vielen Autoren dieser sorgfältigen Studie im der Zusammenfassung der Arbeit anmerken. Dort steht nämlich als wichtigster Punkt frei übersetzt: Flavonoide, pflanzliche polyphenolische Verbindungen, werden zwar mit positiven Auswirkungen auf die Gesundheit in Verbindung gebracht, die Beweise aus Beobachtungsstudien sind jedoch unvollständig. Weitere unabhängige Studien zur Krebssterblichkeit sind mangelhaft, und Auswirkungen von Lebensstil-Risikofaktoren für die Frühsterblichkeit sind unbekannt. Diese ehrliche und selbstkritische Einschätzung der Autoren fand in den Medien allerdings keine Würdigung. Aus journalistischer Sicht ist das logisch: Damit hätte sich die Schlagzeile selbst geschlachtet. Den Leserinnen und Lesern ist aber mit dem Weglassen nicht gedient, denn genau so werden falsche Vorstellungen, Meinungen und Glaubensbekenntnisse erzeugt oder bestätigt.

Die prospektive Kohortenstudie mit 56 048 Teilnehmern, die in den dänischen landesweiten Statistiken registriert und 23 Jahre lang beobachtet wurden, ist tatsächlich interessant, nur nicht wegen der Ergebnisse, sondern wegen ihrer Art der Durchführung und den Zusatzinformationen. Unter den Beobachteten gab es 14 083 Todesfälle. Eine moderate gewohnheitsmäßige Einnahme von etwa 500 mg Flavonoiden pro Tag führt zu einem leichten Rückgang der Gesamtmortalität durch Herz-Kreislauf- und Krebserkrankungen. Darüber hinaus zeigt sich der Rückgang der Mortalität bei Rauchern stärker als bei Nichtrauchern, bei starken Alkoholtrinkern (mehr als 20 g Alkohol pro Tag) stärker als bei schwachen (weniger als 20 g Alkohol pro Tag). Da diese Beobachtungen ein Potenzial zur Senkung der Sterblichkeit zeigen, wird eine Erhöhung des Konsums flavonoidreicher Lebensmittel empfohlen, insbesondere bei Rauchern und Menschen mit hohem Alkoholkonsum. Die Auswertung zeigt aber auch eine Obergrenze: Mehr als 1000 mg Flavonoide nutzen nichts mehr. Viel hilft also nicht viel.

Wie kommt man in dieser Untersuchung im Alltag auf 500 mg Flavonoide pro Tag? Ganz einfach: eine Tasse Tee, ein Apfel, eine Orange, 100 g Heidelbeeren und 100 g Brokkoli. Sehr gut, und außerhalb des Saison? Tee gibt es immer, Schokolade auch, Wein ohnehin, und Äpfel und Birnen lassen sich sehr gut lagern. Aber auch jedes andere Gemüse weist einen hohen Polyphenolwert auf, keine Frage, das liegt einfach an der Biochemie der Pflanzen, die sich dadurch vor der UV-Strahlung der Sonne und vor Fraßfeinden schützen. Das Fazit dieser Studie ist also vollkommen banal: Esst ausreichend Gemüse und abwechslungsreich. Aber schon seit dem Paläo-lithikum sind Beeren, Wurzeln und Blätter wohltuende Nahrung. Lange bevor werdende Menschen das Wort »Flavonoid« artikulieren konnten.

Dass es eine Obergrenze für die Wirkung gibt, wurde schon mehrfach beobachtet[104, 105]. Aus ernährungswissenschaftlicher Sicht ist diese Ober-grenze so interessant wie unklar. Aus logischer, physikalisch-chemischer Sicht muss sie aber existieren, denn sie bestimmt die Funktion und das Zusammenwirken der Nährstoffe. Wie komplex die Aufnahme bioaktiver Stoffe bei einem Mittagessen oder einem vielkomponentigen Menü tat-sächlich ist, lässt sich kaum abschätzen. All diese Nährstoffe sind letztend-lich nichts weiter als Moleküle mit bestimmten chemischen Strukturen, die mit den molekularen Systemen des Körpers reagieren. Diese chemischen Vorgänge benötigen aber Zeit und können nur begrenzt »abgearbeitet« werden[106]. »Speichern« lassen sich die Polyphenole allein aus chemischen Gründen nicht. Es ist somit ein wenig wie mit einem Verbrennungsmotor: Er läuft bei genauer Dosierung der Turboeinspritzung optimal. Wird der Kolbenraum auf Dauer mit unnötig viel Kraftstoff geflutet, wird das Auto nicht schneller, sondern geht nur schneller kaputt.

Fruchtig-gemüsiger Polyphenolsalat

- 100 g Waldheidelbeeren
- 400 g Brokkoli (in kleine Röschen zerteilt, Strünke gewürfelt)
- 100 g junge Rote Bete (gewürfelt)
- 1 Apfel (Boskop, gewürfelt)
- 100 g Walnusskerne, grob zerbrochen
- 100 g Gartenrauke
- 100 ml Walnussöl
- 1 TL grobes Rauchsalz
- 1 TL Timutpfeffer, grob zerdrückt
- 4 EL Traubensaft aus gut ausgepressten weißen Trauben (mit zerstoßenen Kernen)

- Brokkoliröschen und Strünke etwa 4 Minuten in Wasser blanchieren und gut abtropfen lassen.

- Die Gartenrauke mit dem Walnussöl sehr fein pürieren, gegebenenfalls durch ein feines Sieb passieren und in 4 Salatschüsselchen verteilen. Darauf die Gemüse, den Apfel, die Waldheidelbeeren und die Walnüsse geben, nicht mischen. Mit dem Traubensaft beträufeln. Mit grobem Rauchsalz und Timutpfeffer bestreuen.
- Erst nach und nach beim Essen durchmischen, um möglichst viele Kombinationen zu erfassen.

So weit, so gut, allerdings zeigt die Auswertung auch dieser Studie sehr hohe statistische Fehlerbalken. Dies bestätigt lediglich die schon angesprochenen drei wichtigsten Schwachpunkte solcher Untersuchungen: Nichts Genaues erkennt man nicht, ein kausaler Zusammenhang ist nicht nachgewiesen, und das Individuum kann für sich nichts daraus ableiten. Ein Proband wird womöglich am Zebrastreifen von einem Betrunkenen überfahren oder als strammer Kettenraucher bei wachem Geist 97 Jahre alt, und das, obwohl ihm während Krieg, Gefangenschaft und Hungersnöten garantiert für ein paar Jahre die regelmäßige Polyphenolversorgung fehlte.

Die Apfeltheorie gilt ohnehin nicht für alle, denn alle Sellerie-Nuss-Apfel-Allergiker werden auf gesunde Äpfel pfeifen, andere wiederum auf das kreativste Grüntee-Meeresfrüchte-Arrangement der fernsehkochenden Zunft. »Gesund« ist relativ, erst recht, wenn Butter- und Schmalzliebhaber, entgegen ihrer Essbiografie, mit nachdrücklich gut gemeinten Ratschlägen auf Weizenkeimöl umgepolt werden. Solche Aktionen dienen oft nur der Befriedigung des Egos der Protagonisten. Es zieht nur die üblichen Verdächtigen in Talk- und Kochshows, beziehungsweise sie werden von Redakteuren hineingezogen, mit viel Bohei, Geschrei und zu oft wenig Klugheit. Es geht nur um Quote und Auflage zu Lasten vieler Zuschauer und Leser. Und zu Lasten des Wissens.

Natürlich ist eine frische Küche nie falsch, im Gegenteil, sie ist die einzig vernünftige »Ernährung«. So banal das klingt, aber sie ermöglichte bis zur Industrialisierung ein problemloses Essen der gerade vorhandenen Ernährung. Daraus aber krankheitsverhindernde Thesen zu entwickeln, ist kaum möglich; selbst wenn bei In-vitro-Experimenten das im extravirginen Olivenöl mit lediglich 18 Mikrogramm pro 100 Milliliter enthaltene Oleocanthal entzündungshemmend wirkt, wird der tägliche Löffel Olivenöl keinen Krebs verhindern. Man müsste Olivenöl in Literdimensionen trinken und im Pro-Kopf-Verbrauch Spanier und Griechen zusammen schlagen. Selbst am dann wachsenden Bauchumfang würde sich die Wirkung nicht ablesen lassen.

Dabei sollte längst klar sein, dass es keinen Sinn hat, einzelne Lebensmittel als Ursache für Krankheiten zu brandmarken, genauso wenig, wie einzelne Lebensmittel als Medizin zu benennen, die sogar gewissen Krankheiten vorbeugen. Viele Publikationen mit promovierten Ärzten auf dem Titel, das Stethoskop ordensgleich um den Hals geschwungen, stehen nicht selten auf schwachen wissenschaftlichen Beinen. Erst recht Publikationen, die dreist behaupten, das wissenschaftliche Fazit aus allen (!) Ernährungsstudien zu ziehen, und auf dem Niveau der unklaren Beobachtungsstudien verharren[107]. Stattdessen ist es viel vernünftiger, Ernährungsfragen auch von den molekularen Zusammenhängen her zu denken, besonders im Hinblick auf Kausalitäten abseits der Korrelationen. Denn hinter (oder besser vor) der Physiologie stehen stets die fundamentalen Wissenschaften, Physik, Chemie und Biologie. Ein wenig Logik und das Erkennen von Zusammenhängen wären hier weit angebrachter als irrationale Emotionen. Wie das nächste Beispiel zeigt.

Glyphosat im Bier

Zu viel Bier ist ungesund. An dieser Aussage ist nicht zu rütteln. Bier enthält jede Menge Restzucker aus der Stärke des Malzes und je nach Bierstil und Brautyp zwischen 4,5 bis 12 Volumenprozent Alkohol (Spezialbiere sogar noch mehr). Menschen, die Alkoholdehydrogenasen im genetischen Programm haben, kommen mit den von echten Männern gern verunglimpften Leichtbieren, etwa 2–3 Volumenprozent Alkohol, gut zurecht, solange nicht der ganze Kasten in kürzester Zeit ausgetrunken wird. Zucker und Alkohol übernehmen im Bier grundsätzlich wichtige sensorische Aufgaben. Die Süße des Zuckers, er besteht aus einem Gemisch aus von der Hefe unvergorenen Glucosen, Maltosen, Oligoglucosen und Grenzdextrinen, balanciert das Bittere des Hopfens, der Alkohol bindet Hopfenaromen besser ein und gibt Vollmundigkeit. Zu viel Bier macht dennoch betrunken und dick. Davor müsste ausdrücklich und besonders gewarnt werden, täglich. Davor müssten Menschen rational Angst haben. Haben sie aber nicht. Es wird getrunken, gefeiert, geoktoberfestet und aus Eimern geballermannt, ohne mit Wimper und Wampe zu zucken. Schwappen aber Meldungen wie »Nitrosamin im Bier«[108] oder »Glyphosat im Bier«[109] durch die Medien, wird die Angst groß, man empört sich und verflucht Ackerbau und Viehzucht und deren ganze Dreckschemie.

Das Gift Glyphosat befindet sich also im deutschesten aller deutschen Getränke. Trotz Reinheitsgebot. Wenn das kein Grund für Wut ist: Bier gesoffen, Glyphosat geseicht. Tatsächlich ist Glyphosat im Urin von Menschen nachzuweisen[110], was eigentlich falsch formuliert ist, denn es wird nicht das Glyphosat (im Klarnamen N-(Phosphonomethyl)glycin, also ein Derivat der Aminosäure Glycin) gefunden, sondern dessen Metabolit AMPA (Aminomethylphosphonsäure). Das ist letztlich kein Wunder, schließlich wird das Universalpestizid global auf Feldern, Wiesen und Äckern versprüht. Damit die Ernte stimmt, Getreide verbraucherfreundlich billig bleibt und die Risiken durch Ungeziefer vermindert werden. Fressen soll die Ackerfrüchte natürlich der Mensch, der größte Fraßfeind aus Sicht der Pflanzen, und was Menschen wöchentlich an Pflanzen verputzen, geht tatsächlich auf keine Kuhhaut.

Aber nüchtern betrachtet, ist das »Glyphosat« beziehungsweise AMPA im Urin eine gute Nachricht, denn es zeigt zum einen, dass ein Teil wieder ausgeschieden wird, zum anderen, dass mit den Daten über die ausgeschiedene Menge berechnet werden kann, wie viel Glyphosat im Körper verbleibt. Und zwar *in vivo*, sprich am lebenden, funktionierenden und realen Menschen. So zeigt sich, dass nur 20 % der oral aufgenommenen »Glyphosatmenge« (AMPA) resorbiert wird, der Rest wird über Stuhl und Urin ausgeschieden. Doch selbst die resorbierte Menge wird in Versuchen an Ratten nahezu vollständig und von den Tieren unmetabolisiert als AMPA später wieder über den Urin ausgeschieden.

Das eigentliche Problem ist im Grunde nicht das »Glyphosatmolekül« selbst, sondern das mitgeführte Begleitprogramm. Glyphosat wird selten als Reinstoff, sondern immer in spezifischer Begleitung sogenannter Adjuvantien eingesetzt. In solchen Formulierungen sind etwa 40–45 % reines Glyphosat, der Rest Hilfsstoffe, die oft als Betriebsgeheimnisse gelten. Diese

Hilfsstoffe verbessern die Aufnahme des Wirkstoffs und erhöhen die Effizienz des Glyphosats. Sie wirken als Verstärker, machen die Bestimmung der Toxizität aber schwierig[111]. Genau das wäre im Grunde ein Punkt zum besonnenen Handeln: Die Diskussion sollte sich besser um die Hilfsstoffe drehen als um den Wirkstoff selbst. Der Kombinationseffekt ist offenbar für die Wirksamkeit wichtig und muss genauer erforscht werden. In diesem Zuge ließen sich auch Möglichkeiten finden, die Wirkung der Adjuvantien genauer zu definieren und zu untersuchen[112]. Dies ist sicher eines der Hauptversäumnisse der vergangenen Forschung. Glyphosat war zweifellos ein Durchbruch der modernen Herbizidchemie; der Wirkmechanismus ist extrem selektiv, die Reinsubstanz ist weitgehend ungiftig für Mensch und Tier. Dennoch bleiben auch nach rund 45 Jahren viele Fragen offen, und folglich beschäftigt sich die aktuelle Literatur vorwiegend kritisch mit den möglichen Risiken und Auswirkungen glyphosatbasierter Herbizide[113].

Diese Ausführungen sind definitiv kein Plädoyer für Glyphosat, Interessenkonflikte liegen erst recht keine vor, aber man muss sich ernsthaft klarmachen, was ein generelles Verbot bedeutet. Jeder Kleinbauer verzichtet gern darauf, das ist gut so. Aber es ist für Großproduzenten kaum möglich, ihre Felder ohne chemische Hilfsmittel zu beackern. Glyphosat ist das bisher unproblematischste Hilfsmittel und in geringen Dosen nicht toxisch für den Menschen. Natürlich bleibt es eine Substanz, die während der Zeit des Einsatzes, der schon im Eigeninteresse der Bauern nicht dauerhaft ist, auf dem Acker »Unkraut«, manche Insekten, Fraßfeinde vernichtet, dafür aber ausreichende bis üppige Ernten, trotz Klimaveränderungen, zurzeit am besten garantiert. Genau das ist wichtig bei den künftigen Herausforderungen.

Die Forderung nach herkömmlichen, im Grunde neolithischen Ackerbautechniken sind vollkommen richtig, an vielen Stellen heutzutage allerdings nicht praktikabel. Sie erscheinen gar romantisch. Riesige Felder z. B. in den USA, Russland oder China mehrmals mit schweren, dauerabgasproduzierenden Landmaschinen umzupflügen, bringt definitiv keinen Gewinn fürs Klima, erst recht nicht für die Produzenten, die vom Ertrag ihrer Produkte leben müssen. Ein Glyphosat-Verbot fördert jedoch andere Unkrautvernichter, deren Startbedingungen ganz andere sind. Es sei an das extrem schädliche und immer wieder zu nachhaltigen Schädigungen führende Insektizid Chlorpyrifos erinnert. Dort wurden Hirnschädigungen bereits vor der Zulassung im Labor in Tierversuchen nachgewiesen[114]. Bei Glyphosat war dies nicht der Fall, es greift in einen sehr pflanzenspezifischen, molekularbiologisch wohldefinierten Prozess ein[115]. Des Weiteren wirkt Chlorpyrifos lediglich auf Insekten, anders als Glyphosat, das auf manche Bakterien, Pilze und Mikroorganismen[116] multifunktional wirkt[117] und dennoch Insekten, Amphibien, Reptilien, Fische und Säugetiere nicht schädigt, im Gegensatz zu den verbleibenden »Alternativen«. Der Grund ist sehr einfach nachzuvollziehen: Das vom Wirkstoff gehemmte Enzym kommt im Metabolismus von Säugetieren und anderen Tieren nicht vor.

An diesem hochkomplexen Thema wird wieder einmal gut sichtbar, dass im Grunde alles viel komplexer ist als im Allgemeinen dargestellt. Es wird leider so stark vereinfacht, dass die seriöse Untergrenze für ein grobes Verständnis weit unterschritten wird. Zu starke Vereinfachungen sind immer der beste Nährboden für Spekulationen, Geschichten, Unklarheiten. Das beste Motto dafür stammt von Albert Einstein: Wissenschaft muss so einfach wie möglich erklärt werden, aber auch nicht einfacher.

Doch zurück zum Bier. In absoluten Zahlen sind die gemessenen sogenannten Glyphosatkonzentrationen im Bier extrem klein. Die Messungen zeigen Werte von 0,5 Mikrogramm bis knapp 30 Mikrogramm pro Liter Bier. Dennoch gäbe das, so die Auffassung, keinen Grund zur Entwarnung: Glyphosat wird von der Weltgesundheitsorganisation (WHO) als DNA-schädigend und »wahrscheinlich krebserregend beim Menschen« eingestuft. Der Stoff steht zudem unter Verdacht, hormonell wirksam zu sein. Und bei krebserregenden sowie hormonwirksamen Stoffen gäbe es keine Untergrenze, unter der sie sicher sind. Sie könnten selbst in kleinsten Mengen eine gesundheitsschädigende Wirkung entfalten. Wovon das schlüssig abgeleitet wird, steht bis dato in den Sternen.

Wie bereits angesprochen, stuft die WHO auch Fleisch und Fleischprodukte als »wahrscheinlich krebserregend« ein. Bei der Menge Bier, das bei jeder Grillparty durch die Kehle rinnt, bei den kiloweise vertilgten Grillwürsten, die mit Bier hinuntergespült werden, müssten von der Fleischfress- und Biersauffraktion der Bevölkerung jeden Sommer Teile dahingerafft werden, um es sehr überspitzt zu formulieren. Dem ist natürlich nicht so.

Fakt ist auch: Es gibt bisher tatsächlich keine wissenschaftliche, objektive Untersuchung, die den kausalen Nachweis erbringt, ob und wie schädlich Glyphosat wirklich ist. Forstet man die entsprechende Fachliteratur durch, so gibt es keine wirklichen Hinweise, ganz egal, ob Teile der wissenschaftlichen Arbeiten unter Interessenkonflikten (beispielsweise[118]) entstehen, also ein Teil der Untersuchungen durch die »böse« Firma finanziell unterstützt wird, oder nicht. Allein die Art der Durchführung, die verwendeten Methoden, die Schlüssigkeit der Daten und die Nachvollziehbarkeit der Resultate zählen. Dass amerikanische Gerichte Firmen schuldig sprechen, ist natürlich kein wissenschaftlicher Beweis, sondern offenbart eine generelle Misere unserer Gesellschaft – den Trend zum Postfaktischen. Es kann nicht gut gehen, wenn fachfremde Juristen auf unwissenschaftlicher Grundlage Recht sprechen. Das ist genauso Unfug wie der Glaube, die Welt wäre in 6 Tagen erschaffen worden, wenn religiöse Gruppen Bücher über die Evolution aus den Schulen verbannen oder sogenannte Kreationisten das Alter der Erde auf 6000 und ein paar zerquetschte Jahre definieren. Fast so, als würden Gerichte, Päpste oder selbst ernannte Gurus die Existenz des Higgs-Teilchens, den Schlüssel zu physikalischen Theorien zur Entstehung der Materie dieses Universums[119], verbieten. Sich an einfache, der eigenen Ideologie entsprechenden Weltbilder zu klammern, war schon zu Galileo Galileis Zeiten üblich. Offenbar hat man nicht überall dazugelernt.

Die Toxizität von Glyphosat wird als gering eingestuft, ein Grenzwert wird mit 800–5000 mg pro Kilogramm Körpergewicht angegeben, dies wären bei einem Menschen von 70 kg zwischen 86 und 350 g Glyphosat. Um auf einen solchen Wert zu kommen, müsste man sich einen sehr kräftigen Schluck aus der Roundup-Flasche als Essensbegleiter genehmigen. Dieser Grenzwert fußt auf unzähligen Experimenten in mitunter extrem geführten Tierversuchen, er ist daher zwar nur eine für Menschen sehr unklare Zahl, aber gibt wenigstens einen Hinweis. In den Nutzpflanzen wird das Glyphosat in Aminomethylphosphonsäure (AMPA) umgewandelt, das keine Toxizität aufweist.

Sicher, die Auswirkung von Glyphosat ist kaum messbar und unklar. Merkwürdig ist nur, dass vom allgegenwärtigen Gift im Bier niemand spricht. Hydroxyethan, vulgo Ethanol (»Alkohol«), ist nachweislich ein

Nervengift mit großem Suchtpotenzial. Jährlich sterben garantiert mehr Menschen an alkoholbedingten Leber- und Krebserkrankungen, Wirtshausschlägereien oder betrunken im demolierten Auto als am Gemüse vom Glyphosatfeld. Vertretbare Mittelwege auf Grund der messbaren Fakten wären besser abzuwägen[120], statt emotional aufgeladene Diskussionen zu führen, besonders wenn man daran denkt, dass ein allgemeines Tempolimit auf deutschen Autobahnen garantiert mindesten einen Toten am Tag verhindern würde[121]. Vehemente politische Aktivitäten auf dieser Ebene wären kausal angebrachter als beim Grenzwert von Glyphosat im Bier oder dem Acrylamid in Butterkeksen.

Um eine grenzwertige Glyphosatdosis abzubekommen, darf man einen Kubikmeter Bier trinken. Täglich! Das sind 1000 randvoll eingeschenkte bayerische Maßkrüge, das Volumen des von Aktivisten und Medien geschlagenen Schaums abgerechnet. Allein der Gedanke an diese Menge Bier lässt die Leber zucken. Um gesund zu leben, verbleiben angesichts der vielen Schreckensmeldungen nur das Nichtessen und Nichttrinken. Aber davon stirbt man erst recht. Spätestens nach 4 Tagen. Allein diese Gewissheit ist uns ein frisch gezapftes Helles wert: Santé allerseits.

Aber halt, waren im Bier nicht auch noch Nitrat, Nitrit und Nitrosamin? Ist unser geschätztes Glas Helles jetzt noch mehr tödlich? Wer weiß schon, welche Schadstoffe außerdem im Bier vorhanden sind. Wenn selbst in Bioeiern ohne Reinheitsgebot immer wieder Dioxin gefunden wird, warum dann nicht in Biobier? Kommen noch Kartoffelchips und Salzgebäck hinzu, wird's eng: Fett, Kochsalz, Acrylamid, Glutamat, Krebs, tot. Nitrosamin, Dioxin, Glyphosat, doppelt tot.

Nitrosamin im Glyphosatbier

Nitrit und Nitrat sind Bösewichte, die eher an gepökeltes Fleisch, an natürliche Gülledüngung, an Kunstdünger erinnern als an Bier. Der im Kopf festsitzende Reaktionsweg ist schnell beschrieben: Nitrat → Nitrit → Nitrosamin → Krebs → Tod. Einen seriösen Beweis für die ganze Reaktionskette gibt es allerdings gar nicht, selbst bei intensivem Suchen in den neuesten Wissenschaftsdatenbanken wird man nicht fündig. Vieles beruht auf Vermutungen und Annahmen. Dennoch hat sich der Zusammenhang von Nitrat und Krebsentstehung in den Köpfen festgesetzt, so dass regelmäßig Warnungen vor gepökelten Fleisch- und Wurstwaren oder gar vor »gesunden« Gemüsesorten wie Roter Bete, Rettichen, Feldsalat, Kopfsalat oder Spinat zu lesen sind.

Dabei liegt so mancher Segen des Nitrats auf der Hand. Bei Herz-Kreislauf-Problemen und vor allem bei Angina Pectoris wird für den Notfall »Nitrospray« gegeben, das aus Glyceroltrinitrat (besser bekannt als Nitroglycerin) besteht. An einem Glycerolmolekül, das wir von den Fetten, den Triacylglycerolen, kennen, befinden sich 3 Stickstoffdioxide, NO_2. Werden sie abgespalten, bildet sich Stickstoffmonoxid, NO, von dem die gefäßerweiternde Wirkung schon lange bekannt ist und das bis heute in der Medizin angewandt wird[122, 123]. Die Bildung von Nitraten und Nitriten ist im Stoffwechsel alltäglich. Sie fallen als Zwischenprodukte beim Zellstoffwechsel an und sind daher nicht per se »giftig« oder gar krebserregend.

Darüber hinaus kommt Nitrat (NO_3^-) in der Natur zuhauf vor und ist die wichtigste Stickstoffquelle für Pflanzen, ohne die sie nicht wachsen, geschweige denn ihre Aminosäuren (in jeder befindet sich Stickstoff, N) aufbauen könnten. Daher wird in der landwirtschaftlichen Produktion Nitrat als Dünger verwendet, was bei einem intensiven Einsatz zu hohen Nitratkonzentrationen im Grundwasser und damit auch im Trinkwasser führen kann. Dabei ist dies keine Frage von Kunstdüngern, sondern auch durch die klassische und ursprünglichste Form der Düngung über die stickstoffreichen landwirtschaftlichen »Abfallprodukte« wie Gülle und Kot aus der Tierhaltung werden Nitrate seit Tausenden von Jahren auf die Felder getragen.

Auch viele Pflanzen speichern Nitrate in den Blättern und Wurzeln als Vorrat für ihren Stoffwechsel. So gelangt »natürliches« Nitrat mit der Nahrung in den Menschen und addiert sich zu dem »künstlichen« Nitrat aus Wurst, Schinken und Käse auf. Keine Frage, auch hier gibt es keinen Unterschied zwischen natürlich und künstlich. Die Moleküle und die von ihnen ausgelösten molekularen Prozesse sind identisch. Die größte Nitratquelle für Vegetarier sind Gemüse und pflanzliche Nahrung, von denen einige sehr viel Nitrat auf Grund ihres natürlichen Stoffwechsels speichern können. Das ist aber ganz normal, denn ein Zellstoffwechsel ohne Beteiligung von Nitraten und Nitriten ist schlichtweg unmöglich. Das gilt auch für den Menschen. Stickstoffverbindungen sind allgegenwärtig, ob als Reaktionshelfer, als Signalstoffe, als molekularer Schalter. Dabei ist es unerheblich, ob ein wenig Nitrat aus Gepökeltem, aus der Wurst, dem Rauchfleisch und dem Spinat dazukommt. Die vehemente Unterscheidung zwischen »natürlich« und »künstlich« ist bei identischen Molekülen wie immer wissenschaftlicher Unfug und wird auch durch ständiges Wiederholen nicht wahrer, denn die Rezeptoren im Körper können keinen Unterschied erkennen.

So wundert es nicht, wenn in bisherigen Untersuchungen mit Nahrungsmitteln aufgenommene Nitrate vollkommen unauffällig sind und keine Effekte zeigen. Selbst beim Verzehr von Fleischwaren und tierischen Produkten mit Pökelsalz ist ein Zusammenhang mit der Krebsentstehung weder beobachtbar noch nachweisbar[124]. Kein Wunder, da Nitrat und Nitrit bei jedem Zellstoffwechsel beteiligt sind[125].

Die Hypothese der Kanzerogenität von Stickstoffverbindungen beruht auf der Möglichkeit, dass sich aus Nitrit in saurer Umgebung, sprich im Magensaft mit seinen niedrigen pH-Werten, Nitrosamine bilden können. Einige Vertreter dieser Stoffgruppe werden als höchst karzinogen eingestuft, und zwar nicht wegen direkter molekularer Wechselwirkungen, sondern bei Einwirkung über längere Zeiträume. Zur Reaktion von Nitritverbindungen zu Nitrosaminen sind, wie der Name sagt, Aminosäuren beziehungsweise Amine notwendig, die in der Nahrung selbst vorkommen. Es klingt plausibel: Pökelsalze und Nitrat aus Fleisch und Gemüse, die Spaltung der gleichzeitig mit der Nahrung aufgenommenen Proteine im Magen über das säuretolerante Enzym Pepsin, und schon reagieren manche freien Aminosäuren mit Nitrit zu den gefürchteten Nitrosaminen – besonders bei verarbeitetem Pökelfleisch, Rohwürsten und Co., denn über Reifen und Fermentation findet bereits im Verarbeitungsprozess eine gewisse Hydrolyse der Proteine statt. So stehen freie Aminosäuren bereit, die dann mit Nitrit im Magen zur chemischen Reaktion und über die die weitere Proteinhydrolyse der Magenproteasen noch verstärkt wird.

Auf der Suche nach dem Beweis dieser Hypothese finden sich aber ganz andere Mechanismen, nicht immer tritt das Naheliegendste ein. In den letzten 10 Jahren erhärtet sich immer mehr, dass die bioaktiven Vorteile des Nitrats weit dominieren[126], und selbst bei Untersuchungen, an denen

Nitrat-Kritiker beteiligt sind, zeigt sich die physiologische Bedeutung selbst des »künstlichen« Nitrats[127]. Ohne Zweifel führt die Aufnahme von Nitrat und Nitrit zu einer ganzen Reihe bioaktiver Verbindungen, die sich positiv auf die Leberfunktion, die Bauchspeicheldrüse, Muskeln und Fettzellen auswirken[128].

Verschiedene Reaktionsprodukte der Nitrite erhöhen die Anzahl der »braunen Fettzellen«[129]. Unter »braunem Fett« versteht man jene Klasse der Fettdepots, die sich durch einen hohen Energieverbrauch und Wärmeproduktion auszeichnen. Braunes Fett dient praktisch als interne »Heizung« (und verbessert die Insulinproduktion[130]). Gleichzeitig nimmt die Konzentration der freien Triglyceride im Blut ab. Auch in der Bauchspeicheldrüse sind positive Effekte zu verzeichnen: Die Insulinproduktion wird über eine bessere Durchblutung der sogenannten Langerhans-Inseln stimuliert. Selbst in den Muskelzellen der Skelettmuskulatur wirken sich Nitrate positiv aus. Glucose (und damit die Energie) kann rascher aufgenommen werden, was direkt die Leistung der Muskeln erhöht und damit Beachtung in der Sportmedizin findet.

Aus diesen Resultaten werden in der molekularen Medizin sogar Wirkstoffe erdacht, die gezielt die stimulierende Wirkung der verschiedenen NO-Verbindungen nutzen. Der Vorteil ist evident, denn sie sind den natürlichen physiologischen Vorgängen in den Zellen nachempfunden.

Wo bleiben aber die Nitrosamine, die Krebs auslösen sollen? Sie werden kaum beobachtet und in relevanten Konzentrationen nachgewiesen. Vor allem nicht in Studien, die »normal Gesunde« und »normal Essende« untersuchten. Die seit Jahrtausenden gepflegte Mischernährung, roh, gekocht und fermentiert, liefert ausreichend Vitamin C und E sowie Spurenelemente wie Selen, die zusammen mit »sekundären Pflanzenstoffen« die Nitrosaminbildung stark hemmen. Spezies, die diese Ernährungsform nicht pflegen, auch Affen, an denen Fütterungsexperimente gemacht wurden, haben diese über eine abwechslungsreiche Ernährung gegebenen Schutzmechanismen nicht. Dann zeigen sich in bestimmten Fällen Krebserkrankungen, die sich möglicherweise auf Nitrosamine zurückführen lassen. In-vitro-Experimente zeigen eine kanzerogene Wirkung der Nitrosamine bei für den täglichen Verzehr irrelevant hohen Konzentrationen.

Des Weiteren scheint sich immer mehr ein wesentlicher Punkt zu erhärten: Nitrat und Nitrit kommen selten allein, niemand »isst« ausschließlich Nitrat oder Nitrit. Jedes Lebensmittel trägt unzählige andere Komponenten bei, erst recht bei einer kompletten Mahlzeit. Zusammen mit einer ganzen Reihe lebensmitteltypischer Inhaltsstoffe wird offenbar *in vivo* die Bildung von Nitrosaminen unterdrückt[131].

Die Resultate der bisherigen Studien lassen sich daher wie folgt zusammenfassen: Eine Gefahr geht von Nitrat in verzehrsüblichen Mengen nicht aus. Auch hier gilt wieder: Wer kiloweise gepökelte Nahrung zu sich nimmt und sonst nichts, hat garantiert ein höheres Risiko, vor allen wegen einseitiger Ernährung. Dabei ist es vollkommen unerheblich, aus welcher Quelle das Nitrat stammt. Selbst die viel gescholtenen Industriesalze wie Kaliumnitrat oder Calciumnitrat, die für die Konservierung in höheren Dosen eingesetzt wurden, durchlaufen identische Stoffwechselprozesse. Mitnichten nimmt der *Homo sapiens* erst seit der Industrialisierung der Nahrung Nitrat und Nitrit auf. Seit Ackerbau und Viehzucht betrieben werden, isst der Mensch gedüngte Pflanzen. Später, im Mittelalter, kamen »natürliche« Konservierungsmethoden mit »Salpeter« dazu[132]. Die von »Salpetersiedern« gewonnenen Nitrate erlaubten erst eine systematische Konservierung. Diese historischen Salpeter waren im Übrigen weit »ungesünder« als alle heutigen industriellen Nitrate, denn sie enthielten Blei und Bariumanteile in ihrem Gemisch. Dagegen sind die Nitrate, die derzeit im Lebensmittelrecht zugelassen sind und vor denen wir irrationale Ängste entwickeln, geradezu Edelkonservierungsstoffe.

Unsere Ernährung ist nun mal »molekular«, und unsere Physiologie reagiert mit Molekülen und biochemischen Prozessen darauf, die ausschließlich über molekulare Wechselwirkungen gesteuert werden. Auf diesen molekularen Längen- und Zeitskalen wird bekanntlich nicht zwischen »gut« und »böse« unterschieden. Selbst wenn sich Nitrat und Nitrit nicht als die Bösewichte entpuppten, wie lange Zeit angenommen, ist dies keinesfalls ein Freibrief zum Überdüngen der Felder und Äcker. Erst recht kein Freibrief für das bedenkenlose Ausfahren von Gülle und Fäkalien aus einer unvernünftigen und nicht nachhaltigen Massentierhaltung.

Nach dieser langen Exkursion muss daran erinnert werden, dass beim Bier Nitrosamine bereits über das Mälzen und Darren von Braugerste und anderen Getreiden entstehen. Sie werden beim Trinken aufgenommen und gar nicht im Körper hergestellt. Schluck. Ist das jetzt nicht doch gefährlich? Bedingt, denn in den meisten Fällen sind die ermittelten Nitrosaminmengen an der messbaren Nachweisgrenze. Eine weit größere Gefahr geht z. B. vom Tabakrauchen aus, denn dort entstehen bei der Verbrennung exorbitant höhere Nitrosaminmengen[133], die direkt in der Lunge landen und mit dem Speichel geschluckt werden.

Ängste vor Nitrosamin darf man daher getrost vergessen. Besser gesagt verlernen. Keine von den Vorhersagen hat sich jemals bestätigt, nichts vom Nitrosaminkrebs durch Nahrungsmittel ist zu sehen. Stattdessen alkoholische Fettlebern und Leberzirrhosen von zu viel Alkohol. Aber Bier unterzieht sich ja dem Reinheitsgebot und gehört mit dem Wein zur Kultur der Menschheit. Das darf daher gar nicht schaden. Doch auch das ist relativ.

Wein und Alkohol

Beim Alkohol geht der Trend ohnehin nach oben. Viele Weinbauern bauen ihre Weine mit immer mehr Alkoholgraden aus. Wo noch vor ein paar Jahren gerade 10–12 Volumenprozent Alkohol leichte, aber aromatisch starke Weine wie an Mosel und Rhein die Regel waren, trifft der Weintrinker immer mehr auf Flaschen, die 14 % Alkohol und mehr aufweisen – kaum noch tauglich für einen Sommeraperitif , und die Nase leidet darunter. Keine Frage, höhere Alkoholgrade sind die Folge höherer Konzentrationen vergärbarer Zucker in den Trauben[134]. Dieser Zuckerschub korreliert zu einem gewissen Teil mit den klimatischen Veränderungen[135]. So schaffen Rotweine von der südlichen Rhône ohne Weiteres aus eigener Kraft 16 bis fast 18 Volumenprozent. Dies verändert Trinkbarkeit und Sensorik der Weine.

War es des alten Winzers Kunst, bei seinen niedrigalkoholischen Weinen die ganze Aromapalette herauszukitzeln, bleibt den Schwergewichten der Duft mehr verborgen. Kein Wunder, denn Alkohol im Wein hat nicht nur eine berauschende Wirkung, sondern agiert als gutes Lösungsmittel für die meisten Aromen. Was sich jetzt nach physikalischer Chemie anhört, bestimmt aber Genuss und Sensorik. Wein, ein Gemisch aus Wasser und

Ethanol, bietet Aromen für die Nase und Geschmacks- und Reizstoffe für die Zunge.

Dies zeigt, wo es hinläuft: Restsüße und damit Zucker, Säure und Polyphenole, sie sind für das adstringierende Gefühl auf der Zunge verantwortlich – sind allesamt wasserlöslich, Aromastoffe eher weniger. Daher lassen sie sich beim für Weintrinker charakteristischen Schnüffeln riechen und erkennen, wenn die Nase tief ins Glas gesteckt wird. Damit sie dahin gelangen und die Riechzellen von ihrer Existenz überzeugen können, müssen sie den Wein verlassen und als »Aromadampf« über der Weinoberfläche schweben. Sie sind daher flüchtig, im Gegensatz zur geschmacklichen Säure, Restsüße oder Adstringenz.

Die Duftintensität, besser die »Odoraktivität«, wird durch die Riechschwelle und den »Dampfdruck« bestimmt. Die Riechschwelle ist nichts weiter als die kleinste Konzentration eines Aromastoffs, bei der er überhaupt riechbar ist. Bei manchen Aromen (vor allem bei intensiven Gerüchen wie »nach Kork«) stören bereits ein paar Moleküle. Wichtiger ist aber der Dampfdruck, denn dieser wird neben der Trinktemperatur durch die Alkoholkonzentration bestimmt. Je mehr Alkohol, desto weniger flüchtig sind die Aromastoffe, da sie sich sehr gut darin lösen. Jeder Aromastoff umgibt sich im Wein mit einer dem Alkoholgehalt entsprechend dicken Ethanolhülle, die den direkten Weg zur Nase versperrt. Auch beim »Weinbeißen« werden sie weniger rasch freigegeben, um retronasal den Riechkolben zu erreichen. Weniger wäre daher manchmal mehr, zumal gerade bei hochprozentigem Rotwein flüchtiges Ethanol für eine »alkoholische Nase« sorgt. Weißweine, die bis zu 10 °C kühler getrunken werden und bei denen die Aromen ohnehin sensorisch träger, sprich weniger volatil sind, leiden regelrecht bei zu hohen Alkoholgraden.

Noch ein anderer Aspekt kommt hinzu. Neben höheren Zuckergehalten entwickeln die Trauben einen beschränkteres Säurespektrum bei dennoch steigendem pH-Wert und vor allem mehr Phenolverbindungen als Reaktion auf höhere Sonneneinstrahlung[136], da sich Trauben vor allem durch elektronenreiche (Poly-)Phenolverbindungen vor dem energiereichen UV-Licht schützen. Die Weine werden bitterer und adstringierender, worauf die Kellertechnik reagieren muss. Schließlich muss die Trinkbarkeit gewährleistet sein.

Andererseits: Bedeutet eine höhere Polyphenolkonzentration, trotz steigenden Ethanolgehalts, nicht auch gesündere Weine? Das wäre im Grunde tatsächlich für Weinnasen eine gute Nachricht. Wein, insbesondere Rotwein, der lang auf der Maische lag, enthält derart viele Polyphenole (der Überbegriff für alle chemischen Strukturen wie Tannine, Flavonoide und so weiter und so fort), dass er die potenziellen Gefahren aus den klimawandelbedingt hohen Volumenprozenten mancher Traubensorten ausgleicht. Also sollte man bei weniger Risiko mehr trinken können. Wers glaubt, wird selig, wer stirbt, wird steif. Ganz so einfach ist es nicht. Die aus Beobachtungsstudien gezogenen Folgerungen stehen allein auf Grund der Methodik auf schwachen Beinen, die statistischen Fehler sind oft riesig und sagen über jeden einzelnen Weintrinker wenig bis nichts aus. Wie immer.

Unverträglichkeiten und Allergien

Nehmen Allergien zu? Macht uns die moderne Lebensmittelwelt kaputt? Dürfen wir nichts mehr gefahrlos essen? Diese immer wieder gestellten Fragen haben im Prinzip sehr einfache Antworten: Nein. Nein. Nein. Alles, was auf Bäumen, Sträuchern, Äckern, Weiden, in Ställen, Seen und Meeren wächst und gedeiht, darf man essen, sofern es vernünftig »erzeugt« wurde. An dieser seit einer Million Jahren bis heute gültigen Regel gibt es nichts zu rütteln. Dennoch ist die gefühlte Realität manchmal eine andere, wie das folgende Beispiel zeigt.

Forscher der Universität Mainz haben bei einer Befragung der Bevölkerung zu einem Lebensmittel festgestellt, dass 3,2 % Unverträglichkeiten und 24 % allergieähnliche Symptome zeigen. Speziell nannten 57 % eine Rötung der Haut, 35 % klagten über Juckreiz, 33 % über eine verschnupfte Nase, 28 % über Durchfall, 25 % über Herzrasen und 25 % über Magen- oder Darmkrämpfe. Und jetzt die Preisfrage: Um welches Lebensmittel handelt es sich? Keine Frage, das kann mit Sicherheit nur eine neue künstliche Tütensuppe, eine Geschmacksverstärkerpizza oder die Glutamatbombe Nr. 78 vom Chinarestaurant um die Ecke sein. Dreimal falsch geraten: Es handelt sich um Wein[137]. Das Naturprodukt der geschätzten Winzer.

Die Studie ist, wie die Autoren selbstkritisch anmerken, statistisch nicht repräsentativ, es wurden zu wenig Probanden befragt, das übliche Dilemma der meisten Beobachtungs- und Befragungsstudien. Aber sie zeigt klar und deutlich, wie Menschen sich und ihre Reaktion auf Lebensmittel beurteilen. Durchweg schätzten die Befragten ihr »allergisches« Potenzial für Lebensmittel deutlich höher ein, als es die medizinische Sachlage, bestimmt über Immunglobuline und Provokationstests, hergibt.

Das Bombardement mit Meinungen zu »ungesunden« Lebensmitteln und die Überfrachtung mit unverstandenen chemischen Begriffen haben die Wahrnehmung von Essen und Trinken stark verschoben. Was letztlich in solchen Fällen die Übelkeit und andere Symptome hervorrief – das Essen, zu viel Wein, eine Histaminintoleranz, sofern diese real existiert, oder eine irrationale, unbewusste Angst –, lässt sich nicht rekonstruieren. Tatsächlich muss man selbst beim Wein eher nüchtern bleiben und rational nachdenken.

Milchmärchenabrechnungen

Eine weitverbreitete Unverträglichkeit ist natürlich die Lactoseintoleranz, wie bereits angesprochen. Diese ist im Grunde der Normalfall für den größten Teil der Menschheit, denn nur ein kleiner Teil der Weltbevölkerung hat die bereits angesprochene Punktmutation in der DNA geerbt. Diese ist aber für die Lactosetoleranz und damit das problemlose Milchtrinken im Erwachsenenalter Grundvoraussetzung.

Heute können wir mit Hilfe von Biochemie und Biophysik Lactose aus der Milch entfernen. Dazu kann man, vereinfacht dargestellt, der frischen Milch das Enzym dazugeben, das vielen Menschen fehlt, die Lactase. Sie schneidet die Lactose, einen Zweifachzucker aus Glucose und Galactose, in 2 Einfachzucker, die verdaulich sind. Dadurch wird die lactosefreie Milch sensorisch süßer! Das lässt sich einfach erklären: Der Milchzucker Lactose hat lediglich ein Fünftel der Süßkraft des Haushaltszuckers Saccharose, Glucose etwa sieben Zehntel und Galactose, je nach Form (Isomer), etwa drei Fünftel. Summa summarum, so die einfache Rechnung, liegen im Fifty-fifty-Verhältnis Einzelzucker in der Süßkraft um den Faktor 3 bis 4 höher als der Milchzucker. Für so manche Dessertkonstruktionen bringt also lactosefreie Milch ihre eigene Süßkraft ins Spiel. Das ist z. B. dann interessant, wenn externe Zuckerzugabe die Physik stört, etwa bei der »Proteingelierung« des klassischen Ingwerpuddings.

Lactosefreier Ingwerpudding für alle

- 280 ml lactosefreie Milch
- 50 g frische Ingwerwurzel
- 1 kleines Stück »*creamed coconut*«
- kein Zucker!

- Lactosefreie Milch auf 80 °C erwärmen.
- Ingwerwurzel schälen, reiben und den Saft auffangen. Alternativ Ingwer in einer feinen Knoblauchpresse auspressen und den Saft auffangen.
- Den frisch gepressten Ingwersaft gleichmäßig in 4 kleine Gefäße, z. B. Espresso-tassen, geben und mit der heißen Milch übergießen.
- Abkühlen lassen.
- Nach etwa 20–30 Minuten ist die Milch gestockt und kann als leicht süßes Dessert verwendet werden.

Experimentierfreudige »Foodies« stellen eine fett- und proteinreiche lactosefreie Milch selbst aus frischer Rohmilch von Jersey-Kühen her:

- 1 l frische Rohmilch von Jersey-Kühen
- 0,5 g Lactase (im Internet bestellbar)

- Lactase zur Milch geben, gut durchrühren, kühlen und 24 Stunden warten.

Beim Abkühlen stockt die Milch auf Grund der Enzyme, die im frischen Ingwersaft vorhanden sind, ähnlich wie bei der Käseherstellung[138]. Der Ingwersaft muss frisch sein, damit die Enzyme aktiv bleiben. Die Verwendung von lactosefreier Milch liefert eine leichte Süße gleich mit. Dieser

»Milch-Ingwer-Pudding« kann auch mit normaler Milch zubereitet werden, wird dann aber in aller Regel noch mit Zucker gesüßt. Zu viel Zucker wirkt allerdings der Gelierung entgegen, die Konsistenzbildung wird gestört. Zudem können Glucose und Galactose mehr Wasser binden als Lactose, was der Textur ebenfalls entgegenkommt.

Milch im Allgemeinen ist ebenfalls ein kontrovers diskutiertes Thema. Sie steht in Tüten und Flaschen im Supermarkt, dort haben Kunden die Wahl zwischen H-Milch, fettreduzierter Milch, entrahmter Milch, fettfreier Milch, lactosefreier Milch, pasteurisierter Milch, homogenisierter Milch, Vollmilch. Dazu kommt das vermeintlich größte Übel: ESL-Milch, denglisch für *extended shelf life*. Frische Milch also, die wochenlang haltbar ist – das kann doch nicht mit rechten Dingen zugehen! Bestimmt voll unnatürlich, total pervers, mörderische Tricks der Nahrungsmittelindustrie, so hört man es von den Dächern pfeifen[139], aber letztlich sind dies Verlautbarungen aus postfaktischen und molekülfreien Weltbildern.

Dass heute die Milch leider nicht mehr so ist, wie sie aus den Kühen kommt, hat vielfältige Gründe. Da wären die Ängste vor tierischem Fett, also muss man sie entrahmen oder sogar komplett entfetten. Nur geht das eben nicht in der heimischen Küche, sondern mit Filtern und Zentrifugen und bei dem durch irrationale Ängste geschürten Bedarf nur im großen Maßstab, sprich »industriell«. Die andere, realere Angst ist die vor Keimen. Rohmilch, auch von den gesündesten Kühen, kann bis zu einem gewissen Grad verkeimt sein, das ist normal, schließlich kommt das Euter mit allen möglichen Dingen in Berührung, darunter auch Fäkalien, Bakterien im Stall, auf dem Futter. Ist die Zahl der Bakterien unter einem kritischen Niveau, bleiben sie ungefährlich. Oberhalb dieses Niveaus wird es kritisch.

Nun können auch hochgefährliche E.-coli-Bakterien (EHEC), Campylobacter, Salmonellen oder andere darunter sein, die sich rasch vermehren, wenn die Milch nicht unmittelbar gekühlt oder, wie es vor der Industrialisierung praktiziert wurde, gesäuert wird. Bei niedriger Temperatur wachsen Keime kaum, bei ausreichend niedrigem pH-Wert sterben sie sogar ab. Der Genuss von Rohmilch kann also bei nicht sachgerechtem Umgang zu Krankheit und Tod führen. Genau das dürfen staatliche Behörden nicht zulassen, daher darf Rohmilch nicht mehr in den Handel kommen. Man muss sie sich mittlerweile fast als »Bückware« beim Milchdealer ab Hof besorgen. Die bis vor ein paar Jahren an verborgenen Stellen herrschenden goldenen Zeiten sind vorbei, wie die folgende Geschichte zeigt. Sie ist wahr, obwohl sie wie ein Märchen beginnt.

Es war einmal eine Rohmilch, die war so cremig, so sahnig, ja so wohlschmeckend, dass es den Kunden nichts ausmachte, länger anzustehen, um sie zu ergattern. Die ehrenwerten, hübsch anzuschauenden Produzentinnen gehörten zur Rasse Montbéliard, standen auf den Bergen der Vogesen und fraßen Gras, schauten ins Rheintal, bei gutem Wetter hinüber in den Schwarzwald und hinunter in die Schweiz, und sie sahen, dass es gut war. Täglich kamen die enthusiastischen Freaks der Ferme, molken die Kühe, tranken die Milch, machten daraus Käse, Joghurt, Butter und Sahne. Alle mit dem Prädikat »roh«. Den Rest des weißen Rohgoldes brachten sie samstags hinunter nach Straßburg zum Erzeugermarkt, wo glückliche Menschen diese vorzügliche Milch zu echten Preisen kauften und seit Jahr und Tag genossen. Bis eine Behörde meinte, so gehe das nicht. Die Rohmilch wäre voller gefährlicher Bazillen und man dürfe sie nicht einfach so auf dem Erzeugermarkt verkaufen. Hof und Molkerei mussten umgebaut werden.

Die wackeren Freaks der Erzeugergemeinschaft scheuten keine Mühe, und kraft Eigenleistung bauten sie die »Molkerei« des Hofs um. Doch die Behörde kam, sah und siegte: Die Wandplatten entsprächen nicht der Vorschrift und taugten maximal für Joghurt und Käse.

Mächtig kafkaeske Behördenbeamten machen, egal, ob sie in Brüssel, Straßburg oder am hintersten Gang eines Verwaltungsgebäudes sitzen, nicht nur individuelle Kleinstbetriebe kaputt, sondern bringen genussfähige und eigenverantwortlich essende und trinkende Bürger um ihren Genuss. Und so trauern Genussmenschen bis heute der dickflüssigen Rohmilch unserer liebenswerten Erzeugergemeinschaft hinterher. Und wenn sie nicht gestorben sind, trauern sie noch Jahre weiter.

Aber manche kleinere Bauern reagieren im Sinne der Genussmenschen und Rohmilchliebhaber und stellen auf ihren Höfen »Milchtankstellen« auf. Die Milch, direkt aus der Kuh, wird sofort gekühlt und kann über kleine, zuvor sterilisierte Tanks von den Endverbrauchern frisch gezapft werden – Rares für Bares im besten Sinne. Wenn sich der Hof dann noch entschließt, den Bestand auf die Weiden zu lassen, nur Heu, Rüben und wenig Silage füttert, hat man schon gewonnen. Wenn sich der Bauer auch noch entscheidet, die Rasse Jersey quasi »bio« zu halten, ist das Glück perfekt: Die Milch dieser wunderbaren Kuhrasse ist alles andere als ein Leichtgewicht, sie hat zwischen 5 und 7 % Fettgehalt und 6–7 % Protein. Nicht nur die Milch als solche, sondern alle daraus selbst hergestellten Produkte wie Sahne, Sauermilch, Trinkjoghurts, Quark und Käse schlagen die standardisierten Produkte der industriellen Milchwirtschaft um Längen. Genuss pur.

Rohmilch rahmt natürlich auf, sobald sie ein paar Stunden im Kühlschrank steht. Dabei bildet sich eine dicke Rahmschicht, die nach 1, 2 Tagen cremig fest wird. Das ist vollkommen normal, da Fett ein niedrigeres spezifisches Gewicht hat als die proteinreiche Molke. Bei den Fettpartikeln gibt es sehr große, mittlere und kleine; aus physikalischen Gründen rahmen die großen Fettpartikel deutlich schneller auf. Diese Aufrahmgeschwindigkeit nimmt sogar quadratisch mit dem Durchmesser der Fettpartikel zu. Je länger die Milch im Kühlschrank steht, desto schneller geht es, obwohl sich alle Milchbestandteile bei den niedrigen Kühlschranktemperaturen noch langsamer bewegen – beziehungsweise gerade deswegen. Dadurch verkleben die kompliziert strukturierten Membranoberflächen der einzelnen Fettpartikel über Proteine (Immunglobuline) deutlich stärker. Dadurch bilden sich ganze Trauben von größeren Verbänden der Fettpartikel, die mit ihren riesigen Durchmessern noch schneller aufrahmen[140].

Diese einfachen Sachverhalte haben ganz moderne Stadtmenschen offenbar vergessen, und gepaart mit der erlernten Tierfettphobie darf Milch heute keine Rahmschicht mehr bilden, denn diese ist ja »ekelig«. Milchfett musste daher unsichtbar gemacht werden, wenn die Milch nicht gleich entrahmt wurde. Dieses »Unsichtbarmachen« führte zur Technik der Homogenisierung. Tatsächlich wird der Rohmilch dabei ein wenig »Gewalt angetan«, denn die Milch wird mit hohen Drücken durch kleine Düsen gedrückt. Alle großen Fettpartikel werden dabei auf klein getrimmt, die Partikelgröße der Fettpartikel sinkt von mehreren hundert Mikrometern auf einen Mikrometer, den ohnehin kleinen Fettpartikeln geschieht bei dieser Gewaltprozedur eher nichts. Der physikalische Effekt ist offensichtlich: Die Traubenbildung ist ausgeschlossen und die Fettpartikel der

Milch sind jetzt so klein, dass die Aufrahmgeschwindigkeit deutlich länger wird, länger als die Haltbarkeit beziehungsweise die Verbrauchszeit. Mit den großen Fettpartikeln geschieht dabei in der Tat Dramatisches. In der nativen Rohmilch ist jedes Fetttröpfchen von einer Emulgatorschicht umgeben und von einer vollständigen Zellmembran, obwohl Fetttröpfchen keine Zellen sind. Der biologische Grund dafür: Zum einen soll dem Kälbchen möglichst viel Emulgator (»Lecithin«) als Membranmaterial auf den Weg gegeben werden, zum anderen können in der Membranschicht ganz bestimmte Proteine und Enzyme (z. B. Hypoxanthin) verpackt werden, die neben dem Casein der Milch und den Molkenproteinen andere Peptide und lebenswichtige Aminosäuren transportieren. Diese komplexe Struktur wird aufgerissen, was eine Neuorganisation des Fetts und mancher Proteine in der homogenisierten Milch zur Folge hat. Wie man sich diese Umorganisation vorstellen kann, ist an einfachen physikalischen Modellen zu erkennen[141].

Um diese Punkte ranken sich sehr viele Märchen[142]. Homogenisierte Milch soll angeblich Allergien auslösen, da die umstrukturieren Fettpartikel sehr klein sind und damit die Darmwand passieren können. Das ist natürlich Unfug, denn die Fettpartikel landen keineswegs so, wie sie sind, im Darm. Zunächst landen sie im sauren Magen, bereits deshalb geraten manche emulgierende Proteine außer Form, und die kolloidale Dispersion wird instabil. Dieser Vorgang wird durch säureresistente Proteasen, vornehmlich Pepsin, unterstützt. Bereits im Magen werden Proteine in Stücke zerteilt, die Stabilität nimmt weiter ab. Danach wandert das, was noch im Mund Milch war, in den Zwölffingerdarm, der pH-Wert steigt, die Bauchspeicheldrüse schüttet weitere Proteasen wie Trypsin aus, und diese führen das Proteinzerschneiden fort. Gleichzeitig werden Gallensäuren frei, denen es jetzt gelingt, die Fette umzupacken und je nach Größe zu sortieren. All das geschieht im Dünndarm des Verdauungstrakts, so dass es letztlich vollkommen egal ist, ob die Fetttröpfchen aus homogenisierter oder nativer Milch stammen. Lediglich die Verdauungszeit ändert sich[143].

Würden die winzig kleinen Fettpartikel tatsächlich die Schleimhautwände passieren, und wäre die Größe das einzige Kriterium, wären dies sehr schlechte Nachrichten für Soja»milch«trinker. Dort sind die Fettpartikel (Oleosome) noch wesentlich kleiner, sie liegen sogar im Nanometerbereich[144]. Aber darüber beschwerte sich bisher niemand. Krank wurde trotz der allgegenwärtigen Soja-Nanopartikel auch niemand. Die chemische Zusammensetzung der Milch ändert sich beim Homogenisieren nicht. Der Nährwert bleibt exakt identisch, auch wenn es immer wieder laute Stimmen aus den faktenfreien Metawelten gibt. Derartige Märchen erwecken den Eindruck, das Verständnis für die Forschung war vor über 100 Jahren tatsächlich weiter[145].

Gut gekühlt ist Rohmilch 3 Tage haltbar. Dies ist für die heutigen Anforderungen, Lebens- und Ernährungsgewohnheiten viel zu kurz, daher war die Pasteurisierung ein Segen. Schon viel früher, im Grunde seit Beginn der Milchwirtschaft im Neolithikum, wurde unbewusst pasteurisiert; Rohmilch wurde abgekocht, die Kulturtechnik Feuer war vorhanden. Kupfer und Zink waren die ersten Metalle, aus denen Kochgeschirre hergestellt wurden – Kupfer hat den Vorteil, selbst antibakteriell zu wirken[146]. Die Erhitzung tötet Keime ab, die Haltbarkeit verlängert sich. Abkochen hat aber einen entscheidenden Nachteil: Das Aroma verändert sich nachhaltig. Es bildet sich der sogenannte »Lichtgeschmack«; aus der in der Milch vorhandenen freien essentiellen Aminosäure Methionin entsteht das schweflig riechende Methional. Der Eindruck der »Frische« der Milch geht dabei verloren. Ganz abgesehen davon, dass während des Aufkochens fast alle Molkenproteine und Enzyme denaturieren. Das hat aber keinen Einfluss auf den Nährwert. Lediglich einige hitzeempfindliche Vitamine leiden. Vitamin C baut sich beim Aufkochen weitgehend zur weniger wirksamen Dehydroascorbinsäure um (aber wer trinkt als Erwachsener schon Milch des Vitamins C wegen?). Beim Aufkochen der Milch unter Sauerstoffeinfluss oxidiert außerdem Riboflavin (Vitamin B_2) rasch.

Die weitgehende Denaturierung der Molkenproteine ist übrigens an der Milchhaut zu erkennen, auf Grund des längeren Kochens vernetzen und gelieren diese zu der weichen glibberigen Haut, die leider von den meisten verschmäht wird. Sie enthält alle essentiellen Aminosäuren der Molkenproteine, vor allem das für den Muskelaufbau notwendige Leucin. Die Milchhaut wegzuwerfen ist daher eine Sünde. Soll ihre Bildung vermieden werden, bleibt nur ständiges Rühren während des Kochens. Oder man zaubert tolle Espressobegleiter aus der Milchhaut.

Knusprige Schokomilchhaut

- 0,5 l Milch
- 100 g dunkle Schokolade

- Die Milch in einem Topf zum Kochen bringen und die Milchhaut immer wieder vorsichtig abheben und auf eine Silikonmatte legen.
- Die Milchhäute mit einem Pfannenwichtel zu einer Zigarre zusammenschieben und im Ofen bei 50–60 °C mit Umluft vollständig trocknen, bis sie knusprig sind.
- Die Schokolade bei 38 °C schmelzen und die trockenen Milchhautzigarren bis zur Hälfte eintauchen.
- Die Schokolade erstarren lassen, danach kühlen und zum Espresso genießen.

Bei der industriellen Pasteurisierung hingegen wird die Milch lediglich für kurze Zeit auf 72 °C erhitzt. Diese Temperatur und die kurze Zeit reichen gerade aus, um die Zellmembranen der Keime und einige der darin verankerten Membranproteine zu schädigen. Die Keime sind nicht mehr reproduktionsfähig, sie sterben ab. Dem Rest der Milchproteine passiert bei diesem Verfahren nicht viel. Der Wärmeimpuls ist viel zu kurz, als dass Molkenprotein im großen Maßstab denaturieren kann, zumal β-Lactoglobulin, das den Hauptteil der Molkenproteine stellt, intern durch Cystein-Quervernetzungen stabilisiert ist. Die genaue Denaturierungstemperatur des β-Lactoglobulin liegt bei 70,4 °C, die des α-Lactalbumins bei 65 °C. Allerdings sind wegen der unterschiedlichen Strukturelemente und internen Vernetzungen die Proteine erst oberhalb von 90 °C vollständig denaturiert.

Auch die Denaturierung hat aber keine Auswirkungen auf den Nährwert und die Aminosäuren dieser Proteine, sondern lediglich auf ihre Gestalt. Im Gegenteil, die Verdauung und die biologische Verfügbarkeit werden dadurch sogar erhöht, da die Schnittstellen der Proteine für die Verdauungsenzyme freigelegt werden. Auch ein Grund, warum Menschen bis heute nicht nur Milch kochen.

Tatsächlich ist die Pasteurisierung die schonendste Methode, um die Haltbarkeit der Milch zu verlängern. Allerdings wird die Gesamtzahl der

Keime lediglich reduziert, daher sollte auch diese Milch nach 5–6 Tagen ausgetrunken sein. Anders, aber weniger schonend ist die Ultrahocherhitzung. Dort wird in einem Hitzeimpuls von Sekunden die Milch auf 135 °C erhitzt. Zwar steigt der Denaturierungsgrad der Molkenproteine geringfügig höher, dafür ist die Haltbarkeit deutlich erhöht. Selbst bei extremen Lagertemperaturen von 30 °C bleibt die Milch 15 Tage haltbar. Auf Grund des Licht- und Sauerstoffausschlusses sind keine Veränderungen möglich, weder stellt sich der »Lichtgeschmack« ein noch finden Oxidationsprozesse statt. Pasteurisierte Milch als »tot« zu bezeichnen[147], erweist sich als Unfug. Das Scheinargument, Enzyme würden bei der Pasteurisierung zerstört und wären für die Ernährung wertlos, ist populistischer Quark, denn erstens wird ein großer Teil der mit Rohmilch aufgenommenen Enzyme weitgehend im Magen denaturiert, und zweitens kann der menschliche Organismus mit der biologischen Funktion dieser Enzyme überhaupt nichts Besonderes anfangen. Das einzig physiologisch Relevante ist das in den Enzymen vorhandene Aminosäurespektrum, die bioaktiven Peptide und Spurenelemente. Die werden aber auf jeden Fall aufgenommen, egal ob die Milch pasteurisiert ist oder nicht.

In der Abbildung auf seite 108 sind die verschiedenen Verfahren im Temperatur-Zeit-Profil verglichen. Dabei offenbaren sich die Unterschiede mit bloßem Auge. Die herkömmliche Pasteurisierung (orange Kurve) ist sowohl hinsichtlich der Zeit als auch der Temperatur der geringste Eingriff. Selbst die Ultrahocherhitzung für H-Milch (rote Kurve) für einen Sekundenimpuls bis 135 °C zeigt nur wenige Änderungen der Molkenproteine.

Die Verfahren für die ESL-Milch nutzen neben thermischen Prozessen noch die Mikrofiltration, die es erlaubt, die Keime aus der Rohmilch zu entfernen[148]. Milch wird dabei sehr lange haltbar, eben bis zu 3, 4 Wochen, je nach Verfahren, denn die Hauptgründe des Milchverderbs, die Keime, sind nahezu beseitigt. Bei der herkömmlichen Methode (grüne Kurve) wird die Milch zunächst auf 90 °C erhitzt und diese Temperatur ca. 20 Sekunden gehalten. Dann folgt eine weitere, sehr rasche Temperaturerhöhung auf 130–135 °C. Im Anschluss wird die Milch innerhalb von 20–30 Sekunden wieder auf 1 °C abgekühlt.

Derzeit werden neue Verfahren entwickelt, mit denen bei der ESL-Milch der Denaturierungsgrad der Molkenproteine deutlich verringert werden

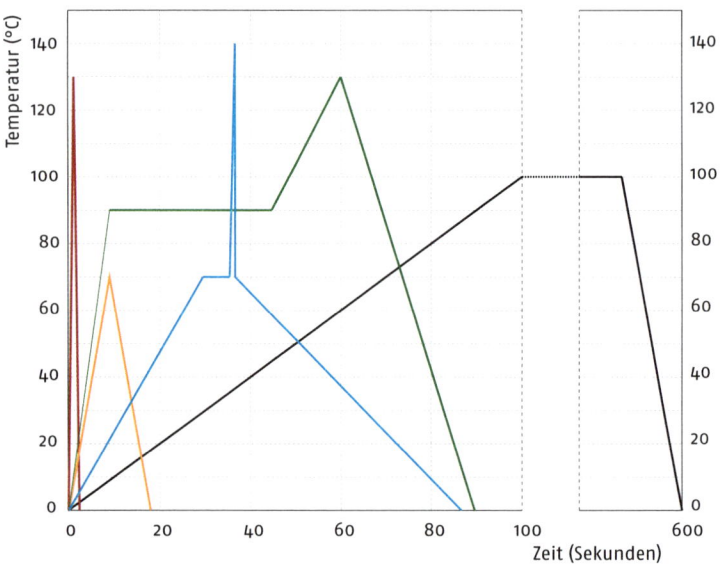

o Das Haltbarmachen von Milch läuft über die Zeit- und Temperaturschiene, wie die unterschiedlichen Temperaturprofile zeigen. Orange: klassische Pasteurisierung, rot: Ultrapasteurisierung mit kurzzeitigem Hochtemperaturimpuls, grün: herkömmliche ESL-Behandlung, blau: Kombination von Wärmepulsen und Pasteurisierung, schwarz: herkömmliches Abkochen auf dem Herd.

soll[149]. Dabei wird die Idee des kurzzeitigen Wärmepulses der Ultra-Hochtemperatur-Pasteurisierung (rote Kurve) genutzt, der es gleichzeitig erlaubt, die mittlere Temperatur der klassischen Pasteurisierung für längere Zeiten nicht zu überschreiten (blaue Kurve). Damit lässt sich die Denaturierung der Molkenproteine deutlich verringern. Während im herkömmlichen ESL-Verfahren zwischen 80 und 83 % des β-Lactoglobulins denaturieren, sind es beim Wärmepulsverfahren lediglich 10–15 %.

Am »schlimmsten« für die Proteinänderung ist das klassische Abkochen der Milch (schwarze Kurve). Dabei werden praktisch alle Molkenproteine denaturiert und neu vernetzt. Des Weiteren finden Oxidationsprozesse auf Grund der hohen Temperaturen und des hohen Sauerstoffkontakts auf breiter Front statt. Gekochte Milch ist dafür aber am längsten haltbar. Das »Käseprotein« Casein betrifft diese ganzen Verfahren übrigens nicht. Es ist bis zu 140 °C hitzestabil.

Mit der Kenntnis und dem direkten Vergleich dieser technischen und haushaltsüblichen Verfahren ist jeder und jede in der Lage, selbst zu beurteilen, was »tote Milch« wirklich bedeutet. Als kleine Anekdote sei angemerkt, dass Louis Pasteur bei der nach ihm benannten »pasteurisierten« Milch eigentlich zu falschen Ehren kommt. Die Methode, Milch in Flaschen zu sterilisieren, wurde erstmals von Franz von Soxhlet durchgeführt[150]. Von ihm stammt auch ein bis heute praktiziertes Extraktionsverfahren, das sich z. B. für die Zubereitung von extravagantem Kaffee eignet[151].

Fettgesättigte Ängste

Das Fett der Milch wird zu Unrecht verteufelt. Natürlich enthält Milch gesättigte Fettsäuren wie Oliven-, Kokos- oder Rapsöl und Kakaobutter auch. Diese gesättigten Fettsäuren nennt die Ernährungsberaterin im Fernsehen »krank machend« und ungesättigte »gesund«. Die vielfach ungesättigten seien sogar »sehr gesund«. Aha, wie kommt sie darauf? So richtig klar ist das nicht. Wie fadenscheinig die (hier nicht zitierten) sogenannten Studien waren, auf denen solche Behauptungen beruhen, wurde bereits 2001 von Taubes im Detail dargelegt[152], aber niemand wollte es hören, geschweige denn darüber reflektieren. Hauptsache, man hatte einen Schuldigen für »Zivilisationskrankheiten« namens Herz-Kreislauf-Erkrankungen gefunden.

Langsam wendet sich jedoch das Blatt. Aus den vielen Daten der letzten Jahrzehnte lässt sich der Einfluss der Fettsäuren auf die Mortalität herausrechnen[153]. Dabei zeigt sich: Gesättigte Fettsäuren, wie sie in jedem Nahrungsmittel vorkommen, egal ob pflanzlich oder tierisch, haben keinen Einfluss auf die Sterblichkeit, weder positiv noch negativ. Ungesättigte Fettsäuren haben positive Einflüsse, sie senken die Mortalität, essentielle mehrfach ungesättigte Fette verstärken diesen Effekt nochmals. Wirklich kritisch sind lediglich Transfettsäuren; sie lassen die Mortalität stark ansteigen[154]. Tatsächlich bekommen die allerwenigsten Menschen von tierischen gesättigten Fettsäuren einen Infarkt, wie sich in vielen seriösen Studien zeigte, und es wäre höchste Zeit, diese Fettstorys endlich vom Tisch zu fegen.

Die vielen Ängste hätten wir uns ohnehin getrost schenken können. Es gibt eine ganze Reihe physikalischer Gründe, warum gesättigte Fettsäuren keinen Einfluss auf die Mortalität haben dürfen, sie sind zwar nicht essentiell im Sinne der Ernährungswissenschaften, aber essentiell für den Aufbau und die Funktion der Zellmembranen bei Säugetieren mit Körpertemperaturen um 37 °C. Membranen bestehen aus einer Lipiddoppelschicht, die sich aus »Emulgatoren« bildet. Diese Emulgatoren sind zum Großteil Phospholipide (Lecithin) die aus einer wasserlöslichen Kopfgruppe und 2 Fettsäuren bestehen. Auch das vermeintlich böse Cholesterinmolekül hilft beim Feintuning der Membranflexibilität kräftig mit. Nur eine wohlausgewogene Mischung zwischen gesättigten, einfach und mehrfach ungesättigten Fettsäuren stellt die physiologisch erforderliche Balance zwischen Biegsamkeit, Flexibilität und Zusammenhalt der Membran ein. Daraus folgen unmittelbar wichtige Konsequenzen: Unser Stoffwechsel produziert in rauen Mengen ungesättigte Fettsäuren, weil er sie massenweise für die Phospholipide, Zellmembranen und ähnliche Bauelemente benötigt. Das bisschen Essen fällt dabei kaum ins Gewicht. Die andere Schlussfolgerung ist die Balance zwischen gesättigten, einfach ungesättigten und mehrfach ungesättigten Fettsäuren. Ein massives Zuviel an essentiellen Fettsäuren ist kontraproduktiv; der Teil, der im Übermaß zugeführt wird, findet definitiv nicht in den Membranen Platz, da sonst die physikalischen Eigenschaften, etwa die Biegeeigenschaften und der Zusammenhalt, massiv gestört würden[155]. Stattdessen oxidieren die nicht in die Membran eingebauten essentiellen Fettsäuren, sie brechen unter Bildung von freien Radikalen auseinander. Diese Bruchstücke sind z. B. Verursacher für manche »Fehlaromen« im Fleisch.

Daher scheitert auch jeder Versuch grandios, Lamm- oder Rinderfleisch durch Zufütterung von essentiellen Fettsäuren »gesünder« zu machen. Schafe und Lämmer erhielten bei diesem Experiment neben Gras Leinsamen, Fischöl und Algenöl zu fressen[156]. Die Hoffnung, »gesunde« Omega-3-Fettsäuren wie α-Linolensäure, Eicosapentaensäure und Docosahexaensäure ins Lammfett zu platzieren, gelang zu einem gewissen Maß, allerdings mit zwei Nebeneffekten: Das Fleisch der Lämmer roch ranzig, fettig, fischig und wachsig. Kein Wunder, denn aus den Bruchstücken der oxidierenden Omega-3-Fettsäuren bildeten sich Aromaverbindungen, die mit dem üblichen Lammfleischgeruch nichts gemein haben, und das intramuskuläre Fett gab dem Fleisch eine »glitschige« Konsistenz. Das physiologisch natürliche Lammfett hat eben eine genau genetisch vorprogrammierte Zusammensetzung. Es ist wie beim Rind ein wenig talgig und trägt mit seinen Stoffwechselprodukten in wohldefinierter Weise zum Flavour bei. Zwar lassen sich essentielle »Fischfettsäuren« und α-Linolensäuren mit dem Futter beimengen, das Resultat ist aber bescheiden. Zumindest auf dem Teller. Ob die Tiere selbst darunter leiden, bleibt unklar, sie leben zu kurz. Aber nun stelle man sich aus Gaudi vor, Menschen würden mit übermäßig Fischöl gefüttert. Ihre Haut röche bald ranzig, und die Armen wären Tag und Nacht oxidativem Stress ausgeliefert. Gute Nacht, simple Ernährungsempfehlungen.

Schaut auf die Moleküle!

Aber sind nicht tierische Fette grundsätzlich schädlich? *Per definitionem?* Das weiß doch die ganze zivilisierte Welt! Und sollten nicht tierische Fette ein rotes und pflanzliche Öle ein grünes Nutriscore erhalten? Das sind Fragen aus einer metaphysisch und postmateriell geprägten fremden Welt, die frei von elementarem Wissen ist. Denn ganz im Ernst, woran soll die ureigene »Biomaschine Mensch« dem Fettsäuremolekül ansehen, welchen Ursprungs es ist?

Die Natur ist nicht so üppig ausgestattet, dass sie für Pflanzen und Tiere Fette unterschiedlicher Struktur und Fettsäuren ausbildet. An den einzelnen Molekülen gibt es keine »Marker« für Tier oder Pflanze. Unserer Physiologie, unseren Enzymen und Membranen ist es daher vollkommen wurscht, woher die Fettsäuren stammen. Der Unterschied zwischen tierischen und pflanzlichen Fetten ist auf molekularer Skala nicht zu erkennen. Erst wenn die Verteilung der Fettsäuren in den Fetten betrachtet wird, lassen sich anhand der Häufigkeiten Unterschiede erkennen. Jetzt verstehen wir auch, warum: Es liegt an den klimatischen Anforderungen und Lebensbedingungen, denen Pflanze und Tier ausgesetzt sind. Eine essentielle Fettsäure, α-Linolensäure, wird dort eingesetzt, wo es gerade physiologisch notwendig erscheint – ganz gleich, ob sie aus Gänseschmalz, aus Rapsöl oder dem Lachs stammt.

Allein deswegen ist mehr Gelassenheit beim Essen und Genuss angesagt. Kein Koch, keine Köchin im Perigord, Gers oder sonstwo im Südwesten Frankreichs käme auf die Idee, die Entenschenkel in Olivenöl zu konfieren, nur weil das pflanzlich oder vermeintlich »gesünder« wäre. Natürlich nimmt man dort Gänse- oder Entenschmalz, und das nicht zu knapp. Das ist zum einen nachhaltig, zum anderen tief verankert in der dortigen Esskultur und des Weiteren perfekt für die Aromabildung während des Konfierens des Gänsefleisches. Die »Gesundheit« kann den autochthonen Südwestfranzosen ohnehin egal sein, sie haben die höchste Lebenserwartung in der westlichen Welt. Trotz reichlich Gänseschmalz, Stopfleber und Wein.

So bringt der Blick auf die Moleküle, deren Struktur, Funktion und Eigenschaften mehr grundsätzliche Erkenntnisse als das bange Starren in statistisch unklare und assoziative Ernährungsstudien. Wie sehr die molekulare Struktur eine Rolle spielt, zeigt sich auch an den Transfettsäuren. Nur bei diesen Verbindungen, die bei der (unvollständigen) Fetthärtung entstehen, kommt eine Transdoppelbindung an der 9. Stelle vor. Transfettsäuren wie die Trans-Vaccen-Säure aus dem Milchfett von Wiederkäuern, die in Kuh- und Schafmilch vorkommen, sind dagegen ungefährlich und haben sogar physiologisch positive Effekte[157, 158].

Wir haben vor lauter Wertungen und widersprüchlichen Warnungen wie »gesund« und »ungesund« schon lange vergessen, nach den Grundfunktionen der Lebensmittelmoleküle zu fragen. In diesen offenbaren sich viele grundlegende Zusammenhänge. Diesen Punkt vergessen Ernährungsfachleute gern: Alle Nährstoffe sind schlichte Moleküle mit ganz bestimmten Aufgaben, die dem Überleben von Pflanzen und Tieren dienen. Sie sind primär nicht für den Menschen da, sondern für den eigenen Stoffwechsel der Pflanze oder des Tiers. Je näher diese Funktion der menschlichen Physiologie kommt, desto mehr kann unser Stoffwechsel damit anfangen. Nicht weil wir die Proteine, Fette oder die Kohlenhydrate direkt verwenden können, das wäre viel zu einfach gedacht, sondern weil darin essentielle Nährstoffe, seien es Fettsäuren, Aminosäuren oder sekundäre Nährstoffe, in notwendigen, physiologisch sinnvollen Konzentrationen vorkommen. Schon diese Erkenntnis spricht klar gegen ein Zuviel an Conveniencefood, gegen Functional Food und gegen zwar ungiftige, aber weitgehend sinnfreie Lifestyle-Discounter-Handelsware, deren eher beliebig zusammengewürfelte Nährstoffe weitgehend außer Balance und unphysiologisch sind, wenn auch aus guten lebensmitteltechnologischen Gründen. Bei vielen unsinnigen Fettsäurediskussionen zeigt sich das beispielhaft.

Trends
Wenn falscher Glaube wahr wird

Seit dem Neolithikum glauben Menschen an Dinge, die weder existieren noch messbar sind. Begriffe wie »metaphysisch« oder »postmateriell« mögen schlau klingen, aber nicht messbar bleibt nicht messbar. Glauben Menschen etwas mit Überzeugung, können Fakten diesen Glauben nicht erschüttern. Die Dogmen der großen Religionen der Welt zeigen dies täglich. Beim Essen ist es kaum anders. Glaubt man an eine heilsbringende These, bleiben Fakten machtlos, wie z. B. beim Thema Rohkost. Das Dogma der Rohköstler ist Maßstab und Zahl zugleich: 42 °C. Darüber ist alles böse und die Hölle, darunter befinden sich Heil und Gesundheit. Dass diese Ansätze aus wissenschaftlicher Sicht nicht haltbar sind, wurde bereits an vielen Stellen gezeigt[159]. Dennoch machen Vertreter dieser Ernährungsform vor keinem Lebensmittel halt, selbst vor Schokolade nicht.

Schokolade gilt als eine der höchsten kulinarischen Perfektionen in Belgien, Frankreich oder der Schweiz, vor allem dunkle Schokolade mit Kakaoanteilen über 60 %. Beides ist die Folge langer Forschung über die Kristallphasen der Kakaobutter, das Einarbeiten des Zuckers und der Feststoffe der gerösteten feinst vermahlenen Kakaobohnen, wohl emulgiert und geheimnisreich conchiert. Milchschokolade mit ihrem sahnigen Schmelz zergeht sanft auf der Zunge und hinterlässt ein tiefes Wohlgefühl, sofern sich die Milch als feinstes sprühgetrocknetes Pulver zwischen die Kristalle der Kakaobutter fügt, ohne den Schmelz zu stören[160].

Im Zuge zunehmender Lebensmittelsakralisierung und dem damit verbundenen Gesundheits-, Superfood- und Hyperinnovationswahn kommt jetzt die nächste Revolution: Schokolade mit bescheidenem Mundgefühl, pappigem Schmelz und sprödem Bruch. Sensorisch unter dem Niveau, vermutlich eine der schlechtesten Schokoladen der Welt, aber versehen mit dem Prädikat »roh«. Ist es jetzt vorbei mit Fermentation und anschließender Röstung? Schon, denn beide Begriffe scheitern chemisch-physikalisch an der strikten Grenze von 42 °C. Aber selbst die übliche Fermentation der Kakaobohnen läuft bei 40–50 °C kaum unter dieser hypothetischen

Gesundheitsgrenze ab. Die Röstung erfordert aber im wahrsten Sinne des Wortes Höllentemperaturen vom mehr als 80–120 °C der vorfermentierten Kakaobohnen. Rohschokolade wird als ein phenolreiches, jugenderhaltendes, lebensverlängerndes Superfood angepriesen.

Roh? Rohe Kakaobohnen sind außen grün und innen weiß, die Rohschokolade ist aber dunkel. Geröstet ist sie nicht, dafür bei niedriger Temperatur komplett fermentiert. Die Geschmacks- und Aromabildung bei der Fermentation geschieht hier über eine enzymatische Bräunungsreaktion der in den Kakaobohnen vorhandenen Polyphenole anstatt aus der nichtenzymatischen Maillardreaktion bei höheren Temperaturen. Unterschiede in der Aromabildung und im finalen Flavour sind daher zwangsläufig. Wie immer muss sich der Blick auf das molekulare Geschehen richten, um zu prüfen, was derartige Behauptungen wert sind. Glaube und Wissenschaft stehen sich nämlich diametral gegenüber.

Tatsächlich ist der Begriff »rohe« Schokolade ein kompletter Widerspruch auf allen Ebenen. Schon im kulturwissenschaftlichen und strukturalistischen Sinne ist der Begriff wenig gültig, denn die »Rohschokolade« ist hochgradig verarbeitet und durchläuft bis zum Genuss eine Vielzahl »kultureller Handlungen«, sprich Verarbeitungsschritte; von »roh« kann daher keine Rede sein. Dies beginnt mit der unvermeidlichen Fermentation der Kakaobohne. Allein deswegen rutscht die »Rohschokolade« im kulinarischen Dreieck (siehe Abbildung auf Seite 115) weit entfernt von »roh« nach unten. Ohne Fermentation geht es nicht, denn die Vielzahl der antinutritiven Inhaltsstoffe der Kakaobohne werden erst dadurch auf ein genussfähiges Maß heruntergetrimmt[161]. Rohe Kakaobohnen wären schlicht ungenießbar. Sie sind wegen der extrem hohen Konzentration an Polyphenolen und Tanninen unerträglich bitter und adstringierend. Außerdem wären sie wegen der wenig gesundheitsförderlichen Verbindungen Chlorogensäure, Glycosiden, Lektinen und anderer chemischer Keulen, die von der Pflanze gegen allgegenwärtige Fraßfeinde eingesetzt werden, gewiss kein erbaulicher Genuss. Erst die Fermentation reduziert diese Inhaltsstoffe[162]. Dabei sind aber Temperaturen von 50 °C keine Ausnahme, also oberhalb der Rohkostgrenztemperatur. Allein aus diesem Grund haben hier »roh« und die von Rohköstlern vehement verteidigte Obergrenze von 42 °C wenig gemein. Wie sind diese Widersprüche unter einen wissenschaftlichen Hut zu bringen?

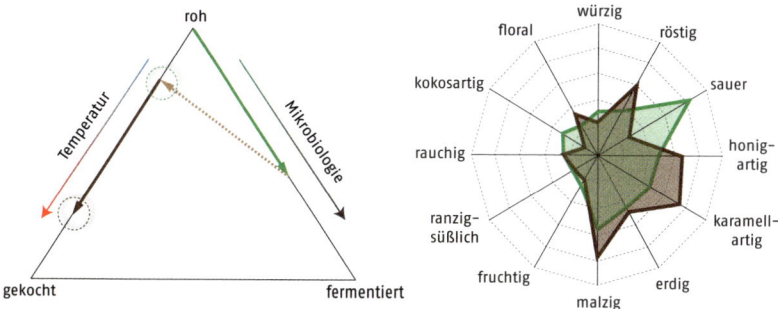

○ Der Unterschied zwischen den lediglich fermentierten (grün) und den fermentierten und anschließend gerösteten Kakaobohnen (braun) ist deutlich sichtbar. Im kulinarischen Dreieck sind sie an verschiedenen Orten verankert (links). Das sensorische Profil unterscheidet sich deutlich. Auch im kulinarischen Dreieck wird dies klar. Die Fermentation (grüner Pfeil) ist bei beiden ähnlich. Lediglich die Rösttemperatur bei herkömmlicher Schokolade liegt niedriger (schwarzer Pfeil). Sowohl »Rohschokolade« (grüner Kreis) als auch herkömmliche Schokolade (schwarzer Kreis) sind nicht mehr roh im kulturwissenschaftlichen Sinne.

Während der Fermentation findet bereits ein Teil der Aromabildung statt. Unter hoher Aktivität der unterschiedlichsten Enzyme, vorwiegend Endoproteasen, Aminopeptidasen, Carboxypeptidasen, Invertasen, Polyphenoloxidasen und Glykosidasen[163], entstehen die verschiedensten Aromen und Geschmackskomponenten, die bereits für einen Teil des Flavours der Schokolade typisch sind. Außerdem fügt die Fermentation jene essigartige Säurespitze zu, die praktisch jedem Fermentationsprozesses eigen ist. Der sensorische Eindruck bleibt weit hinter Schokolade, deren Bohnen anschließend geröstet wurden, zurück. Kein Wunder, denn für die Ausbildung dieser typischen Kakaonoten mit malzigen, röstig-kaffeeartigen und karamellartig an Brotrinde erinnernden Eindrücke ist ein wohldefiniertes Temperaturprogramm während der Röstung nötig. Bei den Rösttemperaturen gibt es deutliche Unterschiede. Durch die Vorbereitung über Fermentation lässt sich tatsächlich bei niedrigen Temperaturen rösten. Statt der industriell üblichen 130–150 °C bildet sich ein sehr gutes Aroma bereits bei 90–100 °C. Der Grund ist einfach: Die Fermentation erzeugt bereits eine große Anzahl von Aromavorläufern, aus denen sich dann bei Temperaturen unter 100 °C Röstaromen bilden.

Die unterschiedlichen Flavours von lediglich fermentierten und von fermentierten und gerösteten Kakaobohnen lassen sich direkt miteinander vergleichen[164] und die wesentlichen Unterschiede im Aroma sichtbar machen. Dies geschieht mittels molekular-sensorischer Tests, kombiniert mit analytischen Verfahren, die es erlauben, die jeweils dominanten Aromaverbindungen praktisch exakt zu bestimmen, wie es in der Abbildung dargestellt ist.

Dabei zeigen sich im sensorischen Profil signifikante Unterschiede. Die fermentierten Kakaobohnen zeigen eine starke unvermeidliche Säurespitze, während die gerösteten Bohnen hohe Werte im röstigen, honigartigen Bereich, bei den Karamellnoten und in der Malzigkeit zeigen, die nur über die Temperaturschiene zu erreichen sind. Beim Rösten bildet sich der saure Eindruck zurück wie auch die Kokosnussnote, die nach der Fermentation präsenter ist. So tragen Fermentation und Rösten mit unterschiedlichen molekularen Mechanismen chemisch-sensorisch zum Flavour der Schokolade bei.

Auch die Textur der meisten »Roh«schokoladen bleibt eigentümlich und das Mundgefühl eher schal, sofern nicht technologisch nachgeholfen wird. Den Rohschokoladen wird deutlich mehr Kakaobutter hinzugefügt, die diese Texturdefizite maskiert. Karamellaromen lassen sich mit nicht raffinierten Zuckern wie Muskovado- oder Kokosblütenzucker oder mit Melassen hinzufügen. »Roh«schokolade ist daher definitiv ein anderes Produkt als klassische geröstete Schokolade, zumindest ist sie in vielen Fällen deutlich fettiger.

Einen kulinarischen und unkonventionellen Tipp gibt es aber doch für die »Roh«schokolade: bei −20 °C tiefgefroren und über gebratene Foie gras gerieben sorgt sie für Biss und Textur. Für den feinen Schmelz sind aber Leber und Gemüse zuständig.

Gänseleber mit Hutzelbrot und »Rohschokolade«

- 400 g frische Gänsestopfleber aus einem handwerklichen Betrieb
- ½ TL Zimt
- ½ TL Muskatnuss
- ¼ TL Vanille
- ¼ TL frisch geriebene Tonkabohne

- 0,5 ml roter Portwein
- 100 g »Rohschokolade« (eingefroren)
- 1 TL Fleur de sel
- 4 dünne Scheiben Hutzelbrot
- 100 g Sauerrahmbutter
- eine Prise Salz

- Die Gänseleber von Sehnen und Häuten befreien und in dem Portwein mit den Gewürzen über Nacht im Kühlschrank marinieren (am besten vakuumiert).
- Die Leber herausnehmen und gut abtupfen.
- Sauerrahmbutter in einer Pfanne aufschäumen und das Hutzelbrot auf beiden Seiten anrösten, dabei leicht salzen. Auf Küchenkrepp geben.
- Die Gänseleber in Scheiben schneiden und in einer sehr heißen, nicht haftenden Pfanne nur kurz anbraten.
- Die Leber auf Tellern anrichten. Die Rohschokolade aus dem Tiefkühler nehmen und etwas davon mit einer Reibe auf die Gänseleber reiben. Das grobe Salz auf die Gänseleber verteilen und mit dem geröstetem Hutzelbrot und einem sehr malzigen Porter genießen.

Es ist für viele Menschen im Rahmen der Selbstoptimierung, des Gesundheitswahns und des Wohlstandsdenkens ein Muss, möglichst viele Mikronährstoffe aufzunehmen, die vermeintlich in der Rohkost zu finden sind. Vor diesem Trend dürfen auch Schokoladenproduzenten nicht haltmachen. Also müssen »schonende« Produktionsverfahren entwickelt werden, um diesen Forderungen gerecht zu werden.

Tatsächlich lässt sich aber der Gehalt an bioaktiven Stoffen von Schokoladen erhöhen, indem man Mischungen aus klassisch fermentierten und gerösteten Schokoladen mit geringen Teilen von rohen, zermahlenen Kakaobohnen herstellt, die bei niedrigen Conchiertemperaturen in die Schokomasse gemischt werden[165]. Sensorische Einbußen sind dann deutlich geringer. Inwieweit aber diese analytischen Resultate der Gesundheit der schokoessenden Endverbraucher tatsächlich dienen, bleibt fraglich, wenn z. B. vor lauter gesunder Schokoladenfresserei Gemüse, Fleisch, Milchprodukte und Fisch auf dem Speiseplan in den Hintergrund treten.

Derartige Geschichten sind lediglich Futter für das Marketing und Globuli für Leichtgläubige und wenig kritische Zeitgenossen und Zeitgenossinnen. Ach so, bevor es vergessen wird: Kakaobutter enthält im Mittel fast zu zwei Dritteln gesättigte Fettsäuren (Stearin- und Palmitinsäure) und zu einem Drittel die einfach ungesättigte Fettsäure Ölsäure. Der Rest ist marginal. Nur so lässt sich der schokoladentypische Schmelz im Mund physikalisch einstellen[166]. Wer also immer noch felsenfest glaubt, dass gesättigte Fettsäuren das pure Teufelszeug sind, sollte trotz der vielen Polyphenole und Vitamine die Finger von »Roh«schokolade lassen. Die ist schlicht und ergreifend deutlich gesättigt fettiger.

Fakten, Glaube, Meinung: das Richtungsdreieck

Immer öfter hat es ohnehin den Anschein, dass die Wohlstandsgesellschaft, die Nahrungsmittel im Überfluss besitzt und kaum etwas selbst dafür tun muss, nicht wissend durch einen scheinbar kaum mehr zu durchschauenden Ernährungsdschungel dümpelt. Essreligionen werden zu neuen Glaubensgemeinschaften und die jeweiligen Kostformen zum heiligen Mahl. Leider macht dies genauso wenig »gesund« wie geweihte nährstoffarme Oblaten oder alkoholschwacher Messwein, die zu Kommunion und Abendmahl gereicht werden. Unrichtige Meinungen halten sich lang; sind sie erst einmal in der Welt, bleiben sie für lange Zeit dort, denn die Verbreitung wird unkontrolliert multipliziert.

Diese gesellschaftlichen Prozesse scheinen »universell« zu sein, sie beschränken sich nicht nur auf die Ernährung. Aus wissenschaftlichen Fakten und deren komplexen Zusammenhängen bilden sich über zu starke Vereinfachungen Phrasen, die sich über unkontrollierte dynamische Kommunikationssysteme mehr oder weniger zu Verschwörungstheorien oder neuen Ideologien entwickeln. Heutzutage sind die dynamischen Systeme über soziale Medien wie *Twitter* oder *facebook* besonders schnell. Innerhalb kürzester Zeit verbreiten sich unreflektierte Meinungen in Windeseile um die ganze Welt. Nachdenken scheint auf *facebook* und Co. ein Fremdwort zu sein, es geht lediglich um schnelle Likes, Aufmerksamkeit oder Selbstbestätigung, die aber meist nur für kurze Zeit das Belohnungszentrum

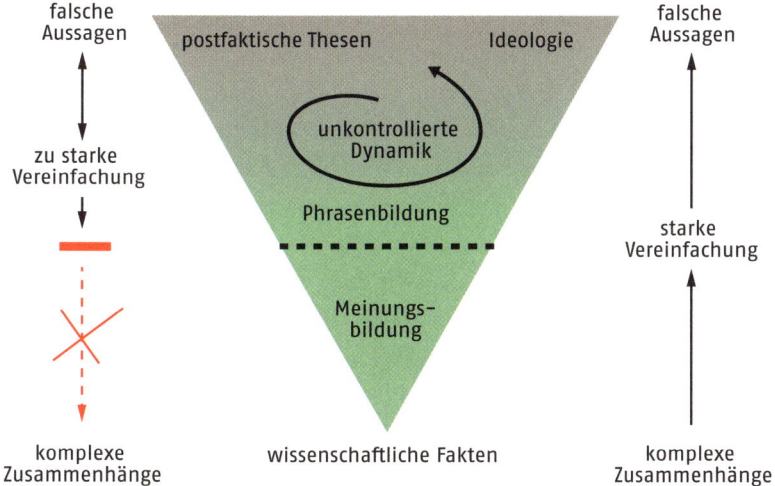

falsche
Aussagen

postfaktische Thesen   Ideologie

falsche
Aussagen

zu starke
Vereinfachung

unkontrollierte
Dynamik

Phrasenbildung

starke
Vereinfachung

Meinungs-
bildung

komplexe
Zusammenhänge

wissenschaftliche Fakten

komplexe
Zusammenhänge

○ Das Meinungsbildungsdreieck mit undurchlässigen Filtern und unkontrollierter Dynamik. Bei zu starker Vereinfachung ist eine Rückkehr zu harten Fakten nicht mehr möglich.

erfreuen, denn das nächste Posting folgt kurze Zeit später. So verfestigen sich Meinungen zwangsläufig, wie in der Abbildung angedeutet, und die Membranen (gestrichelte Linie) schließen sich, so dass sich Meinungen, postfaktische Ansichten und Ideologien nicht mehr mit wissenschaftlichen Fakten abgleichen lassen. Der Weg zurück zu den Fakten bleibt versperrt.

Statt sich immerwährenden Meinungsschleifen und Filterblasen hinzugeben, wäre es besser, bei den Naturwissenschaften nachzuschauen und sich eine fundierte Meinung zu bilden. Vereinfachungen sind bei der durchaus hohen Komplexität vieler wissenschaftlicher Fragen unbedingt notwendig, allerdings dürfen diese nicht beliebig sein, denn sonst landet die Meinungsbildung im Teufelskreis der unkontrollierten Dynamik, aus dem es kaum ein Entkommen gibt.

Naturwissenschaften haben einen schlechten Ruf trotz der Vielzahl der Errungenschaften, die sich in ihren praktisch alltäglichen Anwendungen zu erkennen geben. Chemie, Physik, Biologie oder Ingenieurwissenschaften leiden an mangelnder Akzeptanz. Vor allem Grundlagenwissenschaften wie Chemie oder Physik werden weitgehend abgelehnt[167] oder gar als unnütz bezeichnet. Diese Wissenschaftsdisziplinen werden oft mit Risiken in Verbindung gebracht, obwohl wir ihre Vorteile ständig nutzen, etwa Medikamente, Computer oder Telekommunikationssysteme. Oft liegt dies auch an der komplizierten Sprache, vor allem dem zunehmenden Gebrauch unerklärter Fachbegriffe, der Übernahme englischer Begriffe, die zwar Fachkollegen und -kolleginnen eine sprachlich verkürzte Kommunikation ermöglicht[168], sich aber Nichtfachleuten kaum erschließt. Trotz des täglichen Umgangs mit modernster Technik, etwa den kaum hinterfragten Smartphones, wird vergessen, dass alle diese technischen Errungenschaften und Fortschritte der Menschheit auf soliden Grundlagen der exakten Naturwissenschaften und Mathematik stehen und sich nicht über philosophische, historische, metaphysische oder postmaterielle Gedanken ergaben.

Die Chemie wird für Krankheiten und Umweltschäden verantwortlich gemacht. Als Standardbeispiel gilt Dioxin, ein vermeintlich menschengemachtes Industriegift. Leider ist auch diese Ansicht grundlegend falsch, denn dieser Stoff befindet sich länger auf der Erde, als es die chemische Industrie gibt. Es entsteht häufig beim Verbrennen von organischem, daher natürlichem Material bei hohen Temperaturen, sprich bei Waldbränden oder Vulkanausbrüchen. Immer wieder werden Dioxine in der Nahrung gefunden, auch in Bioeiern, was für angstauslösende Schlagzeilen sorgt. Das »Chlorhuhn« war im Zusammenhang mit den Diskussionen um Freihandelsabkommen ein weiteres Beispiel für das weitverbreitete Unvermögen der Relativierung und für Essensängste[169]. Eine zunehmende Genussunfähigkeit ist die Folge[170] – der Zwang, sich gesund zu ernähren, wird krankhaft[171].

Komplexe wissenschaftliche Zusammenhänge müssen zwar einfach erklärt werden, aber ohne dabei die Basisinformationen wegzulassen, damit sie erkannt und eingeordnet werden können[172]. Zum Thema Ernährung gibt es immer mehr Experten und Expertinnen. Schließlich essen alle. Man hat offenbar genug eigene Erfahrung, die einen zum Meinungsführer, zur Meinungsführerin macht. Die eigene Essbiografie, gepaart mit der neuesten Meldung in Tageszeitungen oder der Bunten Presse, sorgt dafür, dass es etwa so viele Ansichten zur »gesunden Ernährung« gibt wie Erwachsene. Spätestens dann darf man wirklich nichts mehr essen: Alles ist ungesund, nicht ausgewogen und mindestens zweimal im Jahr wahlweise pestizid- oder dioxinbelastet. Zu viel Zucker, Salz und Glutamat, der rasche Tod naht. Viele Trends basieren auf Meinungsschleifen fernab jeder wissenschaftlichen Basis.

Zwei wesentliche Punkte machen die Ernährungsproblematik so schwierig. Zum einen sind es die viel zu stark vereinfachten Phrasen, die aus Unkenntnis über die Fakten verbreitet werden, zum anderen ist es das Unvermögen, Phrasen zu hinterfragen. Es erinnert ein wenig an den Exorzismus, die Teufelsaustreibung im Mittelalter (die seltsamerweise bis heute Anwendung findet): Es wurden viele Diagnosesysteme der »Teufelserkennung« entwickelt, aber nie mehr hinterfragt, ob der »Teufel« real existiert.

Weit harmlosere Beispiele zu festsitzenden und immer wiederkehrenden Märchen gefällig? Die nicht vorhandenen, aber sich seit jener Biskin-Werbung[173] beim Anbraten verschließenden Poren im Fleisch sind ein Unsinn, der in den Köpfen bleibt. Immer wieder keimt der »Chlorophyllgeschmack« auf; an ihm lässt sich die Verbreitung solcher Märchen bestens verfolgen. Vor ein paar Jahren schon schrieb ein großer Restaurantkritiker einer großen Frankfurter Zeitung, eine Komposition von Kräutern und Gemüse eines modernen Sternekochs würde ausdrücklich nach Chlorophyll schmecken. Offenbar angetan von dieser Idee, wiederholte er dies bei anderen Gelegenheiten hie und da. Aha!, stutzt der Betrachter und blickt erstaunt auf das Molekül, das sich in rauen Mengen im Fotosynthesekomplex von Blattpflanzen findet und diese nebenbei grün färbt. Chlorophyll kann, wie ein jeder Kochlehrer demonstriert, am eigenen Herd aus Spinat und Petersilie sehr leicht extrahiert werden, um damit Pasta, Pudding oder Pannacotta zu färben. Dies sind sogar höchst kulinarische Indizien für die »Geschmacklosigkeit« des Chlorophylls.

Im Grunde sind derartige Ungenauigkeiten kein Problem, würde die Geschichte vom Chlorophyllgeschmack nicht fleißig nacherzählt. So wurden kürzlich in einer Zeitung einem Gericht für einen Restauranttest starke Chlorophyllnoten zugeschrieben oder ein besonders guter Sencha in einer Teestunde nicht nur mit Süß- und Umami-, sondern auch noch mit Chlorophyllnoten ausgelobt. Chlorophyll ist geschmacks- und geruchsneutral. Was vermutlich gemeint ist, sind Bittertöne und Adstringenz der Polyphenole auf der Zunge, gepaart mit den retronasal wahrgenommenen blatttypisch grünen Aromen. Wenn aber Chlorophyll zur neuen Pore mutiert und das Steak eines pausenlos grasfressenden Weiderinds irgendwann sogar danach schmeckt, wirds wirklich bitter.

Deklaration zwischen Wahn und Sinn

An der Grenze zwischen Fakten und Glauben und Meinung wurde es notwendig, eine Allergenkennzeichnung ins Leben zu rufen, die Gastronomen, egal ob in Klein- oder Großküchen, in Wirtshäusern und Gourmettempeln an den Rand des Wahnsinns treibt. Alle Lebensmittelbetriebe müssen seit 2014 Inhaltsstoffe kennzeichnen, und zwar nicht nur von verpackter, zugekaufter Ware, sondern auch für frische Ware vom Wochen- oder Großmarkt[174]. Sicher, das gibt echten Allergikern eine Sicherheit, aber in diesen Fällen sind sich die Betroffenen ihrer Probleme bewusst und können ihr Risiko einschätzen und vermeiden. Dazu wurden 14 Hauptallergene definiert, von denen bekannt ist, dass sie über die Struktur mancher darin enthaltenen Proteine allergisch wirken können, besonders beim Rohverzehr: Eier, Krebstiere, Fisch, Erdnüsse, Soja, Lupine, Milch, Schalenfrüchte, Sesam, Senfsaaten, Sellerie oder Weichtiere. Schwefel in Form von Sulfiten kommt hinzu, was eventuell geschwefelte Trockenfrüchte betrifft, auf jeden Fall aber die meisten Weine der Winzer. Des Weiteren muss auf Gluten hingewiesen werden, zum einen wegen der echten Glutenunverträglichkeit, der Zöliakie, zum anderen wegen Unverträglichkeiten gegenüber Begleitenzymen, die weizenartige Getreide mit sich schleppen, etwa Amylase-Trypsin-Inhibitoren (ATIs)[175], und die für Reizungen in Därmen verantwortlich sein können[176]. Diese ATIs haben nichts mit dem Gluten selbst zu tun. Sie werden bei allen Weizenarten und weizenverwandten Getreiden auf natürlichem Wege und mit gutem Grund eingebaut, denn sie verhindern während der Keimung einen zu raschen Abbau der in Form von Stärke gespeicherten Energie. Die ATIs sichern die Keimphase, indem sie den Stärkeabbau regulieren. Die Energieversorgung mit Glucose wird damit für die ganze Keimphase sichergestellt.

Andererseits gibt es seit geraumer Zeit unklare Unverträglichkeiten, die in Restaurants zunehmend eine Rolle spielen, etwa Tomatenallergien, Paprikaunverträglichkeiten oder dergleichen, von denen unklar ist, ob sie real sind oder eher etwas mit »nicht mögen« zu tun haben. Natürlich sind Allergien in der Fachliteratur bekannt und beschrieben, viele davon treten bereits in der Kindheit auf. Immer wieder jedoch entsteht der Eindruck, dass gewisse Unverträglichkeiten eher zur Schau getragen werden und der Sozialisierung dienen[177]. Sonderwünsche wegen vermeintlicher Allergien, Unverträglichkeiten oder das Folgen bestimmter Ernährungstrends versetzen Gastronomen auf allen Ebenen in Stress[178], und nur wenige resolute und gestandene Köche, die sich nie verbiegen ließen, reagieren so eindrucksvoll wie Vincent Klink[179]. Leider, denn viele Nachfragen oder Sonderwünsche haben auch mit dem »Nicht-mehr-Kochen« zu tun.

Nur wer selbst kocht, kann nachvollziehen, wie viel guter Geschmack, das Hauptanliegen der Gastronomen, mit den entsprechenden Zutaten zu tun hat. Nur wer regelmäßig zu Hause kocht und sich mit der Kochkultur befasst, kann verstehen, was Sellerie, Zwiebel, Tomate, kombiniert mit Pilzen, Fleischknochen und einer Kochzeit von 3–7 Stunden mit dem Urgeschmack und der Triebfeder der Evolution »umami« zu tun hat. Nur wer sich mit Kochen beschäftigt, könnte eine Ahnung davon haben, wie viel Allergene von Sellerie und Tomate noch in der Sauce sind nach Rösten und weitgehender Proteinspaltung. So dient leider derzeit die erste Frage in Restaurants, ob Allergien vorliegen, nur bedingt der Gastlichkeit, sondern mehr der Stressentlastung einer ohnehin gestressten Brigade eines Restaurants.

Kann es noch schlimmer kommen? Es kann. Denn in ein paar Jahren muss garantiert alles auf den Tisch, Allergene und Nährwerte ohnehin, aber jede Chemikalie wird relevant. Dann liest sich das Tagesessen der Dorfwirtschaft etwa so:

Tagesgericht

- Fleischzubereitung (aus Kalb, heimische Zucht). Enthält Fleisch, Proteinhydrolysate, Peptide, Geschmacksverstärker: Natriumchlorid, Glutamat (prozessbedingt). Hinweis: enthält Innereien (Kalbsniere), Kuhmilchprodukte (Rahm) sowie tierische Fette.

- mit Beilage (hausgemacht). Weizenprotein, Stärke, physikalisch modifizierte Stärke, Vollei, Fette pflanzlichen und tierischen Ursprungs. Allergieauslösende

Stoffe: Gluten, Hühnereiweiß. Natürliche Aromastoffe: Nonanal, Hexanal, Maltol, 2-Furanmethanol (aus Abbau von Fettsäuren). Hinweis: enthält Cholesterin.

- Alternative Beilage für Personen mit Glutenunverträglichkeit: Kartoffelzubereitung. Enthält natürliches pflanzliches Protein, Stärke, physikalisch modifizierte Stärke, partiell hydrolysierte Stärke, tierische Fette, Pflanzenfasern, gesättigte Fette, Transfettsäuren (ursprungsbedingt), kann Spuren von Transfettsäuren (prozessbedingt) enthalten. Aromastoffe: Aceton, 2-Acetylfuran, Dimethylsulfid, Furfural, Methylpropanal, Methylbutanal, Methylpropanal, Ethylpyrazin, 2,6(und 2,5)-Dimethylpyrazin, Pentandion, Phenylacetaldehyd. Temperaturbedingte Farbstoffe Melanine, Acrylamid, heterozyklische Kohlenwasserstoffe. Ionische Inhaltsstoffe: Natrium, Kalium, Calcium, Magnesium, Phosphor. Vitamine: Vitamin A, Vitamin B6, Niacin, Folsäure. Vitamin C, prozessbedingt reduziert. Zugeführter Geschmacksstoff: Natriumchlorid. Trigeminaler Reizstoff: Piperin.

Derartig schlichte Hausmannskost wurde noch vorgestern als »Zürcher Geschnetzeltes mit Spätzle, wahlweise Rösti« mit großem Appetit verspeist. Glorreiche Zeiten, aber so ändern Trends die Bedürfnisse und Vorschriften. Kartoffeln und Weizen stammen nach wie vor vom Acker, Sahne, Butter und Butterschmalz von der Kuh und das Fleisch von jenem Kalb, dessen Mutter die genannten Milchprodukte liefert. »Prozessbedingt« bedeutet schlicht und ergreifend gut und anständig gekocht. Am eigenen Herd der Wirtschaft.

Frei von … Sinnlichkeit

Flatulenz in Bauch und Kopf

Seit geraumer Zeit lauern Unverträglichkeiten in fast allen Lebensmitteln. Egal ob Milch, Brot, Früchte oder Nüsse. Die Gefahr lauert immer und überall. Hypersensibilisiert wird nach jedem Bissen in sich hineingespürt. Vermeintliche Ratgeber, »Morbus Google« und Internetforen geben den Rest. Gegessen wird nichts mehr, was auch nur den Anschein hat, es könnte zur Unverträglichkeit führen. Angst essen Seele auf. So verwundert es nicht, wenn vollkommen unsinnige Bezeichnungen wie »lactosefrei« auf Hirsemehl und »glutenfrei« auf Joghurt gedruckt werden müssen, um Sicherheit zu geben. Sonst gibts Flatulenzen im Gehirn.

Der *Homo sapiens* macht sich dabei langsam, aber sicher selbst den Garaus: Kann sich der Mensch nicht mehr von dem ernähren, was Acker, Baum und Stall hergeben, stirbt er wohl. Andere Nahrungsquellen haben wir nicht. Keine Frage, es gibt einen gewissen Prozentsatz von Menschen mit ernsten Erkrankungen und genetisch bedingten allergischen Dispositionen, die sich strikt an ihre Regeln halten müssen, damit ihnen keine Gefahr droht. Ob aber der Rest der Welt wirklich so gaga sein muss wie die gleichnamige Lady und deren Losung »gluten-/lactosefrei = total gesund« für richtig zu halten ist, steht auf einem anderen Tablett.

Die Angst vor FODMAPs (siehe Kapitel »Tradition, Seite 38 ff.«) und Bauchgrimmen macht das professionelle Kochen zu einem Lotteriespiel. Wenn einst einem Kind der Bauch wehtat, meinten Mütter lediglich: »Das ist nicht schlimm, da drückt nur Luft im Bauch herum.« Also ein paarmal Dampf abgelassen, und gut war's. Heute werden bei geringstem Unwohlsein Kinder so lange zu Ärzten geschleppt, bis aus vagen Andeutungen harte Diagnosen werden. Wie aus derart verzogenen Zöglingen einmal mündige und genussfreudige Gäste werden sollen, steht tatsächlich in den Sternen. Jedenfalls nicht, wenn man der massiven Werbung Glauben schenken soll, dass bei geringster Blähung ein unwirksames Probiotikum geschluckt werden soll, das »wie ein Pflaster für den Darm wirkt«, dessen Wirksamkeit in dieser Handelsform nicht belegt ist, jedenfalls lässt sich in der Fachliteratur nichts darüber finden. Kein Wunder, denn die ovalen Darmglobuli sind frei verkäuflich, sie sind damit kein Medikament, die Wirksamkeit muss erst gar nicht nachgewiesen werden. Was also steckt wirklich dahinter?

In den Pillen sind verschiedene Milchsäurebakterien verkapselt, vorwiegend *Bifidobacterium bifidum* MIMBb75. In klinischen Studien wurden diesem Milchsäurebakterium positive Eigenschaften zugeschrieben[180]; eine orale Zufuhr reduzierte Reizdarmsymptome im Vergleich zur Placebogruppe und verminderte Unbehagen, Blähungen und Verdauungsstörungen. Etwa 47 % der Patienten, die mit Bifidusbakterien behandelt wurden, sprachen von einer Linderung, während lediglich 11 % der Patienten in der Placebogruppe sich danach besser fühlten. Das bedeutet aber auch, dass 50 % der Studienteilnehmer trotz Behandlung keine Besserung der Symptome empfanden. Hier sieht man wieder das übliche Dilemma der Studien: Im Mittel zeigt sich eine Wirkung, garantiert ist diese beim größten Teil der Individuen aber nicht. Woher die Wirkung kommt, bleibt ohnehin unklar.

Aufschlussreicher ist das Bild mit dem »Pflaster«, das mit wissenschaftlichen Methoden[181] zumindest *in vitro* (im Reagenzglas/Labor) geprüft werden kann[182]. Dazu wurde das Adsorptionsverhalten der Bakterien auf menschlichen Darmzellen unter verschiedenen Bedingungen untersucht[183]. Die Anhaftung der Bakterien hängt von einer ganzen Reihe Faktoren ab, unter anderem vom Zuckergehalt, dem »Lecithingehalt«, dem pH-Wert oder der Salzkonzentration der Umgebung. Da sich diese Parameter entlang des Darmverlaufs stark ändern, kann nicht von einer globalen Adsorption gesprochen werden. Das »Pflaster« ist daher entsprechend dünn bis löcherig.

Offenbar sind das alte Geschichten in trockenen Kapseln, denn Lactobacillikulturen sind die üblichen Helfer jeder (wilden) Fermentation, ganz egal ob in Sauerkraut, Joghurt oder anderen fermentierten Produkten[184]. Selbst in Rohwürsten und fermentierten Fleischprodukten kommen sie zuhauf vor[185], und das ist auch gut so, denn sie senken dort allesamt den pH-Wert ab und sorgen für die lange Haltbarkeit der Produkte. Milchsäurebakterien sind extrem säuretolerant, also können sie selbst bei niedrigen pH-Werten ihre Stoffwechselfunktion aufrechterhalten, während pathogene Keime längst aufgegeben haben. So ausgestattet, überstehen Milchsäurebakterien die Magenpassage zum größten Teil unbeschadet und landen schließlich im Dickdarm, wo sie sich zu den reichlich vorhandenen Kumpels des Mikrobioms gesellen und deren Basisarbeit unterstützen.

Zur vollumfänglichen Unterstützung enthalten weiter verschärfte Präbiotika neben dem breiten Spektrum der Milchsäurebakterienstämme sogar noch Fructo-Oligosaccharide (FOS), Galacto-Oligosaccharide (GOS), Inulin (FOS), Cholin und Biotin. Alles gute Dinge, die in vielen Lebensmitteln als FODMAPs vorkommen und dort als »bedrohlich« gelten, da sie im Dickdarm unter Gasbildung und Druckerhöhung, sprich Blähungen, vergoren werden müssen.

Widerspricht das nicht der These, FODMAPs seien schädlich und zu vermeiden? Sind FODMAPs also doch »gesund«? Galten diese unverdaulichen Zucker der Pflanzen und Früchte dereinst nicht sogar als präbiotisch, bevor die FODMAP-Reduktion zum Diättrend wurde[186]? Sicher, es gibt auch hier seltene Erkrankungen, bei denen es ratsam ist, auf die FODMAP-Konzentration zu achten[187]; andererseits fallen klinische randomisierte Studien eben wieder unter die Formel: »Weitere Forschung ist notwendig« oder banaler ausgedrückt: Nichts Genaues weiß man nicht.

Dieser Punkt ist einen Gedanken wert. Die vollkommene Vermeidung aller vermeintlich blähenden Lebensmittel ist für »Normalgesunde« völliger Unfug. Diese FODMAPs und präbiotischen Lebensmittelbestandteile trainieren das Mikrobiom, sie veranlassen und fördern die endogene Vermehrung der Milchsäurebakterien. Sind diese aktiv, senken sie im Dickdarm den pH-Wert, pathogene Keime haben dann dort weniger Wachstums-Chancen. Die Vermeidung aller FODMAPs ist daher kontraproduktiv[188]. Erreichen durch »vorbeugende« Diäten weniger FODMAPs den Dickdarm, werden die für deren Abbau verantwortlichen Bakterien »arbeitslos«. Sie legen sich auf die faule Haut und verschwinden. Also genau das Gegenteil von dem, was durch ausgewogenes Essen erreicht werden soll. Der naive Betrachter steht also vor einem Widerspruch und einer »schweren« Entscheidung: FODMAPs essen oder vermeiden? Im Zweifelsfall immer essen und sich ab und zu in die Ecke stellen und Druck ablassen. Das macht Freude, weil man dann genau weiß, dass die Mikroorganismen ihre Arbeit gewissenhaft verrichten, sich prächtig vermehren und sich genau den Ernährungsvorlieben und der Essbiografie ihres Gastgebers anpassen.

Wenn das so ist, warum wird dann nicht öfter Joghurt ins Menü integriert? Die Milchsäurebakterien sind dort zu finden und können mit einer entsprechenden Auswahl von Milchsäurekulturen sogar gezielt gefördert werden[189]. Auf dieser Idee basieren Industrieprodukte wie Actimel und Co. Diese Trinkjoghurts enthalten eine Auswahl von Milchsäurebakterien, etwa Bifidusstämme, *Lactobacillus casei* oder die traditionellen Klassiker der Joghurtherstellung, *L. bulgaricus* und *L. plantarium*. Der Nachteil dieser Produkte ist vor allem ihre aufdringliche zugesetzte Süße, mit der die Säure gemildert wird. Besser ist es allemal, Trinkjoghurt selbst zu machen, nebenher und ohne Aufwand, ohne Joghurtset und ohne trendige Maschinerie.

Trinkjoghurt @home

- 1 l Vollmilch (nicht homogenisiert) oder Rohmilch
- 4 EL Joghurt (z. B. fermentaktiv, nicht hitzebehandelt, mit *L. casei*, *L. bifidus*, *L. acidophilus*)

- Die Milch auf ca. 40 °C in einem Edelstahltopf erwärmen und den Joghurt mit einem Schneebesen einrühren.
- Im Backrohr bei 35 °C (oft genügt es, je nach Herd, das Licht des Backofens einzuschalten) zugedeckt über Nacht (ca. 8 Stunden) fermentieren.
- Danach kräftig mit einem Schneebesen oder Handrührer durchrühren, um die Casein-Gelstruktur zu brechen. In Flaschen füllen. Der stark säuerliche Trinkjoghurt hält im Kühlschrank 2 Wochen.

Und wo bleiben Inulin, Biotin und Cholin? Auch das wäre kein Problem, hätte der *Homo wohlstandis* das Essen in den letzten 40 Jahren nicht derart verlernt. Inulin, also Fructose-Oligosaccharide, gibt es, außer als Pulver aus dem Reformhaus (das meist aus Chicoréewurzeln stammt), in natura in Schwarzwurzeln, Topinambur, Pastinaken oder Petersilienwurzeln in rauen Mengen. Fast alle Wurzelgemüse packen neben Glucose-Oligosacchariden auch Inulin als effektiven Bodenfrostschutz in ihre Zellen. Biotin ist in den wenig trendigen Lebensmitteln wie Leber, Eigelb, Soja (die komplette Bohne, nicht das extrahierte und hochgereinigte Protein), Champignons, Fleisch und Milch zu finden. Cholin ist einer der hydrophilen Köpfe der Lecithine (der zellmembranbildenden Phospholipide), dessen höchste Gehalte in tierischen Chemiefabriken wie Eigelb, Rinder- und Schweineleber zu finden sind. Ernährungstrends und Convenience»nahrung« sind offenbar mehr als kontraproduktiv. Statt wenig erbaulicher Pillen empfiehlt sich daher ein sinnlicher Teller mir reichlich Fermentiertem, der ganz nebenher sättigt und, im Gegensatz zu Darmpflastern, sehr gut schmeckt. Also Kimchi statt Kijimea!

Probiotische Lactobacilli-Inulincreme mit Cholinverstärkung

- 4 Eier
- Kala Namak (Schwefelsalz)
- 600 g Topinambur
- 100 ml Sahne
- 100 ml Crème fraîche
- 200 ml Hühnerbrühe
- 400 g Schweineleber
- Majoran
- Salz
- Schweineschmalz
- 4 EL Naturjoghurt
- Salz
- Thymian

- Die Eier über Nacht im Eisfach einfrieren.
- Am anderen Tag die Eier aus dem Gefrierfach nehmen, pellen.
- Das Eiklar zur späteren Verwendung aufbewahren und die kugelrund gelierten Eigelbe zimmerwarm werden lassen.
- Topinambur in der Schale weich kochen, schälen und mit Hühnerbrühe, Sahne und Crème fraîche zu einer glatten Suppe pürieren, mit Salz abschmecken, warm halten.
- Joghurt mit Salz und Thymian aufschlagen.
- Die Leber parieren, würfeln und in Schweineschmalz kurz und zackig anbraten, damit sie innen rosa bleibt. Dabei mit Majoran und Salz kräftig würzen.
- Die Suppe als Spiegel in flache Teller geben, je ein Eigelb ins Zentrum platzieren, die Leberstücke in die Suppe legen und in die Zwischenräume einen Klecks Joghurt geben. Das Eigelb mit Kala Namak salzen.
- Das passende Getränk dazu ist wahlweise Brottrunk oder Sauerkrautsaft.

- Gängige Getreide aus der Familie der Süßgräser. Ihre Verwandtschaft ist über die Farbschattierung dargestellt. Die wichtigsten Speicherproteine (Prolamine), das maximale Molekulargewicht der Proteine und die Stärke der Vernetzungseigenschaft über das vorhandene Cystein sind aufgeführt (+++ sehr stark, ++ stark, + vorhanden, − nicht vorhanden). Nur das lange Glutenin von Weizen und

	Reis	Weizen	Gerste	Roggen
Prolamin	Oryzein Cupincin	Gliadin HM-Glutenin LM-Glutenin	Hordein	Secalin
Anzahl Aminosäure	470	800	305	477
Cystein	+	+++	−	++

Frei von Gluten

Wie Gluten zu seinem derart schlechten Ruf kam, ist nicht genau bekannt. Die Volksmeinung ist aber klar: Es verklebt den Darm, es macht krank, und überhaupt macht der ganze Weizen krank, fett und dumm. Dies vermitteln jedenfalls die vielleicht unsachlichsten Sachbücher der Welt[190, 191], oder es kommt gar pseudowissenschaftlich verpackt[192] etwas seriöser daher. So ernährt sich ein Teil der hippen Szene aus Angst glutenfrei, ohne dass eine Erkrankung oder nur der Hauch einer Indikation vorliegt. Was man dabei an »Ernährungsqualität« und Nährstoffen verliert, wird jedoch kaum bedacht.

Es gibt immer wieder Publikationen in der Fachliteratur, die darauf hinweisen, wie Bestandteile des Weizenklebers an den Darmschleimhäuten adsorbiert werden. Um das genauer zu beurteilen, müssen aber stets die Versuchsbedingungen, die Untersuchungsmethoden und die Voraussetzungen der Experimente berücksichtigt werden. So könnte man aus dem Titel »Intestinal absorption of the wheat allergen gliadin in rats«, publiziert in der Fachzeitschrift *Allergology International*[193], entnehmen, dass der Glutenbestandteil Gliadin, ein kurzkettiges, selbstvernetztes Proteinkügelchen, sich auf die Darmwände legt und damit ein Allergieauslöser für alle Menschen ist. Dies ist im Allgemeinen nicht der Fall, denn den Laborratten wurde zuvor Aspirin verabreicht, das die Adsorption von Gliadin deutlich erhöhte – egal, ob es durch die Magenprotease Pepsin vorverdaut weizenähnlichen Getreiden kommt auf 800 und mehr Aminosäuren, alle anderen Proteine sind deutlich kürzer. Des Weiteren besitzt nur das Glutenin die Aminosäure Cystein an den richtigen Stellen, so dass der Teig extrem elastisch und dehnbar werden kann.

Hafer	Mais	Sorghum	Hirse	Teff
Avenin	Zein	Kafirin	Zein Kafirin	Eragrostin
242	240	269	270	400
–	+	–	–/+	++

wurde oder nicht. Solche Experimente sind für die Grundlagenforschung sehr hilfreich, denn sie geben letztlich Aufschluss über die molekulare Wechselwirkung von Molekülen aus Lebensmitteln mit den Proteinen auf der Oberfläche der Darmschleimhäute. Dass Proteine, Proteinstücke, Stärkereste oder Fettsäuren für kurze Zeit an der Darmschleimhaut haften, ist ohnehin vollkommen normal, es wäre sogar unphysikalisch, wenn dem nicht so wäre. Gesundheitsschädlich oder krankhaft ist das noch lange nicht.

Gluten war, ist und bleibt ein hochwertiges Protein. Seit dem Neolithikum züchten Menschen Getreide, das sich gut verarbeiten lässt und den Menschen sehr gut nährt. Beide Aspekte sind aus molekularer Sicht unabdingbar miteinander verknüpft. Wäre dies nicht so, wären die Zuchtanstrengungen vor 8000–10 000 Jahren nicht weitergeführt worden. Die durch diese Mühen erreichten Vorteile für die Ernährung sind durchaus vergleichbar mit den Mühen der Jagd und der Kontrolle des Feuers.

Der physikalische und backrelevante Vorteil des Weizenklebers, des Glutens (beziehungsweise des Glutenins), ist offensichtlich. Es ist von allen Speicherproteinen der Getreide und Pseudogetreide das längste Molekül mit den meisten Aminosäuren. Daher lassen sich daraus starke elastische Teige herstellen; je länger das Speicherprotein, desto dehnbarer wird der Teig. Gluten hat aus dieser Sicht praktisch ein Alleinstellungsmerkmal, siehe Seite 35 ff. Aber damit nicht genug: Die Vernetzungsaminosäure Cystein sitzt bei Gluten jeweils am Ende der Proteinkette, das Klebernetzwerk wird daher extrem weitmaschig. Nur so lassen sich gesäuerte Brote herstellen, die den Teigtrieb durch Sauerteig oder Hefe schadlos bei der Gare und beim Backen überstehen. Die Krume reißt nicht. Allein das gibt Weizen und Co. ein dickes Plus, denn glutenfreie Getreide und Pseudogetreide haben diese Eigenschaft nicht. Daher muss glutenfreies Backen immer mit Tricks begleitet werden, die diese physikalischen Defizite abfangen. Mit den meisten Nichtweizenmehlen lassen sich lediglich Fladenbrote backen. Nur im Weizengürtel begann seit dem Neolithikum das Backen von Sauerteigbroten – dank Gluten. In der Tabelle sind diese Sachverhalte für die wichtigsten Getreide und Pseudogetreide zusammengefasst.

Die beginnende Agrarkultur erlaubte frühe Züchtungen aus Gräsern. Rasch lernte man, Getreide zu nutzen. Die systematische »Züchtungsforschung« begann, und der Weg der Cerealien und Pseudocerealien nahm seinen Lauf; die Getreide schlugen sich im Speiseplan der Menschen nieder[194].

Höhere Glutenausbeuten in den bereits früh gezüchteten Getreiden hatten aber noch einen ganz anderen Aspekt: Der deutlich höhere Proteingehalt machte den Weizen sehr wertvoll. Die Stärke liefert zwar hohe Energie in Form von Glucose, aber nur der hohe Eiweißgehalt bietet mit seinen essentiellen Aminosäuren jene Vollwertigkeit, die dem *Homo sapiens* auf die Beine geholfen hatte. Ein Aspekt, der in der heutigen Diskussion um »glutenfrei« gar nicht mehr berücksichtigt wird.

Glutenfrei ist nicht per se nährstoffreich, wie sich an vielen glutenfreien Rezepturen mit bloßem Auge erkennen lässt. Traditionelles Weizenbrot benötigt maximal 4 Zutaten, damit es funktioniert: Weizenmehl, Wasser, Salz, Hefe/Sauerteig. Glutenfreies Brot muss gezielt gestaltet werden, um die physikalisch positiven Eigenschaften des Weizens zu ersetzen. Folglich gehen die Rezepturen weit über die der Weizenteigzutaten hinaus. Eine typische Rezeptur: Wasser, Maisstärke, Sauerteig 16 % (Reismehl, Wasser), Buchweizenmehl 6,5 %, Reismehl, Sorghummehl, pflanzliche Faser (Psyllium), Reisstärke, Reissirup, Sonnenblumenöl, Sojaprotein, Hefe, Verdickungsmittel: Hydroxypropylmethylcellulose, Salz, natürliches Aroma[195]. Auch andere »Hydrokolloide« wie Xanthan, Methylcellulose, Pfeilwurzelstärke, Johannisbrotkernmehl oder Guarkernmehl, aus Molekularküche[196] und Lebensmitteltechnologie[197] bestens bekannt, kommen zum Einsatz, damit die molekularen Eigenschaften des Glutens mehr recht als schlecht physikalisch nachgebaut werden können, nur der Textur wegen. Die Defizite offenbaren sich auch bei den Nährstoffen, etwa den essentiellen Aminosäuren. Werden die Konzentrationen der essentiellen Aminosäuren (inklusive dem Vernetzer Cystein) verglichen, zeigt sich die Stärke des Glutens. Es ist selbst dem Sojaprotein überlegen. Es ist allein deswegen aus wissenschaftlicher Sicht Unsinn, wenn Menschen ohne Zöliakie auf dieses hochwertige Protein verzichten. Alle weiteren Zutaten in unserem Beispiel des glutenfreien Brots wie Psylliumfasern, Xanthan und Methylcellulosen sind vollkommen nährstofffrei. Sie wirken lediglich als »Ballaststoffe«.

◻ Essentielle und semiessentielle Aminosäuren aus Getreide, Pseudogetreide und Soja im Vergleich (Werte in mg/100 g aus nährwertrechner.de, bis auf Teff[198]). Gluten enthält die meisten essentiellen Aminosäuren, Reis und der Knöterich Buchweizen die wenigsten.

Aminosäure	Gluten	Sojaprotein	Sorghum	Reisprotein	Buchweizen	Teff
Isoleucin	3240	3105	462	321	336	500
Leucin	5508	4968	1151	587	535	1007
Lysin	1134	4278	226	260	499	380
Methionin	1296	897	207	123	154	430
Cystein	1539	1104	128	82	181	240
Phenyl-alanin	4050	3105	384	342	345	700
Tyrosin	2835	2415	226	307	181	460
Threonin	1944	2691	344	266	354	510
Tryptophan	810	759	148	68	127	140
Valin	3321	3243	512	458	499	690
Arginin	2349	5244	305	396	717	520
Histidin	1620	1587	167	109	190	300

Diese Überlegungen zeigen, wie eng die Entwicklung kultureller Techniken, die jeweilige molekulare Zusammensetzung der Lebensmittel und die empirischen Grundlagen der Humanernährung verknüpft sind. Diese starke Kopplung von Kulturtechniken und Wissenschaft wird allerdings meist komplett ignoriert. So entstehen metaphysische »Meinungsschleifen« (siehe Abbildung Seite 119) die in faktenfreien Ideologien enden.

Frei von Zucker

Zucker ist ein weiteres Gift im Brennpunkt[199]. Zucker scheint uns den Rest des Lebens zu rauben[200]. »Mona«, ein semifiktiver Charakter aus der Welt des Netzes, bäckt und kocht zuckerfrei. Nach all den Meldungen, wie giftig Zucker sei, zog sie, nach einer Panikattacke, die Konsequenzen und verbannte das weiße Suchtmittel aus ihrer Küche. Sie verwendet ab sofort nur noch Honig, Ahorn- oder Reissirup, schwärmt sie. Sogar ihr Marzipan ist zuckerfrei, die Grundzutaten seien lediglich Mandelmus, Reissirup und als Aromaverstärker Bittermandelöl und Rosenwasser. Beifall allenthalben.

Das ist natürlich blanker Unfug. Ihr zuckerfreies Marzipan strotzt nur so vor Zucker. Reissirup besteht praktisch aus 100 % Glucose, sprich aus klein gehackter Reisstärke. Dieser Millionenfachzucker wird enzymatisch in Glucose und Oligoglucosen gepalten, bis der fructosefreie Sirup süßlich pappt. Honige bestehen aus über 90 % Glucose und Fructose, der Rest sind Drei- bis Fünffachzucker plus ein paar Enzyme, die in der Bienenspucke verblieben sind. Was am gehypten Ahornsirup so gesund sein soll, bleibt ein großes Rätsel. Abgesehen von ein paar Aromen und Proteinen bleibt er ein nicht kristallisierfähiges Saccharose-Fructose-Gemisch und ist daher mindestens genauso »gesund« wie der von Ernährungsfachleuten verhasste »Glucose-Fructose-Sirup« aus Maisstärke.

Unserer Physiologie ist es nämlich absolut einerlei, wo Saccharose, Glucose und Fructose herkommen. Die Rezeptoren schnappen sich die Moleküle und verwertet sie, und es ist egal, ob sie aus Ahorn, Honig, Mais oder Zuckerrübe stammen. Monas vermeintlich zuckerfreie Kunst ist krasse Augenwischerei. Ein schönes Beispiel aus einer Traumwelt. Macht aber nichts, denn sie erhielt für ihre Blogbeiträge schon so viele »Likes«, dass sogar ein Kochbuchverlag die Rezepte ab- und als »gesund« im dicken Ratgeber weiterverkaufte. Es ist halt wie immer: Fakten hin, Wahrheit her, Hauptsache, die Kohle stimmt.

Zucker, selbst in seiner raffiniertesten Form, ist natürlich kein Gift, sofern man selbst die Kontrolle nicht verliert, wie viel man davon isst. Wer ständig Limonaden, Fruchtsäfte, Cola trinkt, sich zentnerweise Konfitüren aufs Brot schmiert oder bei wem der Gewichtsanteil eines pappsüßen Ketchups den der Currywurst täglich übersteigt, bei dem läuft natürlich etwas ganz anderes schief. Aber selbst dann hat der Zucker am wenigsten Schuld. Es könnte eher die Einstellung zum Essen sein. Selbst kochen ist immer noch die beste Form der Ernährung, da die Kontrolle über den Zuckergehalt dem Kochenden selbst unterliegt.

Allerdings ist die Fructose ernsthaft und nicht zu Unrecht ins Gerede gekommen, da sie für das Entstehen der sogenannten nicht-alkoholischen Fettleber zu einem gewissen Teil verantwortlich ist. In der Tat lässt sich nachweisen, wie aus Fructoseabbauprodukten, bestimmten Aldehyden, in den Leberzellen über die sogenannte »De-novo-Lipogenese«[201] Fett synthetisiert wird, sofern zuvor die Energie nicht zur körperlichen Betätigung »gebraucht wird«. Bei einem Überangebot wird das neu generierte Fett aus der Fructose in den Fettzellen der Leber gespeichert. Die langfristige Folge ist eine »nicht-alkoholische Fettleber«. Der Syntheseweg, aus Fructose Fett herzustellen, ähnelt physiochemisch dem Umbau von zu viel Alkohol zu Fett, was eben dann, vereinfacht gesprochen, zur alkoholischen Fettleber führt.

Somit wird ein Zuviel an Fructose zu Recht kritisch gesehen, sofern die Aufnahme außer Balance gerät, wie es beim »High Fructose Glucose Sirup«, meist enzymatisch aus Maisstärke hergestellt, der Fall sein kann; er findet in Süßgetränken und anderen Convenienceprodukten beliebte Anwendung. Aber was bedeutet »außer Balance«? Der Maßstab ist wieder die Natur, siehe Evolution, siehe Früchte, siehe Honig. In diesen natürlichen Produkten ähnelt die Zuckerverteilung einer gewissen 50:50-Regel. In Obst und Früchten bilden sich Fructose und Glucose meist etwa im gleichen Verhältnis. Auch im Haushaltszucker, Saccharose, besteht das Molekül aus einer Glucose und einer Fructose. Der Rest sind viele andere Zucker, die prozentual nicht weiter ins Gewicht fallen. Natürlich gibt es Früchte, die mal mehr, mal weniger Fructose enthalten, aber das ist bei vielfältiger Ernährung völlig unerheblich, denn mit all diesen Produkten überlebte *Homo sapiens* alle Zeiten und entwickelte sich prächtig. Dabei lernte er, dass die einzelnen Zucker eine deutlich verschiedene Süßkraft haben. Haushaltszucker, der Standardzucker, wird als 100 % süß angenommen; Glucose, einer der Zelltreibstoffe, ist mit einem Faktor 0,8 weniger süß, während Fructose um den Faktor 1,8 mehr Süßkraft entwickelt. Honig, die 50 : 50-Mischung, ist daher immer süßer. Mit weniger Masse lässt sich mehr süßen. Das brachte den *Homo industrialis* auf die Idee, für den *Homo wohlstandis* Sirups herzustellen, die deutlich süßer sind als Monas beliebter Reissirup, der nur aus Glucose besteht. Schon hatte der *Homo lebensmitteltechnologis* die Idee, aus der Stärke der Monokulturpflanze Mais einen Hochfructosesirup zu erzeugen, der bei weniger Menge stärker süßt und somit auch noch Geld spart. Damit ist klar, warum High Fructose Glucose Sirup tonnenweise eingesetzt wird. Süßwaren und Getränke können kostengünstig und kräftig gesüßt werden.

Das hat natürlich Folgen: Mancher der *Homo wohlstandis* bewegt sich vorwiegend im Auto, verbrennt dabei Benzin statt Körperfett, sitzt am PC oder vor der Glotze, frisst sinnfreies Zeug, säuft literweise stark gesüßte »Soft«drinks. Ohne nachzudenken, gibt so mancher Zeitgenosse das Heft seiner Gesundheit aus der Hand.

Ein Zuckerrelikt aus noch nicht zu lange vergangenen Tagen darf nicht unerwähnt bleiben: »Kunsthonig«, der nur bis 1977 so heißen durfte und jetzt »Invertzuckercreme« genannt wird. Ältere Semester erinnern sich noch an »Kunsthonig« aus aufgekochtem Zucker mit etwas Säure, der bis zum Karamellisieren eingekocht ist. Dieser Brotaufstrich war der Honig der armen Leute und besonders in Zeiten von Knappheit sehr beliebt. Er gleicht in Konsistenz und Farbe klassischem Bienenhonig. Es gelingt sogar, verschiedene Honigtypen (flüssig wie Akazienhonig, zähflüssig oder »kristallig-cremig« wie bei geimpften und gerührten cremigen Honigen) nachzuahmen.

Diese alte Kulturtechnik wird heute von Veganern wieder aufgegriffen. Bereiten wir einmal einen solchen traditionellen Kunsthonig zu. Das klassische Rezept ist natürlich der Invertzucker. Haushaltszucker wird mit Wasser und Säure gekocht, dabei spaltet sich das Disaccharid Saccharose in seine beiden Bestandteile Glucose (Traubenzucker) und Fructose (Fruchtzucker) auf und bildet einen Sirup. Er wird in der Patisserie gern verwendet, etwa in Eiszubereitungen oder Cremes, denn diese 50:50-Mischung kann, anders als Läuterzucker, nicht mehr kristallisieren. Unter weiterem Einkochen wird der Sirup immer dickflüssiger, und die beiden Anteile beginnen zu karamellisieren, es bilden sich intensiv duftende Karamellstoffe (Maltol und Furane) aus den beiden Komponenten. Allerdings entsteht aus Fructose typischerweise auch das als HMF bekannte Hydroxymethylfurfural, das zwischen butterig, karamellartig, fettig, wachsig und moderig riecht. Im echten Bienenhonig kommt dieser Geruchsstoff nicht vor, daher ist HMF auch das übliche analytische Unterscheidungsmerkmal zwischen echtem Bienenhonig und »Analoghonig«.

Kunsthonig I: Traditionelles Grundrezept

- 150 g Haushaltszucker
- 300 g Wasser
- 1 g Zitronensäure

- Alle Zutaten bis ca. 80 °C erwärmen, die Temperatur halten, bis die gewünschte Konsistenz erreicht ist.
- Sind mehr Karamellaromen erwünscht, kann die Temperatur kurzfristig erhöht werden.

Kunsthonig II: Modernere Versionen

- Da beim Kochen mit Säure die Saccharose zu Glucose und Fructose gespalten wird, können die Einzelzucker sofort mit weit weniger Wasser aufgekocht werden. Dann lassen sich die »Kunsthonige« sogar gezielter aromatisieren.
  Beispiel:
  80 g Glucose
  90 g Fructose
  50 g Wasser

- Die Zutaten vermengen und so lange aufkochen, bis die Konsistenz eines flüssigen Honigs erreicht ist (etwa bei 103–105 °C auf dem Zuckerthermometer).
- Den Honig in ein heißes Glas geben (wegen der Sprunggefahr) und erst nach dem vollständigen Abkühlen verschließen (zur Vermeidung des Kondenswassers, das zur Schimmelbildung führen kann).
- Zur Aromatisierung eignet sich das Mitkochen von Kräutern wie Thymian, Rosmarin, Kamille oder Birkenblättern.

Kunsthonig ist natürlich vegan und damit Teil des nächsten Trends.

Frei von Tier: vegan

Von realen und gefakten Produkten

Der Kunst- beziehungsweise Analoghonig offenbart bereits ein Hauptproblem der veganen Ernährung: Ihm fehlt das Beiprogramm, das Honig als natürliches Produkt mitbringt. Eine breitere Verteilung aller möglichen Zucker, Enzyme, Mikronährstoffe und natürlich bienen- und blütenspezifische Aromen[202]. Dem »gefakten« Produkt fehlen Makro- und Mikronährstoffe. Nun mag man gern darüber streiten, ob das beim Honigverzehr in üblichen Mengen überhaupt ins Gewicht fällt, dennoch offenbart dies ein fundamentales Problem vieler veganer Ersatzprodukte.

Man darf sich ohnehin wundern: Innerhalb kürzester Zeit erlebten Genussmenschen einen Kulturwandel. Seit Jahren beschimpf(t)en Medien und Verbraucherschützer »die« Lebensmittelindustrie als Betrüger und Lügner[203]. Fleisch- und Fischabfälle würden mit Transglutaminase, zu Deutsch Fleischklebern, zu Formschinken, Formschnitzel oder Surimi zusammengeklebt. Das Zeug bestünde zum Großteil aus nährwertfreien Zusatzstoffen, gefärbtem Wasser, künstlichen Aromen und Geschmacksverstärkern. Und die bösen Molekularköche hätten diese Techniken auch noch für die Gastronomie hoffähig gemacht[204]. In Wirklichkeit brachte die Idee der veganen Ersatzprodukte erst die große Vereinigung von Lebensmitteltechnologie und Molekularküche. Von verschiedener Seite hat die Molekularküche nach ihrem Hype immer wieder Prügel bezogen – Molekularköche böten kein vollwertiges Essen, sondern mit Zusatzstoffen, Zuckeraustauschstoffen und Enzymen zusammengeklebte Kunstprodukte, nicht besser als Kunstkäse oder Formschinken aus billigen Zutaten. Gästen würde davon übel, und man habe manche davon vor dem katalanischen Restaurant *El Bulli* Brocken lachen gesehen[205], öfter als Pferde vor der Apotheke. Bald wurde Molekularküche für tot erklärt, und die Naturküche galt als Nonplusultra.

Wer heute wirklich etwas auf sich hält und das Klima ganz persönlich retten möchte, ernährt sich nachhaltig, ganz ohne tierische Produkte. Eier, Milch, Butter oder Sahne sind nicht mehr gestattet. Ein Megatrend. Aber auch Veganer schnuppern gern am schmelzenden »Käse« über den Gemüseaufläufen, mögen Tiramisu ohne Ei und Mascarpone ohne Milch oder milchfreie Schlagsahne zu Erdbeeren. Natürlich gibt es dafür Lösungen. Der vegane Käseersatz (bestehend aus Stärke, Wasser, Pflanzenfetten, Emulgatoren, Aromen und Schmelzsalzen) spukte bereits als Analogkäse durch die Medien. Vegane Sahne aus Sojamilch, reich an E 322 (Lecithin), versetzt mit E 415 (Xanthan) und E 410 (Johannisbrotkernmehl), garantiert einen guten Stand und emulgiert jedes Pflanzenöl zur cremigen Mayo. Schon wird »Vegan ist das neue Bio« zur neuen Losung erklärt. Ist aber auf jeden Fall ganz schön »molekular«, das neue Bio.

Nun bleibt Essen die letzte Freiheit jedes Menschen, wenigstens dort, wo Nahrung reichhaltig verfügbar ist. Bedenklich wird es aber, wenn industriell erzeugte Pseudolebensmittel als »lecker« und weltrettend vermarktet werden. Beim »Sojaschweinebraten« tippt man sich noch amüsiert an die Stirn, aber muss industriell produziertes, mit verpönten E-Stoffen verklebtes Yamswurzelmehl, geliert mit biotechnologisch produzierten Bindemitteln und zu gummiartigen »King Prawns« geformt, als politisch korrekt gelten? Warum werden vegane Kunstprodukte von Foodwatchern und Verbraucherschützern nicht mit derselben Vehemenz abgewatscht wie das Garnelenimitat Surimi? Tatsächlich basiert Surimi auf einer über 900 Jahre alten Tradition und der Gelierfähigkeit von Fischproteinen bei Zuckerzugabe. Auch wenn dazu heute technische Möglichkeiten genutzt werden, stehen diese Produkte immerhin doch etwas näher an der Esskultur als der leider oft ungenießbare vegane Ersatz: Surimi besteht tatsächlich zum Großteil aus Fischprotein und war somit schon vor 900 Jahren »*clean label*«.

Wird hier etwa mit zwei Maßstäben gemessen, statt sich um Fakten zu kümmern? Wenn es so wäre, müsste man es Ideologie nennen. Aber die Grenzen verschwimmen vollkommen, denn auch Köche, die sich der modernen Regionalküche mit Überzeugung verschrieben haben, oder Spitzenköche im vegetarischen Bereich verzichten ungern auf so manche »Molekularstoffe« wie Xanthan, Johannisbrotkernmehl oder Carragene, sofern sie ihre Teller vielfältig und spannend gestalten möchten. Dürfen sie das? Natürlich, die Grenzen zwischen Natur, vegan und molekular bleiben ja Gott sei Dank fließend. So lange es Handwerk bleibt und der geneigte Esser das auch noch zu Hause machen kann, sollte man meinen.

Hightech-Proteinfood: hohe Verarbeitungsgrade

In Zeiten der Molekularküche war man rasch mit der These zur Hand, das Kochen habe sich seit Feuers Urzeiten nicht geändert. So sei die neue Technik willkommen, jetzt könne man mit Sous-vide, Texturgebern, Rotationsverdampfern und Gefriertrocknen Kochen neu definieren. So ganz richtig ist das zwar nicht, denn nie wurde die seit Jahrhunderten gültige Kochbasis, eingerahmt zwischen den Eckpfeilern roh, gekocht und fermentiert, bis heute verlassen.

Langsam ändern sich die Zeiten. Zur Rettung der Welt wird auseinandergenommen, was das Zeug hält, und zusammengefügt, was nicht zusammengehört. Aus Hülsenfrüchten und Insekten werden mit großem Aufwand Proteine extrahiert und gereinigt. Der Rest landet in sogenannten Sekundärkreisläufen. Da sich diese unterschiedlichen Proteine in aller Regel aus thermodynamischen Gründen nicht unbedingt untereinander vertragen, braucht man die Gewalt von Extrudern, hohen Drücken und ausgeklügelten Temperaturprofilen, damit sich auch auf Nanoskalen Strukturen bilden, die als texturierte Proteine, *vulgo* Fleischersatz, auf den Tellern landen.

Wer es verkostet hat, entdeckt durchaus interessante Aromen, neue, ungewohnte Texturen. Aber bei den Küchenexperimenten wird man das Gefühl nicht los, ein Ragout aus echten gekochten und fermentierten Sojabohnen, gegrillten Insekten und Algen wäre letztendlich doch besser gewesen. Mit kostbaren Mehrwerten: durchgängige Kontrolle am eigenen Herd über Aroma und Geschmack, und man hätte sich sogar noch die bei

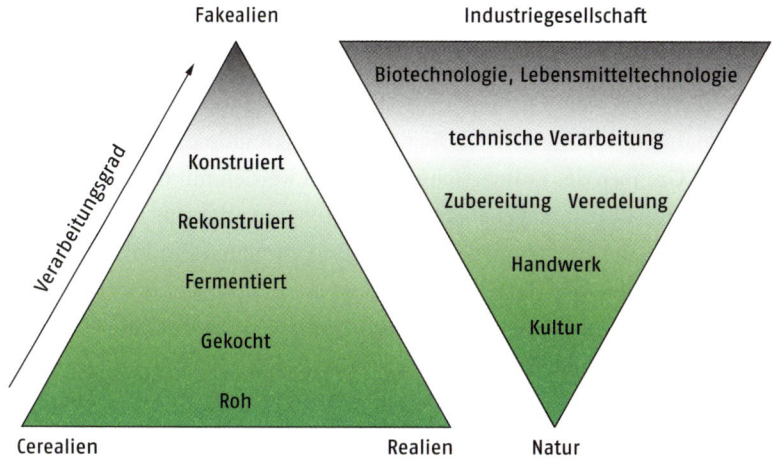

Fakealien   Industriegesellschaft

Verarbeitungsgrad

Konstruiert

Rekonstruiert

Fermentiert

Gekocht

Roh

Cerealien   Realien   Natur

Biotechnologie, Lebensmitteltechnologie

technische Verarbeitung

Zubereitung   Veredelung

Handwerk

Kultur

○ Das »industriell-kulinarische Dreieck« beschreibt Zustände von Lebensmitteln, die aus Cerealien (Getreide) und Realien (alle anderen Lebensmittel) nur entstehen, wenn der Verarbeitungsgrad über die üblichen kulturellen Handlungen hinausgeht und Fake-Lebensmittel entstehen (Fakealien).

der Proteinextraktion verworfenen Primärstoffe, die von Gesundheitsaposteln ausgelobten »Phytochemikalien«, einverleibt, die nach der Proteinextraktion in anonymen Wirtschaftsströmen versanden.

Bei derart hohen Verarbeitungsgraden verlässt man die Idee des Werts des intakten und natürlichen Produkts, fernab von »Root to Leaf« oder »Nose to Tail«. Die Rekonstruktion von Fakefleisch, Vleisch oder Visch ist nicht nur mit einem hohen Nährstoffverlust der ursprünglichen Lebensmittel verbunden, sondern erfordert eine hohen Grad industrieller Verarbeitung, die oft über dem Verarbeitungsgrad von Convenience-Lebensmitteln liegt.

Derartige Fake-Nahrungsmittel lassen sich direkt mit dem Verarbeitungsprozess korrelieren, wie in dem neuen »kulinarischen Dreieck« der »Industrie-Esskultur«, siehe Abbildung, zu erkennen ist. Je weiter die Prozesstechnik fortgeschritten ist, desto weiter entfernt man sich vom Naturprodukt und damit von der Natur und erst recht vom Handwerk des Kochens und Veredelns.

Der Begriff »Fake« ist hier ernst zu nehmen. Mancherlei Produkte haben keine Entsprechung mehr in der Natur. Ein texturiertes Sojaprotein hat nur noch wenig mit der Sojabohne gemein. Ob diese hochtechnische Verarbeitung als Veredelung gelten kann, ist unklar; mit Handwerk haben diese Verfahren wenig gemein. Mit den Basiszuständen des Kochens roh, gekocht und fermentiert haben sie nur noch am Rande zu tun. Die bis dato gültigen Grenzen des kulinarischen Dreiecks werden mit den Verfahrenstechiken der Bio- und Lebensmitteltechnologie verlassen. Den Pflanzen werden Proteine entnommen, gereinigt und zu neuen Produkten zusammengefügt. Alles, was Lebensmittel sonst noch ausmacht, die »Foodmatrix«, die in ausgewogener Weise Mikro- und Makronährstoffe einbindet und für unsere Physiologie passend verpackt, fehlt. Sie muss daher zugefügt werden. Und zwar auf eine Art und Weise, wie es in den Empfehlungen der gerade gültigen Ernährungswissenschaft steht. Die Produkte sind weder natürlich noch veredelt, sondern verfahrenstechnisch »gefakt« und somit »Fakealien«, im Gegensatz zu Realien und Cerealien. Das Anagramm Faekalien ist natürlich reiner Zufall.

Bei allen Möglichkeiten der Proteinextraktion aus Erbsen, Sojabohnen und Lupinen dürfen ein paar Fakten nie vergessen werden: Jede Extraktion des reinen Proteins ist ein chemischer, physikalischer und energetischer Aufwand, der mit hochindustriellen Prozessen verbunden ist. Aus 1 kg Erbsen sind viele vollwertige Mahlzeiten zu gewinnen, mit allen Vorteilen der Erbse, ihren Ballaststoffen, Kohlenhydraten, Phenolen, sekundären Pflanzenstoffen, Vitaminen, Lecithin und so weiter und so fort. Die daraus gewonnenen 230 g Protein sind nur noch das weitgehendst gereinigte Protein. Es besitzt zwar alle essentiellen Aminosäuren, aber das war's dann schon. Ein vollwertiges Lebensmittel ist das Protein nicht. Daher taugt es auch nur als »Nahrungsergänzungsmittel« für Bodybuilder und Kraftsportler. Oder eben, um daraus »Vurst« oder vegane Bolognese zu machen. Beim Verzehr aller texturierten Analogprodukte darf man sich gern an die technologische Malträtierung der Hülsenfrüchte erinnern. Der Teller Erbsen mit Zwiebeln, Olivenöl, Knoblauch und Minze macht definitiv mehr her als die daraus hergestellte vegane Gummichorizo mit Bindemitteln, Emulgatoren und Aromen. Echte »Flexitarier« und Gourmets brauchen diese »Produkte« nicht einmal an ihren fleischfreien Tagen und Wochen. Denn sie können sich darauf freuen, dass sie vom Direkterzeuger in 2 Wochen ein echtes, gutes Stück Fleisch, eine Leber und eine Niere bekommen, und bis dahin zaubern sie sich aus Gemüse und Hülsenfrüchten nahrhafte und wohlschmeckende Köstlichkeiten.

Frei von Handwerk

Lange glaubte man sich in Frankreich auf der sicheren Seite. Sogar die Stopfleber wurde zum nationalen Kulturgut erklärt, und Handwerk hat dort noch immer goldenen Boden. Köche, Bäcker und Metzger zählen zu den erstrebenswerten Handwerksberufen. Doch der Wind scheint sich zu drehen. Militante Tierschützer sprechen, wie vielerorts im Rest des Europäischen Kontinents, vom Tierholocaust. Fassaden von Fleischereien werden mit »falschem« Blut bespritzt, und Veganer posieren in T-Shirts mit Aufdrucken wie »Metzger ist kein Beruf« und »Schlachter sind keine Handwerker« vor den Läden.

Kein Beruf? Immerhin ist dieses traditionelle Handwerk von allen Fachverbänden und Innungen dieser Welt anerkannt und in Handwerksbetrieben und Berufsschulen unter der weniger blutig klingenden Berufsbezeichnung »Fleischfachmann/frau« erlernbar. Natürlich ist für das Schlachten und die Fleischverarbeitung erhebliches Fachwissen notwendig, damit Leberwürste halten und Blutwürste nicht gerinnen – über korrekte und sachgerechte Zuschnitte bis zu hochveredelten Produkten wie Dry Aged Beef und Luma Beef. Auch dann, wenn französische Metzger selbst noch aus Schweinedärmen in Handarbeit Spezialitäten wie Andouille und Andouillette zaubern und »Nose to Tail« in wirklich allen Facetten seit ewigen Zeiten beherrschen.

Sicher, das globale Fleischgeschäft agiert mit unsäglicher Massentierhaltung, abscheulichen Tiertransporten und Massenschlachtungen jenseits von Gut und Böse, abseits von Tradition und Nährstoffbedarf. Neue Proteinquellen zu erschließen ist zwingend notwendig, und den individuellen Fleischkonsum auf das Nachhaltigste zu reduzieren, wird künftig erste Bürgerpflicht. Ob allerdings Vleisch und Visch, vegane Ersatzprodukte aus Stärke, Pflanzenprotein und Bindemitteln, handwerklich, geschweige denn nachhaltig produziert werden können, bleibt fraglich. Die häufig nährstoffarmen, in Form gepressten und zusammengepappten Analogprodukte sind ohne industrielle Verfahren nicht denkbar und so garantiert »frei von Handwerk«. Ganz im Gegensatz zu Beyond Meat und Co.

Surrogatprodukte, Beyond & Impossible Meat und Nährwert

Surrogatprodukte, die Fleisch und anderen tierischen Lebensmitteln gleichen, stehen dennoch im voll Trend. Burger, Grillwürste, Münchner Weißwürste, selbst Garnelen, Shrimps und Käse sind vegan zu haben. Aus Pflanzenproteinen wie Gluten, Erbsen-, Soja-, Lupinenprotein. Oder aus »industriellen Nebenströmen«, wenn etwa bei der Stärkeproduktion Proteine aus Kartoffeln, Ölen und so weiter »abfallen«. Prinzipiell ist im Lichte der grenzenlosen Fleischesserei dagegen nichts einzuwenden, im Gegenteil. Jeder Schritt weg von der unsäglichen Mast- und Massentierhaltung ist ein Schritt in die richtige Richtung. Vor allem wenn es um Massenverpflegung geht. Es ist nicht einzusehen, dass gedankenlos an jeder Ecke der Wohlstandswelt Burger und Co. aus echtem Fleisch, sei es auch nicht der besten Qualität, verkauft werden, die, zwischen zwei Brötchenhälften gepappt, gedankenlos im Mund verschwinden, ohne dass der Esser auf Geschmack, Aroma oder gar die Textur achtet. Diese achtlos verspeisten Fleischprodukte lassen sich ohne Probleme mit pflanzlichen Produkten ersetzen (vermutlich sogar ohne dass so mancher Esser überhaupt realisieren würde, dass es sich um ein Ersatzprodukt handelt). Vor allem wenn der Eigengeschmack des Fleischbratlings mit überwürzten Soßen und Cremes ohnehin vollständig maskiert ist. Dann sind Beyond Meat, Soja-, Erbsen- oder Lupinenburger gewiss nicht fehl am Platz. Das ist logisch und letztlich unabhängig davon, ob man sich fleischfrei ernährt oder omnivor lebt.

Auch von den Aminosäuren her sehen Fleischersatzproteine, z. B. Soja und Erbsen, sehr gut aus, besonders wenn sie in pflanzenbasierte Burger gemischt werden, wie sich in der Tabelle zeigt. Also, so der vereinfachte Ansatz der Ernährungswissenschaft, ist es kein Problem, tierische Lebensmittel durch pflanzliche zu ersetzen, ohne Nährstoffverlust, was Aminosäuren betrifft. Ganz so einfach ist es aber nicht, denn man weiß inzwischen, wie wichtig sogenannte bioaktive Peptide[206, 207] für das Funktionieren der Physiologie sind[208].

Nach wie vor sind die bekannten Probleme vorhanden, die nur durch Supplementation zu lösen sind, als da wären langkettige essentielle Fettsäuren, wie sie lediglich in tierischen Produkten oder Mikroalgen vorkommen, Vitamin B_{12}, das in tierischen Produkten zu finden ist, so wie Vorläuferverbindungen von Vitamin D, die als Cholesterinabkömmlinge aus-

□ Mittlere Aminosäurezusammensetzung von Soja- und Erbsenprotein sowie von Rindfleisch, jeweils auf die Trockenmasse bezogen.

(semi)essentielle Aminosäure	Soja (mg/100 g) in Trockenmasse	Erbsenprotein (mg/100 g) in Trockenmasse	Rind (mg/100 g) in Trockenmasse
Arginin	2360	3910	3630
Histidin	830	2800	2380
Isoleucin	1780	3800	3630
Leucin	2840	6580	5670
Lysin	1900	6320	6090
Methionin	580	6210	1760
Phenylalanin	1970	1620	1880
Threonin	1490	2670	3080
Tryptophan	450	570	770
Tyrosin	1250	4040	2380
Valin	1760	7510	3980

schließlich im tierischen Organismus Präsenz zeigen, und so weiter und so fort. Aber es gibt noch einen ganz anderen Aspekt, der bisher in der Ernährungswissenschaft gar nicht in vollem Umfang verstanden wurde, nämlich die Rolle der bioaktiven Peptide.

Die besondere Rolle von »bioaktiven Peptiden«

Das Spektrum der physiologischen Effekte, die auf den Konsum von über die Nahrung zugeführten bioaktiven Peptiden und Proteinen zurückzuführen sind, ist vielfältig. Sie modulieren das Immunsystem, regulieren den Blutdruck, wirken entzündungs- und krebshemmend. Der Verzehr von Lebensmitteln, die ein hohes Potenzial an bioaktiven Peptiden haben, ist daher für die Gesundheit und das Wohlbefinden von besonderer Bedeutung. Bioaktive Peptide helfen, die Gesundheit zu optimieren und direkt oder indirekt Infektionen und sogar Krankheiten vorzubeugen. Dabei bieten Lebensmittel diese bioaktiven Peptide auf eine ganz besondere Weise, egal ob von proteinreichen Pflanzen wie der Sojabohne[209], Milch oder Milchprodukten[210] und Fleisch[211].

Diese Peptide entstehen direkt aus den Lebensmittelproteinen, wenn diese enzymatisch gespalten werden. Etwa bei Reifung (Fleisch, Käse) oder durch Fermentation (Joghurt, Miso, Sojasauce, Rohwürste, Schinken). Vor allem entstehen sie über die Verdauung, wenn die Proteine aus Lebensmitteln von den Bauchspeicheldrüsenproteasen gespalten werden. Und genau hier offenbart sich plötzlich ein ganz neuer Aspekt der »vielfältigen Ernährung«. Bioaktive Peptide sind bestimmte Bruchstücke von ganz bestimmten Proteinen mit 3–20 Aminosäuren, deren Abfolge einem festen Muster folgt. Diese Muster können z. B. ganz bestimmte Funktionsproteine auf den Zellen stimulieren, durch ihre Ladung molekulare Schaltvorgänge auslösen oder durch ihre stark wasserunlöslichen Sequenzen Schaltvorgänge blockieren. Das zeigt, wie wichtig ihre genaue Struktur ist, und vor allem, wo genau sie herkommen, denn je länger sie sind, desto mehr »Information« über das Ursprungsprotein steckt in dem jeweiligen Peptid und dessen Bioaktivität. Peptide, die nur aus 2 oder 3 Aminosäuren bestehen, können aus vielen Proteinen stammen. Bei Peptiden ab 7 Aminosäuren steigt die Wahrscheinlichkeit, dass dieses Peptid nur aus einem bestimmten Proteintyp stammen kann, stark an, bei 20 Aminosäuren in einem ganz bestimmten Muster ist die Wahrscheinlichkeit schon praktisch 100 %. Kein Wunder, denn über die Aminosäurensequenz eines Proteins wird dessen biologische Funktion exakt festgelegt.

Ein anschauliches Beispiel ist das ein Peptid aus 9 Aminosäuren in der Abfolge Isoleucin-Valin-Glycin-Arginin-Prolin-Arginin-Histidin-Glutamin-Glycin, das bei der Verdauung von Fleischproteinen entsteht. Dieses Muster kommt ausschließlich im Muskelprotein Aktin vor, also in den Muskeln von Tieren und Insekten. Es existiert keine pflanzliche Quelle für dieses bioaktive Peptid. Die einzigen alternativen Quellen wären manche Hefen, etwa *Candida intermedia*, die im Weinbau zu finden ist, *Candida mogii*, ein xylitolproduzierender Pilz bei manchen Misogärungen, bei *Mucor ambiguus*, ein Schimmelpilz, oder die Hefe *Hanseniaspora uvarum*, bei Winzern unter dem Synonym *Kloeckera apiculata* bekannt, die auf Beerenhäuten vertreten ist. Diese Hefen produzieren sehr geringe, ernährungsphysiologisch irrelevante Mengen des Muskelproteins Aktin. Das Gleiche gilt für manche Erreger wie *Cryptococcus neoformans*, der fast immer bei Patienten mit massiver Immunschwäche auftritt.

Auf der anderen Seite befindet sich das bioaktive Peptid mit der Abfolge Methionin-Isoleucin-Threonin-Leucin-Alanin-Isoleucin-Prolin-Valin-Asparagin-Lysin-Prolin-Glycin-Arginin exklusiv nur in der Sojabohne, nicht einmal in anderen Leguminosen wie Erbsen oder Lupinen.

Allein diese beiden Beispiele zeigen zwei wichtige Sachverhalte: Es reicht nicht, nur auf die Aminosäuren zu starren und zu behaupten, es wären ja alle essentiellen Aminosäuren vorhanden. Nein, die Sequenzen der bioaktiven Peptide sind von mindestens ebenso großer Bedeutung. Der ideologische Ausschluss irgendwelcher Nahrung ist letztlich falsch. Das Vermeiden tierischer Produkte reicht weiter als vordergründig angenommen. Bioaktive Peptide lassen sich sehr einfach biochemisch synthetisieren und könnten als weitere Supplemente beigefügt werden. Die Frage, wie weit Essen synthetisch sein darf, muss sich jeder selbst beantworten.

Die reine Fleisch- und Wurstfresserei und das Verdammen von Gemüse der primatenhaft sich auf die Brust trommelnden Schwenkgriller ebenso. Je vielfältiger unsere Nahrung ist, desto besser funktioniert unsere Physiologie. Jede strikte und langfristige Restriktion bestimmter Lebensmittel ist aus Sicht der molekularen Seite der Ernährung in hohem Maße fragwürdig.

Vegane Mächte

»Denk ich an Frankfurt in der Nacht, bin ich um den Genuss gebracht«, könnte Goethe heute Heinrich Heines Worte interpretieren, denn die Hauptstadt des Stöffche (Apfelwein), der Grie Soß (die legendäre Frankfurter Kräutersauce) und der Frankfurter Wärstsche ist um eine Attraktion reicher: Als erste Stadt Deutschlands eröffnete eine vegane Kindertagesstätte ihre Pforten, nach immensem Druck von Eltern, die dieser Ernährungsweise folgen. Geschenkt, jedem Tierchen sein Pläsierchen. Aber die Frage, wie sinnvoll es wirklich ist, Kinder vegan zu ernähren, muss in der Tat frei von Ideologie hinterfragt werden[212]. Erst recht, welche Auswirkungen ein veganer Lebensstil der Mütter vor und während der Schwangerschaft hat[213].

Was aber sonst noch geschieht, ist fragwürdig. Den Kindern werden z. B. Bilderbücher von Bauernhöfen mit Tieren vorenthalten, Zoobesuche sind natürlich tabu. Die real existierende Welt wird verschwiegen. Draußen ist böse, hier drinnen ist es gut. Eine Art von kindgerechter Gehirnwäsche? Ähnlich halten es amerikanische Kreationisten[214] ebenso wie manch osmanische Staatspräsidenten: Bücher über Evolutionsbiologie werden aus dem Lehrplan verbannt, der Urknall ist eine Fantasie spinnerter Physiker, Darwin war ein Ketzer, Adam bestand aus Lehm, Eva aus seiner Rippe. Die Erdscheibe ist 6000 Jahre alt und wurde vom lieben Gott in exakt 6 Tagen exakt dorthin gepinnt, wo sich die Sonne um sie drehen kann.

Manche Kitaveganer sehen das offenbar ähnlich: Jäger und Sammler? Fake News. Neolithische Revolution? Pah! Milchkühe? Seit 10 000 Jahren als Huren von Zuhältern gehalten. Hühner? Bienen? Geschundene Sklavinnen! Metzger? Schöpfungsverachtende Mörder. Und alle, die der Sekte nicht beitreten, sind schuld am Klimakollaps dieser Welt. So bekommt die Erbsünde endlich ihre postmoderne Bedeutung. Aber vielleicht beginnt später einmal eines der Kitakinder zu denken und wird sehen, dass es nicht gut war, und beginnt zu essen, frei von Supplementen.

Es bleibt an dieser Stelle erneut die Frage, ob überhaupt eine Ernährungsform gewählt werden muss, die eine regelmäßige Supplementierung notwendig macht, oder ob besser gleich gegessen wird, was die Natur bietet und in dem sie alle lebensnotwendige Makro- und Mikronährstoffe »frei Haus« liefert, wie es bereits beim vegetarischen Lebensstil der Fall ist. Der Mehrwert bioaktiver Peptide ist bei vielfältigem Essen garantiert. Essen muss frei von Ideologien sein, sonst geht es irgendwann dem *Homo sapiens* nicht mehr so gut. Ob ausschließlich das heutige Paläo, der Gegentrend, gut sein kann, steht mit Blick auf die bioaktiven Peptide ebenfalls auf einem ganz anderen Blatt.

Frei von vegan: Paläo und Meat Porn

Kein Nahrungsausschluss durch Ernährungstrends

Die andere Fraktion huldigt erst recht dem Fleisch – Paläofanatiker lehnen die Errungenschaften des Neolithikums ab, Milch und Milchprodukte oder Getreide sind strikt untersagt. Die vollkommen unbewiesene Annahme, die Steinzeitdiät sei die einzig gesunde Form der Nahrungszufuhr, ignoriert wie der Veganismus prinzipielle Erkenntnisse der Ernährungsforschung[215]. In der Tat trugen Feuer und Fleisch im Paläolithikum entscheidend zur Menschwerdung bei, allerdings brachte erst das Neolithikum Wohlstand, Nahrungssicherheit und kulturellen Fortschritt. Der Mensch passte sich den Gegebenheiten unter Selektionsdruck an, wie das Beispiel der Punktmutation der DNA zeigt, die einem Teil der Erdbevölkerung eine Lactosetoleranz ermöglichte. Allein die Tatsache, welche Vielfalt bioaktiver Peptide aus Milchproteinen während der Verdauung oder der Käseproduktion[216] entsteht, ist außergewöhnlich[217].

Auch die verstärkte Bildung von Speichelamylase (einem stärkespaltenden Enzym) und deren Aktivität bei Omnivoren im Vergleich zu reinen Fleisch- oder Pflanzenfressern[218] zeigt die starke Anpassungsfähigkeit des Allesfressers Mensch, die ihm während seiner Entwicklung das Überleben sicherte.

Sogar die Zusammensetzung des Mikrobioms ist damit gekoppelt[219]. So zeigen neueste Hinweise, dass eine höhere Genkopienzahl und damit eine hohe Konzentration der Amylase im menschlichen Speichel direkt mit der Vielfalt der Mikroorganismen im Mikrobiom zusammenhängt. Kein Wunder, denn die partielle Vorverdauung der Stärke im Mund bestimmt die Struktur der Stärke, die während der Magen-Darm-Passage dort verdaut oder vergoren werden muss. Eine starke Variation der Zusammensetzung des Mikrobioms ist aber generell ein Vorteil.

Auch dies weist nur in eine Richtung: Jeglicher generell verordneter Ausschluss von natürlichen Lebensmitteln ist wenig sinnvoll.

Dry aging versus best aging

Altes Fleisch in neuen Schränken: Seit Abhängen von Fleisch »*dry aging*« heißt und teure Lifestyle-Reifeschränke für das Rinderschnitzel gekauft werden, ist diese handwerkliche Uraltmethode wieder in Mode gekommen. Befeuert von Modezeitschriften wie *BEEF* (mit Ausrufezeichen), von Buchreihen, Keramikgrills und Hightechöfen wird Fleisch zum ultimativen Genuss. Neue Rinderrassen halten Einzug, zu Simmental und Angus gesellen sich japanische Wagyus, deren Fleisch von intramuskulärem Fett nur noch so strotzt. Das neue Grilldenglish untermalt die Wichtigkeit und Internationalität. Statt Zuschnitten gibt es *cuts*, das Roastbeef liegt neben T-Bone-Steak, Flanksteak, Porterhouse-Steak und RibEye-Steak. Am besten möglichst lange »gedraieitscht«, damit es auch wirklich mundet.

Rindfleisch wurde früher am Knochen im Kühlhaus bei knapp über 0 °C und definierter Luftfeuchtigkeit bis zu 4 Wochen gereift. Das Fleisch wird nach der Totenstarre zart, und es verbleibt nach der Reifung gerade so viel Saft, dass beim Braten und Grillieren kein nennenswerter Wasserverlust auftritt. Gleichzeitig intensivieren sich Aroma und Geschmack. Allerdings bekommt man derzeit den Eindruck, es gäbe Weltmeisterschaften im Langreifen. Bis zu 50, 60 Tage oder noch länger hängt das Fleisch im Reifeschrank, um dem guten Stück tieferen Geschmack und höchstintensive Aromen zu verpassen. Aus naiver Sicht mag der Gedanke richtig sein, er ist in vielerlei Hinsicht aber kontraproduktiv.

Tatsächlich entstehen während des sehr langen Reifens viele Aromaverbindungen und deren Vorstufen, die nach dem Garen die Nase betören. Aber der fleischige Geschmack leidet. Enzyme schneiden während des Reifens aus den Proteinen fleißig die reichlich vorhandene Umami-auslösende Glutaminsäure heraus, während sich aus dem Muskeltreibstoff Adenosintriphosphat (ATP) der Umamiverstärker, das Inosinmonophosphat (IMP), bildet. Beide zusammen schaukeln sich gewaltig auf und liefern das »höchstmögliche Umami« wenn ihr Verhältnis etwa fifty-fifty ist. Mit zunehmender Reifezeit entsteht zwar immer mehr freie Glutaminsäure, aber der eigentliche Geschmacksverstärker, das IMP, nimmt nach 4 Wochen deutlich ab, und schon sinkt der Umamigeschmack merklich[220].

Die alten Metzger, die ihr Fleisch nicht dry ageten, sondern noch herkömmlich abhingen, ahnten es schon: 4 Wochen reichen für den guten Geschmack. Der Wettstreit »ich hab das am längsten Gereifte« ist somit biochemischer Unsinn.

Sous-vide über alles?

Sous-vide ist einfach der Renner[221]: Fleisch in den Garbeutel, Gewürze dazu, verschweißen und ab ins 53,8 °C heiße Wasserbad[222]. Nach ein paar Stunden alles rosa, fertig, gabelzart. Ganz so einfach ist es halt doch nicht, vor allem bei geschossenem Hochwild. Das feine dunkelrote Filet, stundenlang sous-vide gegart, gerät schon einmal unangenehm breiig, behält aber seine schöne Farbe bei. Das Fleisch verliert praktisch seine Struktur, und befriedigend ist das Ergebnis nicht, selbst wenn Geschmack und Aroma nach wie vor bestechend sind. Bei Rindfleisch wird dieser Effekt nie beobachtet, obwohl der Muskelaufbau dem von Wild bis auf wenige Feinheiten ähnelt.

Fleisch ist eben nicht Fleisch, und besonders Wild erfordert mehr Aufmerksamkeit. Geschossenes Wildfleisch blutet, im Gegensatz zu Schlachtfleisch, nicht mit noch pumpendem Herzen aus. Dadurch ist Wildfleisch blutreicher und erhält beim Garen einen süßlichen, fast leberartigen Geschmack. Allerdings erhöht sich dadurch die enzymatische Aktivität im Muskelfleisch. Bei herkömmlichen Garmethoden wie Kurzbraten ist das kein Problem, wohl aber beim Sous-vide-Garen bei Temperaturen unter 60 °C, denn manche proteinspaltenden Enzyme sind dann erst hochaktiv.

Gut gemeinte lange Garzeiten bei niedrigen Temperaturen sind daher für Wild, wie auch für Bluttauben, nicht immer ratsam, denn dann sind Enzyme lange wirksam. Sie veranlassen Muskelproteine, sich zu spalten. Das Fleisch verliert dadurch nach und nach seine Struktur und demzufolge Stabilität und Biss. Es wird zum Babybrei. Dann ist sous-vide sicher kein Renner für viele Gäste.

Es sei denn, solche Geschichten werden bewusst unter Vollbesitz der geistigen Kräfte provoziert, denn der Effekt über die hohe enzymatische Aktivität kann gezielt genutzt werden, um geschmacklich hervorragendes »Streichfleisch« herzustellen. Das Wildfleisch, oder die Bluttaubenbrüstchen, lässt sich roh in kurzen Stößen kuttern. Dadurch werden weitere Enzyme aus dem Muskelgewebe freigesetzt und manche Proteine mechanisch vorzerstört. Dann das Ganze mit ein wenig Salz und feinen, zum Fleisch passenden Gewürzen versehen, vakuumieren und über mehrere Stunden bei Temperaturen zwischen 50 und 55 °C ins Wasserbad geben. Die Enzyme sind bei diesen Temperaturen hochaktiv. Sie zerlegen zunächst das die Muskelfasern zusammenhaltende Kollagen, dann auch nach und nach die Fleischproteine. Das Resultat ist ein feiner Fleischbrei, der z. B. als Farce dienen kann. Die Fleischsäfte sind dabei gut eingebunden. Auch banal als Toastbelag zum Apéro kann dieser Fleischbrei unter dem Salamander oder dem Gasbrenner »grillartig gewürzt« werden.

Invers pervers?

Neben der oben bereits zitierten Zucker-Mona gibt es noch Mampfred. Mampfred ist leidenschaftlicher Carnivore. Er schätzt rasch verfügbares Eiweiß und isst gern Rind, Schwein, Lamm, auch Geflügel, sofern die Tiere von verantwortungsvollen Produzenten stammen. Seit Mampfred aber von einer Gruppe Veganern und radikalen Tierschützern in einem Gartenlokal übel beschimpft und angepöbelt wurde, traut er sich kaum noch, in der Öffentlichkeit Fleisch zu essen.

Doch der trotz seines Fleischgenusses friedfertige Mampfred hat eine Idee: Er tüftelt lange herum, extrahiert Fleischproteine, mischt sie mit Hilfsstoffen wie Stärke, Pektin und Cellulose, die er aus industrieller Produktion bezieht, und baut so Gemüse aus Fleisch nach. Form und Textur stimmen schon recht gut, selbst die dünnen Salatblätter aus Fleisch sind optisch vom echten Salat kaum noch zu unterscheiden. Der Nachbau von Karotten und Kohl ist, dank natürlicher Farben, kein größeres Problem. Die letzten Nuancen werden mit seinem großen Aromasortiment abgestimmt, so kann Mampfred sogar Zucchini, Auberginen und Tomaten auf Fleischbasis herstellen. Der Gemüseersatz aus hochwertigen tierischen Proteinen schmeckt fast wie Gemüse vom Acker. Damit können Leute wie Mampfred gefahrlos Fleisch genießen, ohne den Pranger zu fürchten.

Natürlich ist diese Geschichte vollkommen absurd. Nichts weiter als ein zynisches Gedankenspiel, ein absurdes Worttheater. Allerdings bot im Jahr 2019 eine US-Fast-Food-Kette Ersatzmöhren, »marrots«, die aus Putenfleisch dressiert wurden[223]. Gemüseersatz aus Fleisch quasi. Aber ist der umgekehrte Weg weniger absurd? Wurst, Burger aus pflanzlichen Proteinen und Hilfsstoffen massenhaft zu vermarkten und – man fasst es nicht – veganes »Blut« anzubieten, damit aufwendig konstruiertes Analogfleisch echter als natürliches Fleisch wirkt? Offenbar wird es Zeit, für Gemüserechte einzutreten: Auch dieses will mit Verstand behandelt, zubereitet und mit Genuss gegessen werden. So, wie es die Natur gebietet.

Was nun sinnvoller oder gar sinnlicher ist, Fleisch aus Gemüse oder Gemüse aus Fleisch, bleibt der eigenen Entscheidung überlassen. Die höheren Ziele der Beyond-Meat- und Impossible-Foods-Fraktion sind vordergründig klar, die Welt soll gerettet werden, sofern sich das für den Profit lohnt. Die Marrot-Fraktion ist natürlich ein Stückweit Verballhornung, die aber erst durch Trends ausgelöst wurde. Echte Esser*innen benötigen nichts von alldem. Natur und Farm bieten alles, was Seele und Körper befriedigen. In höchst vollendeter Form, selbst wenn die Karotten krumm und schrumpelig sind, der Käse überreif und Fleisch und Wurst nach Ablauf des Mindesthaltbarkeitsdatums immer noch direkt vom Hof kommen.

Esskultur

Deutsche Esskultur, wo bist du?

Wo steht der Kanon der deutschen Küche geschrieben? Anders als in Frankreich, Österreich oder gar England sind die deutschen Gerichte, die Küchenstandards nicht ausführlich dokumentiert[224]. Es gab keinen deutschen Fernand Point, der die schwere Küche im Frankreich des 20. Jahrhunderts revolutionierte und die damalige französische *Nouvelle Cuisine* begründete[225]. Es gab keinen deutschen Paul Bocuse, der die Küche des Lyonnais zum Nonplusultra erklärte, keinen Roger Vergé, der die Küche des Südens verewigte. Jede Region in Frankreich brachte große Köche hervor, die bis heute wirken und strahlen: Michel Guérard, Raymond Olivier, Jean und Pierre Troisgros, Alain Senderens, Jacques Manière, Jean Delaveyne, Emil Jung, die Familie Haeberlin, um nur einige zu nennen. In allen ihren Werken ist der regionale Küchenkanon der französischen Küche bis ins Detail festgelegt. In den wohl bekanntesten Kochschulen der Welt, Ferrandi und Paul Bocuse, wo werdende Köche nicht nur die klassischen Techniken, das Handwerk von der Pike auf bis zu den modernsten Ideen erlernen, sondern einen Großteil der Koch- und Ernährungskultur auf ihren Weg mitbekommen, ist er Pflicht.

Jene Köche, die in Deutschland wirkten und wirken und den französischen Wegbereitern am nächsten kommen, lassen sich an ein paar Fingern abzählen. Der bekannteste dürfte ein Österreicher sein, Eckard Witzigmann, von dem in Deutschland weniger die hervorragenden Gerichte, die er entwickelte, im Gedächtnis geblieben sind, als sein Kokainkonsum. Den ersten Dreisternekoch mit deutschem Pass, Herbert Schönberner vom »Goldenen Pflug« in Köln, kennt kaum noch jemand. Er ging nicht in die ohnehin nicht vorhandenen Annalen der deutschen Kochkultur ein, eine Schande. Eine andere zentrale Figur der deutschen Nachkriegsküche ist Heinz Winkler, der 1982 mit 32 Jahren als jüngster Dreisternekoch in Deutschland gefeiert wurde. Er ist allerdings Italiener, Südtiroler. Das kleine Südtirol, die »autonome Provinz Bozen«, hat übrigens weit mehr für ihre Koch- und Esskultur getan als das riesige Deutschland.

Fast scheint es, der Küchenkanon sei von Journalisten und Geisteswissenschaftlern[226], Laien[227] und wohl am ausführlichsten von Kochautodidakten wie Wolfram Siebeck in seinen vielen Werken besser dokumentiert als von Profis. Selbst Einrichtungen wie die Deutsche Akademie für Kulinaristik[228] verloren sich lange Zeit in sprach- und kulturwissenschaftlichem Theoretisieren[229, 230] statt Praktiker zu unterstützen oder gar »mitzunehmen«. Köche und ihr Beitrag zur Ess- und Ernährungskultur bedeuten einem Großteil der deutschen Intellektuellen offenbar wenig. Kein Wunder, ist der Stellenwert des Kochberufes in der Öffentlichkeit Deutschland bis heute bescheiden bis schlecht. Koch zu werden gilt oft lediglich als Notlösung. Die Grundausbildung ist mitunter katastrophal. Nur laute Fernsehköche erreichen manchmal Kultstatus, wobei dieser Kult wenig mit Kultur zu tun hat.

Wie traurig es um die internationale Wahrnehmung der deutschen Küche steht, zeigte sich kürzlich beim Jubiläum der französischen Gastronomiezeitschrift *YAM*[231], die von dem vielfach ausgezeichneten Sternekoch Yannick Alléno herausgegeben wird. Die 50., eine Sonderausgabe der vierteljährlich erscheinenden Zeitschrift, wurde mit Gastköchen aller Welt bestritten. Kein einziger deutscher Koch war aber darin vertreten, obwohl es deutsche Spitzenköche der Gegenwart jederzeit mit den dort vertretenen Akteuren aufnehmen können. Jetzt mag man zu Recht sagen, dies würde doch ohnehin niemanden aus der breiten Masse interessieren, und dennoch wirft dieses Beispiel ein erschreckendes Bild auf die Esskultur der Deutschen: Sie existiert nicht real, und die Leistungen der Spitzenküche werden außerhalb der Landesgrenzen nicht wahrgenommen. Deutschland kocht im eigenen Süppchen, es kocht mit abstrusen Ernährungsideologien, Deutschland kocht und isst mit Ängsten von Grundgeschmäckern, Angst vor Fett und rotem Fleisch, Angst vor Hefeextrakt und Glutamat. Die »Ernährungskultur« verabschiedet sich im Glauben an Bioconvenience, Superfood, Ersatzprodukte und flieht in genussfremde Weltanschauungen und weltfremde Essreligionen[232].

Wie ideologisch Essen in Deutschland gesehen wird, zeigt sich am Beispiel »Essen und die SPD«. Man erinnere sich an den medialen Zauber, der jedes Mal entsteht, wenn Politiker aus dem »linken Lager« wie der damalige Kanzlerkandidat Martin Schulz oder »linke« Politikerinnen wie Sahra

Wagenknecht Foie gras oder Hummer essen. Das ist dann jeweils ein seitenlanger Bericht unter dem vermeintlich lustigen Titel »Martins Gans« in »der größten meinungsbildenden Wochenzeitung« wert[233]. Für die Recherche wurde sogar der Autor in das kleine Restaurant in Straßburg geschickt, um die Untat bis in Kleinste zu verfolgen. Dass dieser, sehr deutsche, Vorgang in Ländern mit langer Esskultur wie Frankreich und selbst im Elsass fragwürdig erscheint, ist an der Reaktion des erfahrenen Restaurantleiters jenes kleinen Straßburger Restaurants zu erkennen. Er konnte das Ganze kaum nachvollziehen, der ganze Vorgang war für ihn fast schon ein schlechter Witz. Weder Frankreich noch Italien und Spanien oder gar die »nordischen Länder« scheuen sich, die Küche als Kulturgut höchsten Stellenwertes anzuerkennen und bei Staatsbanketten alle Register zu ziehen. In Deutschland gibt es Kartoffelsuppe, die macht auch satt und ist dafür billig.

Diese Suppe ist ein deutscher Klassiker, der, wenn er gut gekocht ist, definitiv zu einem feinen Gebilde ähnlich der klassischen französischen »Zwiebelsuppe« wird, aber nie einen hohen Stellenwert erreicht. Während die »französische Zwiebelsuppe« in fast allen deutschen Wirtshäusern dereinst Karriere machte. Ganz zu schweigen von der eigens für den damaligen Präsidenten Valérie Giscard d'Estaing von Bocuse kreierte Trüffelsuppe V. G. E.[234], die eine Weltkarriere erfuhr.

Deutsche Kartoffelsuppe

- 1 Flasche gekühlter bester Silvaner aus Franken
- 400 g festkochende Kartoffeln
- 400 g gebratene Kartoffeln
- 600 ml sehr kräftige geklärte Fleischbrühe
- 200 ml Sahne
- 200 ml Schmand
- 1 TL Salz
- 100 g frische Steinpilze
- 100 g frische Morcheln
- 1 EL Schweineschmalz

- Salz
- 2 Scheiben Roggenbrot
- 100 g Räucherspeck (hoher Fettanteil)
- 1 EL Schweineschmalz
- 4 Scheiben frische Blutwurst (ohne Grieben)
- 8 Blätter Liebstöckel

- Die rohen Kartoffeln kochen, schälen und zusammen mit den gebratenen Kartoffeln (zweimal) durch ein Passiersieb (Flotte Lotte) treiben.
- Die Fleischbrühe mit 100 ml Wein aufkochen und die passierten Kartoffeln hineingeben, Sahne und Schmand dazugeben, salzen und ca. 20 Minuten köcheln lassen. Immer wieder abschmecken und Konsistenz prüfen, sie soll leicht sämig sein.
- Die Pilze säubern, in kleine Würfel (Brunoise) schneiden.
- Den Räucherspeck ebenfalls in kleine Würfel schneiden.
- Die Pilze in dem Schweineschmalz leicht anbraten, herausnehmen, auf Küchenpapier geben und leicht salzen.
- In einer separaten Pfanne den Speck bei niedrigen Hitze auslassen, danach die Temperatur steigern und die Speckwürfel anbraten. Aus der Pfanne nehmen und zu den Pilzen geben, das Fett in der Pfanne lassen.
- Das Roggenbrot in Pommes-frites-artige Stäbchen schneiden und in der Speckpfanne mit dem Schweineschmalz auf allen Seiten anbraten.
- In 4 Teller mit engerer Vertiefung mit einem Löffel die Speck- und Pilzwürfelmischung geben, die Suppe vorsichtig angießen. Die Blutwurstscheibe und den Liebstöckel vorsichtig obenauflegen und mit den Brotstäbchen und dem restlichen guten Silvaner im Glas servieren.

Das Parlamentskochbuch[235] offenbart die Gerichte, die unsere Volksvertreter, und damit quasi ein repräsentativer Querschnitt des Landes, mit guter Küche verbinden. Es ist deftig schwer und gehört in vielen Fällen zu dem, was der legendäre Gourmet und Kritiker Wolfram Siebeck »Plumpsküche« nennt. Im Land der ehemaligen Dichter und Denker konnte und darf offenbar bis heute keine Esskultur entstehen[236].

Dieser Unterschied zwischen den beiden großen europäischen Nachbarn Frankreich und Deutschland ist bestens im Elsass zu erkennen. Die badische und die elsässische Küche sind sich sehr ähnlich, was auch in der gemeinsamen kulturellen und geschichtlichen Vergangenheit liegt, aber die Auffassung, was Koch- und Esskultur angeht, lässt deutliche Unterschiede erkennen. Die Vergleiche zwischen Sauerkraut und Choucroute sind an vielen Stellen beachtlich. Auf der elsässischen Seite des Rheins kann in fast jedem Bistro jedes Dorfes anständiges, geschmacklich einwandfreies Choucroute gegessen werden, auf der badischen Seite hat man mitunter Schwierigkeiten, überhaupt ein Gasthaus oder eine Dorfwirtschaft zu finden, die Sauerkraut anbietet. Dafür gibt es dort Pizzerien, Dönerbuden oder Thairestaurants. Nichts gegen Pizzerien, Dönerbuden oder Thairestaurants, aber sie spiegeln nicht die Absicht wieder, den deutschen Küchenkanon zu bewahren, zu verfeinern und weiterzutragen. Um die Zukunft der deutschen Esskultur ist es nicht besonders gut bestellt. Auch dann nicht, wenn die zur Weltspitze gehörenden Einzelkämpfer wie Joachim Wissler, Sven Elverfeld, dessen Schüler Jan Hartwig, Christian Jürgens oder der mittlerweile sich im Ruhestand befindende Harald Wohlfahrt seit Jahrzehnten großartigste Arbeit leisten, auch wenn sie in der Breite kaum wahrgenommen werden. Bleibt an dieser Stelle zu hoffen, dass es den jungen Köchen, die aus diesen Schulen kommen, gelingt, Politik und Gesellschaft zu motivieren und zu überzeugen: Kochkultur muss den gleichen Stellenwert bekommen wie Opern- und Theaterhäuser, Literatur und Kunst.

Die Chancen stehen leider schlecht, wie das Beispiel des Dreisternekochs Thomas Bühner zeigt. Er kochte auf Weltniveau im Restaurant »La Vie« im beschaulichen Osnabrück. Das Restaurant wurde über 10 Jahre von einem industriellen Mäzen finanziell unterstützt. Innerhalb von 4 Wochen wurde dem Restaurant nahegelegt zu schließen, die hoch qualifizierte international besetzte Brigade und das Servicepersonal auf die Straße zu setzen. Natürlich ist es ein Recht jedes Sponsors, Gelder nicht mehr fließen zu lassen. Dafür hat Deutschland aber jetzt ein Dreisternehaus weniger. Die eigentliche Schande ist allerdings die breite öffentliche Nichtwahrnehmung des Vorfalls. Oder Auffassungen wie: 132 Euro für ein Abendessen im Bayerischen Hof seien rausgeworfenes Geld, 132 Euro für die Staatsoper München seien aber gut angelegt, und 132 000 Euro für ein superunnützes Vehikel der Bayerischen Motorenwerke, das müsste einfach sein. Ist ja vom Munde abgespart, »Essen« gibt es schließlich beim Discounter zu bezahlbaren Preisen, jetzt sogar bio und vegan. Gute Nacht, deutsche Esskultur. Guten Morgen, neue deutsche Ernährungskultur.

Der Lieferwahn: Essen auf Mausklick

Esskultur entsteht auch nicht über die unsäglichen Lieferservices, die sich seit einigen Jahren verbreiten[237]. Mit ein paar Mausklicks auf Laptop, Tablet oder Smartphone kommt von der profanen aufgeweichten Pizza über Sushi und Sashimi bis hin zu gekochten »ready-to-eat hochwertigen Fertiggerichten«, passender Wein inklusive, mittlerweile alles ins Haus, womit sich das Kochen erübrigt[238]. Was sich bequem und selbst im höheren Preissegment hochwertig anhört, ist ein weiterer Sargnagel für den letzten Rest der sterbenden Esskultur. Die Nutzer der Services geben die Kontrolle über ihr Essen vollkommen ab. Im Gegensatz zu Restaurantbesuchen, wo gern das Vertrauen in die Kochkunst der Brigade und deren besonderes Augenmerk auf die Produktauswahl gesetzt wird, wenigstens bei Restaurants höherer Qualität ohne Systemgastronomie[239], ist man bei geliefertem Essen in vielen Fällen der Willkür ausgesetzt.

Der Preis muss stimmen, und neben der Zubereitung kostet das Liefern Geld, das Nutzer des Service nur ungern bezahlen möchte. Auch hier muss Essen billig sein. Somit ist bereits klar, dass Lieferservicenutzer für die Hochgastronomie verloren sind. Nur selten werden sie die Schwellen von Spitzenrestaurants überschreiten. Nicht nur der deutlich höheren Preise wegen, sondern vor allem, weil durch die ständig zunehmende Entfremdung von der Lebensmittelzubereitung und dem Nichtkochen das Wissen über Lebensmittel immer weiter schwindet. Nicht von ungefähr stammen viele der lebensmittelfeindlichen Ansichten, die Verachtung für Landwirte, die abenteuerlichen Trends oder veganen Strömungen aus gentrifizierten Städten, von Menschen also, die nie mit Landwirtschaft in Berührung gekommen sind, die seit jeher Fleisch und Gemüse nur abgepackt aus dem Supermarkt kennen.

Jedes fertige Essen von Lieferservice schärft genauso wenig das Grundverständnis für landwirtschaftliche Produkte und Lebensmittel wie die billige Handelsware aus der Supermarkttheke, die Fertigprodukte, die eingeschweißten Hähnchenbrüste, Biosupermärkte inklusive. Es fehlt beim Fertiggericht, egal ob aus der Tiefkühlpackung oder warm geliefert vom radelnden Minijobber, die wichtigste Komponente überhaupt: Wie entsteht Geschmack, wie entstehen Aromen, und was kann jeder Einzelne dafür tun, damit es ihm selbst am besten schmeckt? All die Prozesse wie Anrösten, Kochen, Dämpfen, Schmoren tragen eine Vielzahl von Informationen für unser Gehirn, die allesamt zwischen Großküche und Anlieferung nicht mehr vorhanden sind. Schlimmer noch: Anonyme Sensoriker trimmen Würzungen, Geschmack und Textur auf einen breiten Massengeschmack, fernab jeder individuellen Vorlieben, Prägungen durch die Küche der Eltern und Großeltern und der individuellen Essbiografie[240], sofern diese überhaupt noch vorhanden ist, etwa bei der heranwachsenden Fast-Food- und Conveniencegeneration[241].

Nichts kann eine waschechte Holzofenpizza, frisch zubereitet von einem Handwerker im Restaurant, dampfend, knusprig und krachend, ersetzen, die eben nur dort, zum unmittelbaren Zeitpunkt des Servierens, vor einem liegt und dabei mit ihren Aromen die Nase betört. Selbst wenn die identische handwerkliche Pizza aus demselben Holzofen nach leichtem Abkühlen verpackt und 10 Minuten durch die Stadt gefahren wird, verändert sie sich, allein aus vielen physikalischen und chemischen Gründen. Sushi und Sashimi leben davon, dass man dem Sushimeister bei der Schnitttechnik und dem Fertigstellen zuschauen kann. All diese multisensorischen Eindrücke sind entscheidend[242] und fehlen nach dem Anliefern vollkommen. Das Essen wird armselig, von multisensorischem Genuss[243] mit allen Sinnen kann keine Rede mehr sein.

Eines darf nicht vergessen werden: Die beste Geschmacksbildung bei Kindern, die Betonung liegt auf Bildung, entsteht zu Hause, bei der möglichst häufigen Teilnahme am Kochprozess, dem Schnuppern in Töpfen, dem Brutzeln in Pfannen, den Küchendämpfen, dem duftenden Brot aus dem Ofen, also bei allen fundamentalen Transformationen vom Rohen ins Gekochte. Die Änderung des Geschmacks, die Entstehung der Aromen, die sinnliche Wahrnehmung und Verankerung im Gehirn, all das ist mit

Abstand das wichtigste Hirntraining der jungen Menschen, denn alle Sinne sind beschäftigt. Die daraus folgende Prägung legt einen großen Teil der Wahrnehmung für das Erwachsenwerden fest. Diese simple Schulung ist weit wichtiger als der gegenwärtige Unsinn, Kinder müssten möglichst früh ein Instrument oder viele Sprachen lernen. Begabung kann sich nur auf einer guten elementaren Basis entwickeln und festigen. Dies wird im kulinarischen Dreieck, dem Strukturalismus, klar. Dort ist der Übergang von der Natur zur Kultur der werdenden Menschen universell beschrieben. Diesen fundamentalen Prozess muss jeder werdende Mensch vom Kind zum Erwachsenen durchlaufen. Fehlt diese Erfahrung, bleiben junge Menschen quasi »roh«.

Die neue Küche: brutal regional und effektiver Essenzialismus

An den verschiedensten Stellen entsteht etwas Neues. Jüngere Köche definieren eine neue deutsche Küche, bei der vor allem Regionalität und Nachhaltigkeit an oberster Stelle stehen. Ganz abseits der sogenannten Edelprodukte wie Stopfleber, Hummer, Auster und Co. finden traditionelle und regionaltypische Erzeugnisse ihren Weg zurück in die Gastronomie. Auch der ganze Schnickschnack der großen feinen Häuser wie gestärkte Tischdecken und altbackene Tischdekorationen fehlen. Der Blick wird ganz auf das Produkt ausgerichtet. Diese Sichtweise erfuhr ihren Durchbruch mit einer Welle, die aus Dänemark mit voller Marketingwucht, unterstützt von der dänischen Regierung und dem Koch René Redzepi[244], unter dem Label »*New Nordique Cuisine*« über die Kulinaristikwelt rollte[245].

Mit dem Thema »nachhaltige Ernährung« hat dies sehr viel zu tun, denn es werden längst vergessene Gemüse, Kräuter, Fleischstücke wiederentdeckt, Nose to Tail und Root to Leaf inklusive. Die neue Regionalküche wird auch Bistronomie genannt, sie verwendet Herz und Niere, Innereien, Kutteln, Schweinsfüße, die eigentlichen Stars des Geschmacks. Konsequent gärtnern inzwischen viele Köche selbst oder entwickeln Konzepte wie »*farm to table*«. Wo gärtnern nicht möglich ist, gehen Köche mit Produzenten Hand in Hand. So kommen nur saisonale und tatsächlich regionale Produkte auf die Teller, genau so, wie es die Essbiografie des *Homo sapiens* seit Jahrtausenden vorgibt. Dies ist letztlich die einzige wirkliche Regel der »gesunden Ernährung«, denn mit dieser Art zu essen lässt sich nichts falsch machen.

Eine umfassende Küche kann viel weiter gehen, wenn sich »bistronomische« Ideen mit harten Fakten paaren: Viele Gemüseteile, die verachtet im Bioabfall oder Kompost landen, bieten ihr unglaubliches Geschmackspotenzial, man muss es nur »herauskitzeln«. Die Hülsen von Erbsen, dicken Bohnen oder die Teile der abgeschälten Spargel werden vorschnell weggeworfen, dabei enthalten sie Mineralien, Pflanzenzucker, Bitterstoffe, Aromen, die als »Brühe« oder Essenz perfekte Würzmittel sind. Dazu die leeren Hülsen waschen und mit der gleichen Menge Wasser wie deren Gewicht in mineralarmes Wasser in einem Vakuumkochbeutel einschweißen. In einem Dampfgarer 10–12 Stunden (!) bei 82–84 °C garen, also noch knapp unterhalb der vollständigen »Zellerweichung«. Den Beutel aufschneiden und die Schalenessenz auffangen und filtern. Diese klare Erbsenbrühe übertrifft vieles, was unter Gemüsefond bekannt ist. Sie enthält, wegen des Vakuumierens einen Großteil der flüchtigen Aromen sowie alle wasserlöslichen – und damit geschmacksrelevanten – Bestandteile: die Salze der Schale, die Bitterstoffe, die Zucker und sogar etwas Umami über die Zellproteine, die sich bei dieser Temperatur und der langen Kochzeit herausbilden. Egal ob als flüssige Komponente gereicht oder als Grundlage für Gemüsefond, besser geht es kaum.

»Farm to table« ist für alle möglich: Dazu muss lediglich das Essen auf dem Wochenmarkt bei den Erzeugern, egal ob bio oder nicht, eingekauft und selbst gekocht werden. Das ist der wichtigste Schritt in Richtung »gesunde Ernährung«.

Zucchini in Erbsenessenz gegart

- 12 Minizucchini
- 500 ml Essenz aus Gemüse (z. B. Erbsen, grüne Paprika oder Gurke)
- 8 Eier
- Kala Namak (Schwefelsalz)

- Die Zucchini waschen und mit einer Nadel an vielen Stellen anstechen.
- Die Essenz aufkochen und die Temperatur auf 90 °C einstellen.
- Die Zucchini hineinlegen und ca. 30 Minuten darin gar ziehen.
- Die Eier in kochendem Wasser 4,5 Minuten kochen, abschrecken und schälen.
- Die Zucchini auf Tellern anrichten, die Eier darüberlegen und mit einem Messer halbieren, damit das noch halb flüssige Eigelb herausfließt. Mit Kala Namak würzen.
- Die restliche Essenz (sie ist immer noch klar) in Gläsern à part reichen.

- Diese Methode lässt sich auf viele andere Gemüse(reste) übertragen: gebürstete Sellerieschalen, Möhren, Blätter und harte Schalen vom Kohlrabi und und und. Diese Essenzen sind Paradebeispiele für den perfekten grundlegenden Geschmack eines jeden Gemüses. Weiteres Würzen ist dann in vielen Fällen überflüssig.

Die Fermentation, die von der *Nouvelle Cuisine* regelrecht verboten wurde, wird inzwischen wiederentdeckt. Fermentieren und Reifen, außer bei Käse, verstieß massiv gegen die einst in Stein gemeißelten und vielerorts noch beherrschenden zehn Gebote der Nouvelle Cuisine. Dort steht als sechstes Gebot zu lesen: »Du sollst nicht marinieren, fermentieren oder reifen«, einer der Gründe, warum sich z. B. lang gereiftes Fleisch (»*dry aging*«) in Frankreich nie durchsetzen wird. Den ersten Regelbruch dieser Art begingen in Frankreich vor mehr als 20 Jahren hochdekorierte Köche wie Sébastien und Michel Bras.

Neugierige Esser blicken auch hierzulande mit Freuden auf diese Entwicklung, bei der in Deutschland sogar eine »neue deutsche Esskultur« entstehen könnte. Eine sternlose oder Topküche wird garantiert nicht schlechter, fernab von Pomp, Plüsch und Formalien meist ungebundener und kreativer. Auch die Freigeister in der »Bistronomie« funkeln. Dort kochen Köche nicht für die Tester der Gastroführer, sondern ausschließlich für ihre Gäste – auf einem nachvollziehbaren Weg. Eine wunderbare Schule der Ess- und Genusskultur entsteht so ganz nebenbei. Mit gesunder Ernährung inklusive.

Wie ernst es jedoch in Frankreich zugeht, zeigte ein regelrechter »*combat des chefs*«, der sich um den Streit der Moderne mit den klassischen Lehren immer wieder entfacht, insbesondere wenn es um die abhandengekommene Führungsrolle der französischen Küche in der Welt geht. Angestoßen wurde die Debatte im Jahr 2013 im renommierten französischen Nachrichtenmagazin *Le Point*. Der bereits zitierte Spitzenkoch Yannick Alléno, ein klarer Vertreter der Moderne, stellte in einem Interview fest, die derzeit in vielen Spitzenrestaurants praktizierte französische Küche sei nicht mehr das Nonplusultra. Überall die gleichen Edelprodukte, ähnliche Gasträume, überholte Kochtechniken und, bis auf wenige Ausnahmen, kaum Innovation. Er postulierte 18 Gegenthesen zur Modernisierung, wie sie in anderen Ländern längst praktiziert werden und nicht selten der spanischen Avantgardeküchenrevolution entspringen[246]. Eine deutliche Replik, »Vive la cuisine française«, von Guy Savoy folgte eine Woche später[247]. Er bezeichnete Alléno als »Deklinologen« à la Adrià, Jammerlappen und Nestbeschmutzer. Sicher, in Stein gemeißelt sind Allénos Thesen derzeit nicht, aber Küche und Kochen sind heute mehr denn gestern dynamische Prozesse. Internetfachforen, *YouTube* und rascher internationaler personeller Austausch unter jungen Nachwuchsköchen haben ihre Folgen. Der auf internationaler Ebene erfolgreich tätige Spitzenkoch Alain Ducasse lebt dies schon lange vor. In seiner besonnenen Replik der Replik warb er für eine moderne, saisonale, aber regional verträgliche Küchenkultur, wie er sie in seinen weltweit verteilten Restaurants pflegt[248]. Schlichtend griff der altersweise Paul Bocuse, damals 87 Jahre alt, in die Debatte ein: »Für mich gibt es nur eine Küche: die gute! ... Das Wichtigste ist die Liebe zu einer gut gemachten Arbeit.«[249] Dieser Streit mag aus deutscher Sicht seltsam, ja sogar lächerlich klingen. Die heftige Diskussion unter den Spitzenköchen in der breiten Öffentlichkeit zeigt den hohen Stellenwert des Ess- und Kochkultur in der Grande Nation. Während trotz guter Ansätze in Deutschland immer noch ein nachlesbarer, schlüssiger Kanon der deutschen Küchenstandards fehlt.

CO_2 und Esskultur

Viele Menschen unterziehen sich gern Diktaten, wenn es ihnen in den eigenen Kram passt, ökologisch korrekt erscheint oder sich beim Essenkaufen Gutes tun lässt. Etwa bei weit gereisten Äpfeln oder Birnen aus

Übersee. Sie liegen in großen Supermärkten, wo ohnehin alles bequem unter einem Dach zu bekommen ist. Auch dann, wenn das Obst bei uns zu Hause gerade keine Saison hat. Zugegriffen wird gern, denn es steht ja in der Zeitung, das Obst hätte, trotz Flugreise und weiter Transportwege, einen besseren CO_2-Fußabdruck als der im Kühlhaus gelagerte Apfel vom Bauern um die Ecke. Wenn man alle Faktoren berücksichtigen würde.

Wirklich? Kann schon sein. Nur eines wird beim Abwenden von regionalen Kulturschaffenden und Erzeugern gern vergessen: Sortenvielfalt, Saisonalität, Regionalität und Kultur gehen verloren. Wer außer dem Bauern aus dem nächsten Dorf kümmert sich sonst noch um regionaltypische Apfelsorten und Streuobstwiesen? Auch um alte, längst vergessene Sorten, die nicht der Norm entsprechen, aber dennoch gut schmecken, schmackhafte Säfte, Moste oder Brände ergeben und deren verbleibende Reste dem Nachbarn mit der kleinen Schweinezucht als »Futtermittel« dienen.

Wer immer, aufgeklärt und weltmännisch, ausschließlich auf die Kohlendioxidbilanz schaut und sich mit weich gespültem Gewissen kiloweise Äpfel aus fernen Ländern in den Einkaufswagen lädt, vergisst schnell, wie sein Konsumverhalten die lokale, regionale Landwirtschaft und Kultur benachteiligt. Die Produkte kleiner, schützenswerter Betriebe mögen etwas teurer und nicht immer verfügbar sein. Die Bauern aber leisten neben ihrer harten Arbeit viel mehr: Landschaftspflege und Förderung einer lokalen Kreislaufwirtschaft. Sie lassen sich nämlich nicht vom Handel die Preise, Sorten und Trends diktieren. Ganz nebenbei schaffen sie damit Kultur, Vielfalt, Ökologie und Ökonomie in gleichem Maße, und zwar genau auf der Basis der romantischen Träumereien vieler städtischer Zeitgenossen: Land, Liebe und Landlust.

Gemüsekrisen und Wetterkapriolen

Eine Beschränkung auf Saisonalität und Regionalität hilft auch, medial ausgerufene »Gemüsekrisen« nicht ernst zu nehmen, wie das folgende Beispiel zeigt. Im Februar in einem der vergangenen Jahre brach Panik in der Essgemeinde aus. In Südeuropa erfror wegen der ungewöhnlichen Kälte der Eisbergsalat, die Tomaten gingen aus, und bei Zucchini stiegen wegen

Knappheit die Preise. Hier im »lokalen« Supermarkt. Kaum gibt es wieder mal einen Hauch von Winter quer über Europa, schon gerät der Speiseplan durcheinander. Oder noch schlimmer: Das Haushaltsgeld fürs Essen reicht nicht.

Spätestens dann läuft in den Köpfen der Verbraucher etwas gewaltig schief. Die »Gemüsekrise« offenbart Unkenntnis über saisonale Produkte, deren wirklichen Nährwert und, schlimmer, indizierte Einfallslosigkeit beim Kochen. Bunte Kochheftchen proklamieren frische Küche das ganze Jahr, natürlich mit tollen Fotos, aber leider mit Gemüse, das in unseren Breiten erst ein halbes Jahr später voll im Saft stehen wird. Tageszeitungen loben auf Ratgeberseiten die Vorzüge von Vitaminen, Mineralstoffen und allheilbringenden sekundären Pflanzenstoffen, raten im Januar zu Tomaten, loben den Vitamin- und Polyphenolreichtum der Heidelbeere im Februar. Rasch macht sich die Angst vor Vitamineinbruch und Mangelernährung breit, wenn von November bis Mai kein Paprika, keine Gurke, keine Tomate zur Verfügung steht. Der Glaube, eine Tomate heile Prostatakrebs, ist weiter verbreitet, als ferngereistes Sommergemüse im Winter tatsächlich »gesund« sein kann. Ganz abgesehen von Produktionsmethoden, Wasserverbrauch und Transport.

Im Ernst: Wer steht schon auf wässrige, geschmacks- und aromafreie Tomaten, wenn es Pastinaken, Sellerie und Kohl zuhauf gibt? Bei all dem Theater um das ökologisch korrekteste, veganste, vegetarischste und gesündeste Superfood bleibt der Verstand gern auf der Strecke. Auch wenn in vielen sozialen Medien kluge Sätze über regionale Lebensmittel gepostet, geliked, vertwittert werden – am eigenen Herd hören die kreativen Ideen rasch auf. Immer nur Rosen-, Weiß-, Grün-, Rotkohl, das wird ja schnell langweilig. Im Grunde interessiert es nur wenige, wie viele schmackhafte Gerichte sich aus einem heimischen Kohl zaubern lassen. So lange kann der Winter gar nicht dauern, bis die Möglichkeiten wirklich ausgehen. Ganz ohne Langeweile, ohne Vitamineinbußen, ohne nachhaltige Nebenwirkungen und ganz ohne Reisetomaten. Dafür aber mit sehr viel Genuss, selbst im Dessert.

Rotkohl im Dessert

- 1 kleiner Rotkohl
- 1 Novemberbirne
- 100 ml roter Dessertwein (Port, Banyuls, Vin Cuit)
- 2 EL Tannenhonig
- 2 EL Butter
- 2 lange Pfeffer (Stangenpfeffer, *Piper longum*), grob zerstoßen
- 3 EL Confiture de lait oder Dulce de leche

- Rotkohl fein hobeln.
- Die Birne halbieren, das Kerngehäuse entfernen, mit Schale würfeln, zu dem Rotkohl geben und mit dem Dessertwein übergießen.
- Tannenhonig in einen schweren Topf geben und leicht karamellisieren. Butter und langen Pfeffer dazugeben und vermengen. Rotkohl, Birne und Marinade dazugeben und sehr weich kochen. Sehr fein pürieren und dabei die Milchcreme dazugeben.
- Die rotblaue süßliche Creme halbwarm in Schälchen streichen und mit »Winterfrüchten« belegen, z. B. gewürfeltem Apfel, getrockneten Feigen, Datteln, Rosinen (gern auch in Saft, Rum oder Dessertwein eingelegt), gegebenenfalls Orangen. Mit Walnüssen, Kürbiskernen und etwas Nigella (Schwarzkümmel) bestreuen.

Keine Frage, Klimawandel und Wetterextreme werden es künftig sowohl den Produzenten als auch dem Vertrieb schwerer machen. Kartoffeln werden in trockenen Sommern kleiner, die Preise steigen unvorhersehbar, während typische »Südfrüchte« wie bewässerte und gekühlte Tomaten, sie würden sonst in den Gewächshäusern verbrennen, den Markt überschwemmen und gar nicht verbraucht werden können, ja sogar vernichtet werden, um den Preis zu halten.

Globale und regionale Käsegeschichten

Dass es selbst in Spitzenrestaurants global zugeht, wenn auch auf ganz andere Weise, zeigt sich immer wieder – selbst wenn sie an neuen Regionalideen Gefallen finden, statt Hummer, Steinbutt und Co. Wurzeln, Rüben oder profanen Kohl als die wahren Edelprodukte zelebrieren, wenn sie daraus mit ihren Brigaden vielfältige, komplexe Geschmackserlebnisse zaubern. Manche Restaurants verharren dennoch, trotz Relaunch, in ihrem klassischen Habitus. Nachdem eine exzellente Sellerieterrine mit Nussbutter, Salzkaramell und Vogelmiere, die auch erstklassige, edelsüße Weine zulässt, die Stopfleber verdrängte, wird vor dem Dessert ein Käsewagen vorgeschoben. Im günstigsten Fall bestückt mit Rohmilchkäse aus dem Umland, mit all seinen Ecken und Kanten. Im ungünstigsten Fall mit Käse von berühmten, mit Medaillen, Preisen und Urkunden überschütteten Affineurs. Exquisite Käse zwar, aber egal ob in Zürich, Paris, Frankfurt, Berlin oder im Sundgau, die von den Gästen gewählten Stücke schmecken überall identisch hervorragend. Diese Form von »Edelglobalisierung« ist leider Mode und ein Geschäftsmodell, steht jedoch im Grunde der »McDonaldisierung«, wie es der französische Roquefortproduzent, Schafzüchter und Aktivist José Bové aus dem Aveyron genannt hat[250], wenig nach. Nur eben auf hohem Niveau.

Nicht wenige Gäste sehen Restaurantbesuche als »Kulturveranstaltung«, sie gehen zu großen Köchen, um deren Handschrift, deren Kochkunst, deren Kreativität und deren Inszenierung zu sehen. Ganz wie im Theater, in der Oper. Spannende und innovative Käsegänge sind interessanter als der ewig identische Käse. Gerade Käsegänge sind die Schnittstelle zwischen salziger Küche und Desserts, sie erfordern höchste Konzentration. Im günstigsten Fall entwickeln Patissiers und Köche Hand in Hand Neues und für neugierige Gästezungen noch nie Dagewesenes. Käse und Zeit sind reif dafür. Das geht sogar zu Hause, zum Üben in etwas Koch- und Esskultur, wie das Camembert-Eis zeigt.

Cremiges Camembert-Eis

- 250 g sehr reifer, vollfetter Rohmilch-Camembert
- 150 ml Rohmilch-Joghurt (am besten aus Jerseykuh-Milch, sie hat den höchsten Protein- und Fettgehalt)
- 100 ml Rohmilch
- 2 g Rauchsalz
- etwas Pimentón (geräuchertes Paprikapulver)

- Alle Zutaten (den Käse mit Rinde!) in einem Mixer sehr fein mixen und in einer Eismaschine gefrieren.
- In kleinen Nocken abstechen und mit etwas Rauchsalz und geräuchertem Paprika (Pimentón) bestreut als Käsegang servieren.
- Mit einem nicht zu kalten Gläschen Rauchbier genießen (es muss nicht immer Wein sein, besonders nicht beim Eis).

Eis aus Camembert klingt vielleicht etwas abenteuerlich, wenn nicht gar avantgardistisch. Es geht aber auch einfacher, wenn in jene Esskultur von Regionen geschaut wird, wo der Ursprung des Camemberts liegt. Eifrigen Asterixlesern kommt dabei vermutlich der Ausruf »Normandiiiiieeee, dich vergess ich nie!« in den Sinn. Spätestens dann stellt man fest, wie gut die Normandie sogar auf den deutschen Küchentisch mit regionalen Produkten passt: Camembert, vulgo Weichkäse mit Edelschimmel aus Rohmilch, gibt es auch hier; Calvados, verkappt als Apfelbrand im Holzfass gelagert, ebenso Äpfel, womöglich alte Sorten, sind auch bei uns nicht selten. Derartig kulturelles »Foodpairing« ist immer ein Aspekt, der bei der »gesunden Ernährung« nie vergessen werden darf. Ein Blick in die Normandie zeigt das Potenzial: feinster Rohmilchkäse namens Brie, Äpfel ohne Ende und Calvados, der holzfassgelagerte Apfelbrand mit köstlichem Aroma. Genau daraus zaubert sich ein Käsegang oder ein Aperitifschmankerl erster Güte fast von selbst – eine normannische Apfel-Käse-Creme.

Der Camembert muss aus Rohmilch sein, nur dann darf er letztlich auch seine AOC bekommen, seine berühmte kontrollierte Herkunftsbezeichnung. Die Rohmilch trägt natürlich Keime, die bei der Aromabildung des Käses kräftig mithelfen. Die Keime produzieren bei der Käsereifung Enzyme, die Proteine schneiden und damit für Geschmack und eine ganz bestimmte Klasse für Aromen sorgen. Wird die Milch pasteurisiert, sind diese »Rohmilchkeime« zu Beginn der Reifung gar nicht aktiv. Die Aromabildung bleibt dann den Edelschimmelpilzen (*Penicillium camemberti* oder *Penicillium candidum*) vorbehalten, die auf Grund ihrer Mikrobiologie ganz andere Enzyme produzieren. »Camembert« aus pasteurisierter Milch fehlt ein großer Teil des Aromaspektrums, so erklärt sich der vehemente, »asterixianische« Kampf der Gallier um den Erhalt der traditionellen Käseherstellung aus Rohmilch. Diesem Kampf schließen sich hoffentlich alle an, die etwas von Geschmack und Esskultur verstehen.

Normannische Apfel-Camembert-Creme

- 2 sehr säuerliche Äpfel (Boskop oder andere alte Sorten)
- 200 g sehr reifer Rohmilch-Camembert (in Stücke geschnitten)
- 2 cl Calvados
- 2–3 Tropfen Mandelaroma (Backwarenabteilung)
- ½ TL Zitronenpfeffer, frisch gemörsert

- Die Äpfel mit der Schale in der Mikrowelle »schockgaren« (1 Minute bei 1000 Watt), damit die Bräunungsenzyme inaktiviert werden und die Äpfel und später die Creme nicht braun werden.
- Die Äpfel schälen und Kerngehäuse entfernen, solange die Äpfel noch heiß sind, und sofort mit dem Camembert nicht zu fein mixen.
- Mit dem Zitronenpfeffer abschmecken und abkühlen lassen.
- Das Glas Calvados und das Mandelaroma unterrühren und vor dem Servieren mindestens eine Nacht im Kühlschrank »reifen« lassen.

- Zum Aperitif auf in Butter angeröstete Baguettescheiben einen Klecks der Creme geben und ein Glas Cidre dazu reichen. Auch als Käsegang in einem Menü ist diese Creme köstlich.

■ Ein Löffel der Creme kann außerdem zu Wurstplatten und kaltem Braten gereicht werden und macht zu gedämpften Fischen, eingelegten Makrelen oder Jahrgangssardinen eine besonders gute Figur.

Allerdings ist höchst erfreulich, dass sich auch Käsewagen zurück auf neue kreative Schienen begaben. Ein herausragendes Beispiel zeigt der Schweizer Spitzenkoch Andreas Caminada, Schloss Schauenstein, in Fürstenau. Sein nach dem Hauptgang an den Tisch gefahrener Käsewagen, ein Mosaik aus 20 Klapptischchen, ist ausschließlich mit regionaltypischen Käsen bestückt. Bevor der Gast wählen darf, werden aber »Beilagen« gezeigt, Schinken, fermentierte Würste, Geräuchertes, alles aus nächster Umgebung. Der gemeine Gast ist verwirrt, wählt aber brav seinen Käse.

Liegt dieser vor dem Gast, erscheint der Service mit den »Beilagen« – feinsten Scheiben des Schinkens, den Rohwürsten, getrockneten, wiedereingelegten Birnen und Feigen aus der Region. Und ein Schälchen mit kleinen dampfenden Kartoffeln. Der Käsegang wird zu einem Graubündner Fest im Menü: Viel Tradition und noch mehr Esskultur befinden sich wohlvereint auf dem Tisch.

Der gemeine Gast freut sich, versinkt in Kindheitsträumen mit Kartoffeln mit Käse, lustvollen Vespertellern, schreckt auf, denn Madame Sommelière steht mit einem Tragerl Regionalbieren am Tisch. Die Bemerkung, Bier passe zu den Käsen weit besser als Wein, erstaunt nur im ersten Moment, hatte doch schon manch heftige Adstringenz von Rotweinen den Käseschmelz auf der Zunge gebremst. Die Wahl zwischen vollmundigen Bockbieren und dunkel-röstigen Malzwundern fällt schwer, selbst der bereits im Glas moussierende Cidre nimmt es mit der Käsegewalt auf. Derartig bestückte Käsewagen erhalten künftig Vorfahrt, denn sie sind der Ausdruck von Kreativität und führen Produzenten auf verschiedenen Ebenen zusammen. Traditionell, aber gepaart mit dem ganzen Wissen der neuen Koch- und Produktionstechniken, dem ganzen kulturellen wie auch naturwissenschaftlichen Verständnis. Das wären ohnehin gute, moderne und nachhaltige Ansätze für die Zukunft der »regionalen Ernährung«.

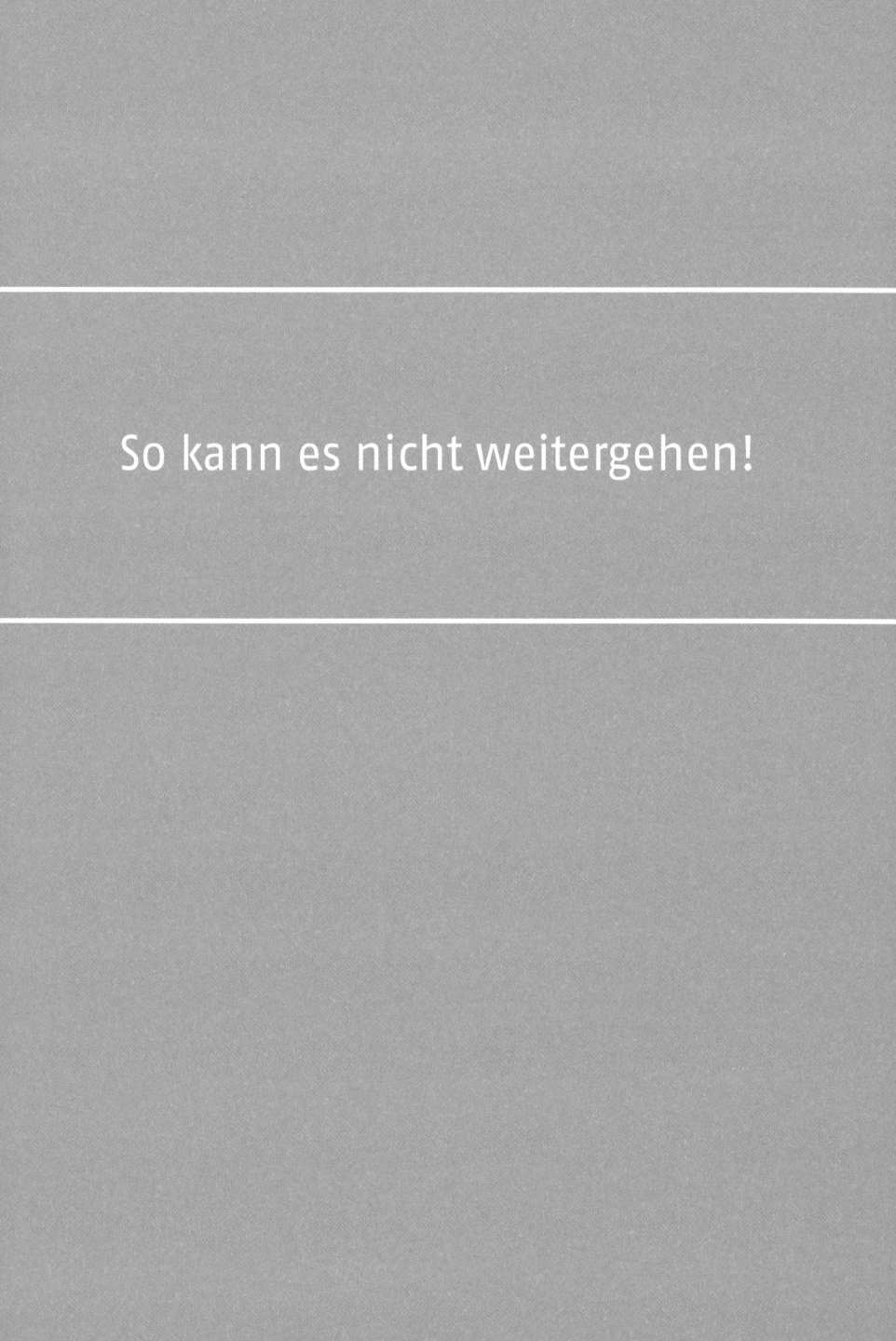

So kann es nicht weitergehen!

Konsum überdenken, Trends ignorieren
Die halbe Welt im Überfluss

Jeden Tag aufs Neue wird die Lebensmittelverschwendung beklagt[251]. Das darf niemanden wundern; nur eine Gesellschaft, die zu viel hat, kann überhaupt etwas wegwerfen. In der Tat haben wir zu viel. Zu viel Unnützes, zu viel Unsinniges und zu viel Unnötiges. Die Supermärkte sind voll mit dem vielfältigen Unfug der (industriellen) Lebensmittelproduktion[252]. Es ist immer wieder erschreckend, dass überhaupt Menschen für diesen oft geschmacklosen und geschmacksfreien Unsinn Geld ausgeben. Das kann nur so sein, wenn sich ein Großteil der Gesellschaft vom Wissen über Nahrungsmittel und Genuss verabschiedet hat. Anders hätten die unzähligen Joghurts mit unzähligen Aromarichtungen von unzähligen global aktiven Herstellern keine Chance. Wer benötigt wirklich »Erdbeerjoghurt« von zig verschiedenen Firmen das ganze Jahr? Wer stellt sich dabei vor, wie viele immerreife Erdbeerfelder es auf der Welt geben müsste, damit keine »künstlichen« Aromatisierungen vorgenommen werden müssten? Ganz abgesehen davon, dass diese Produkte in Preissegmenten zu finden sind, von deren Ertrag weder Erdbeer- noch Milchbauer leben können. Nicht der Markt diktiert die Preise[253], wie es in einer (sozialen) Marktwirtschaft üblich ist, sondern der durch Discounter und Verbände geführte Handel[254].

Wie aberwitzig dieses Gebaren ist, deckte kürzlich ein Nachrichtenmagazin im Fernsehen (ARD) anhand von Dosentomaten auf[255]: Für frische Tomaten zahlt man auf dem Markt im Sommer bis zu 5 Euro pro Kilo, im Supermarkt nur knapp 2 Euro. Verarbeitete Tomatenprodukte sind dagegen deutlich günstiger, obwohl mehr Arbeit und Rohstoffe drinstecken. Eine 500-g-Dose Tomaten ist mancherorts bereits für 39 Cent zu bekommen. Und in einer Tube Tomatenmark stecken umgerechnet etwa 1,6 kg frische Tomaten, trotzdem kostet sie gerade einmal 49 Cent. Dass davon kein Bauer, kein Produzent leben, geschweige denn seine Arbeiter ordentlich bezahlen kann, ist ohne Zweifel.

Das bedeutet: im Supermarkt gibt es vorwiegend Handelsware, aber kaum echte Lebensmittel. Ganz abgesehen von Fertiggulasch, Tiefkühlpizzen, Schlemmerfilets und Dosenravioli oder tiefgekühltem Gemüse fernab jeglicher Saison und Region suggeriert der Supermarkt den Kunden: Gutes Essen ist einfach, gutes Essen ist billig, gutes Essen ist immer verfügbar. Die Nahrungsmittelindustrie kümmert sich darum, macht Euch keine Sorgen. Gute Nacht-Kultur, wieder einmal.

Dies hat zur Folge, dass in der westlichen Gesellschaft viel mehr Lebensmittel produziert werden, als tatsächlich verkauft werden können, geschweige denn gegessen werden. Dies hat es bisher in der langen Menschheitsgeschichte nicht gegeben. Begonnen hat dies erst nach dem Zweiten Weltkrieg mit dem Wirtschaftswunder. Die Preise sanken. Lebensmitteln wurde der Stellenwert genommen, den sie einst hatten. Noch in den 50er- oder 60er-Jahren des letzten Jahrhunderts war es verpönt, selbst ein Stück Brot wegzuwerfen, nur weil es altbacken war[256]. Oder gar angetrocknete Wurst am Anschnitt, nur weil die Farbe dort auf Grund des Wasserverlusts etwas grauer oder dunkler war. Das ist natürlich nicht verdorben, sondern kann bedenkenlos gegessen werden, solange es der Geruchs- und Geschmacksprüfung standhält. Was kann schon passieren? Die Wurst ist gesalzen und trocknet etwas ab, Wassergehalt und Wasseraktivität sinken, das Keimwachstum schränkt sich dadurch ein[257]. Und wenn man es nicht essen möchte? Dann kann es in einen Saucen- oder Brühenansatz wandern, um dort zusammen mit Gemüse und Fleischabschnitten zur Aroma- und Geschmacksbildung beizutragen. Oder es wird klein geschnitten, in schäumende Butter geworfen, etwas Kräuter dazu, 2 Eier darauf, und die Omelette ist schon fast fertig gewürzt, ein Stück Bauernbrot dazu, ein Glas Bier. Zusammen ist das, selbst wenn Wurst und Eier vom Demeterhof kommen, günstiger und sinnvoller als jedes der oben genannten Discounterprodukte – und sogar ein richtiges Essen. Vom viel zitierten CO_2-Fußabdruck ganz zu schweigen.

Das Wegwerfen von Nahrung zeigt aber auch, wie das Wissen um Lebensmittel nachlässt. Supermarkt- und Convenienceprodukte lassen den Ursprung nicht mehr erkennen. Regelmäßiger Billigkonsum trägt nicht zur Ernährungskompetenz bei[258, 259]. Die Ess- und Kochkultur geht verloren. Wegen ihrer ständigen Verfügbarkeit haben Lebensmittel einen

Teil des Werts verloren und werden weggeworfen, nicht nur in den Supermärkten. Weggeworfene Lebensmittel finden sich in fast jedem Abfalleimer in den Haushalten, in den Städten, auf der Straße[260], den Schulhöfen[261] und an den Universitäten[262]. Das war von einiger Zeit nicht üblich.

Es ist viel mehr essbar, als man denkt. Eingängige Standardbeispiele sind Karottengrün, Rettich- und Radieschengrün, Kohlrabiblätter, die Blätter von Roten Beten oder das Lauchgrün, das in kaum einem Rezept explizit vorkommt. Es ist nur eine Frage des Mutes, was man daraus macht. Ohne diese Wagnisse geht es nicht, aber nur sie führen zur kulinarischen Kompetenz. Kompliziert ist es auch nicht, denn das Einfachste ist immer das Beste. Kohlrabiblätter werden oft von der Marktfrau abgemacht und in den Abfall geworfen. Bestenfalls fragt sie noch, ob sie das Grün abmachen soll. Keinesfalls, denn es ist nicht nur essbar, sondern köstlich. Im Supermarkt kann man oft nur noch die Kohlrabiknollen ohne Grün kaufen. Dort geht der Filialleiter davon aus, dass der Kohlrabi 1–3 Tage im Regal verbringen muss, dabei trocknen die Blätter aus und werden unansehnlich.

Kohlrabiblätter bieten aber eine weit kräftigere Aromatik als die weiße zarte Knolle, die am besten roh mit Dips oder klein geschnitten in Salaten zur Geltung kommt (was nicht heißt, dass sie nicht auch gekocht werden kann, das ist aber ein anderes Thema). Die kräftigen Aromen der Blätter und ihr fein bitterer Geschmack stammt natürlich aus der Biologie der Pflanzen. Schließlich sind die Blätter nicht nur die ausgeklügelte Biochemiefabrik für Fotosynthese und damit der Energietransformator Nummer 1 der Pflanze, sondern auch gern gesehene Angriffsflächen für Insekten und andere Pflanzenfresser. Auch Sonneneinstrahlung, UV-Strahlung und starke Temperaturschwankungen müssen die Blätter ertragen. Dafür benötigen sie eine hohe Robustheit: Als Sonnenschutz dienen Polyphenole, die fein bitter schmecken; als Grundlage zur Fraßfeindabwehr dienen Glucosinolate, Verbindungen aus einem Zucker und Schwefelaroma. Sind die beiden verbunden, schmecken sie bitter. Werden sie getrennt, ergeben sich die typischen Kohlaromen.

Lauch ist ein kräftiges Zwiebelgewächs, das, wenn es fein genug geschnitten ist, überhaupt nicht mehr grob wirkt, sondern seine besten Seiten zeigt. Es ist nur logisch, dass Lauchgrün deutlich mehr wertvolle Inhaltsstoffe aufweist als der allseits beliebte weiße Teil. Das Grün streckt sich der Sonne entgegen, es ist für die Fotosynthese zuständig und lagert allein deswegen neben Chlorophyll weit mehr Carotinoide ein als das mit Erde bedeckte Lauchweiß. Der Polyphenolgehalt ist ebenfalls deutlich höher wie auch der Gehalt von Glucosinolaten, den neuen Stars der Antioxidantien. Es gibt also überhaupt keinen Grund, Lauchgrün zu verschmähen. Beim Lauch, einem Zwiebelgewächs, ist die Chemie also ähnlich wie bei Kohlrabi: Glucosinolate und Schwefelaromen, wobei die Schwefelaromen eher in Richtung Zwiebel und Knoblauch gehen. Deshalb schmeckt und riecht das Grün des Lauchs deutlich kräftiger als das zarten Weiße, das sich, lichtgeschützt, im Boden versteckt.

Kohlrabiblätter plus Lauchgrün, frisch vom Markt, und schon ist ein leichtes vegetarisches Gericht im Kopf fertig, es muss nur noch zubereitet werden. Die Kohlrabiknolle wird unerhitzt zur Vorspeise geknabbert, die Blätter dienen als kohliger Aromaunterstützer für den Lauch in einem wärmenden Hauptgericht. Vereint man im Kochtopf Kohlrabiblätter mit Lauchgrün, werden unterschiedliche Schwefelaromen und Bitternoten gepaart. Ein Grund für so manchen Nasenrümpfer, aber noch lange kein Grund, die Kohlrabiblätter zu verschmähen. Man benötigt allerdings etwas Kontrast, der den kohligen Noten den Boden unter den Füßen wegzieht, nämlich Zimt, der eher mit Gebäck und Glühwein assoziiert wird als mit Kohl. Aber genau sein würziges, leicht süßlich anmutendes Aroma grätscht in die Schwefelnoten von Lauch und Kohlblättern. Chemisch harmonieren Zimt, Kohl und Lauch in keiner Weise, sondern die Kombination sorgt für Spannung und Kontrast. Ergänzt man wie im folgenden Rezept noch Röstaromen, indem etwa die beiden Gemüse ganz zu Beginn kräftig gebraten werden, erscheinen die Kohlrabiblätter in ganz neuem Licht. Diese zugegeben etwas unübliche Methode verpasst dem Gemüse sortenspezifische Röstaromen, daher kommt man mit wenig Zutaten und Gewürzen aus – und betont das Gemüse auf ganz besondere Weise. Der Zimt ist als solcher kaum herauszuriechen, aber er gibt dem schwefligen Gemüse, zusammen mit dem Hauch von Röstnoten (die ganz am Anfang entstehen), einen außergewöhnlichen »Dreh«. Dies ist ein Beispiel für eine schlichte und produktbezogene Garung, und das mit Gemüseteilen, die in vielen Haushalten in den Müll geworfen werden.

Zimtlauch mit Kohlrabiblättern: Kochen nach Geruch

- eine Lauchstange mit Grün
- Blätter von 2 Kohlrabi
- 5 EL Olivenöl
- Salz
- ½ TL Zimt

- Lauch und Kohlrabiblätter waschen und quer in sehr feine Streifen schneiden.
- Olivenöl in einen schweren, wärmespeichernden Topf geben und erst die Kohlrabiblätter, dann die Lauchstreifen hineingeben, nicht umrühren. Salzen und den Zimt obenaufgeben, immer noch nicht umrühren.
- Den Deckel auf den Topf geben.
- Herdplatte auf die höchste Stufe stellen und das Gemüse ohne Umrühren gerade so lange anbraten, bis leichte Röstnoten aus dem Topf zu riechen sind.
- Herd ausschalten, kurz umrühren, Deckel sofort wieder daraufsetzen und unter der Resthitze (bei Induktionsplatten auf kleinster Stufe) das Gemüse gar ziehen.
- Erst beim Servieren den Deckel heben.

Aus »Abfallprodukten« wie Kohlrabiblättern, Ähnliches gilt für Radieschen-, Rettich- und Beteblätter (letztlich sind diese nichts weiter als Mangold), werden so vollwertige Mahlzeiten. Dabei ist »vollwertig« sehr ernst zu nehmen. Da die Blätter, im Gegensatz zu den Wurzeln, ihr Grün der Sonne entgegenstrecken, bilden sie eine weit höhere Konzentration von Polyphenolen, die sie vor der energiereichen UV-Strahlung der Sonne schützen. Diese auf Benzolringen basierenden chemischen Strukturen wirken auf ganz besondere Weise antioxidativ. Gleichzeitig gibt ein Teil dieser Polyphenole, die bereits angesprochenen Gerbstoffe, den Blättern ihren wunderbar dezenten Bittergeschmack und mitunter eine leichte Adstringenz. Daraus folgt noch etwas ganz anderes: Kulinarische Konstruktionen aus diesen Blättern sind sogar rotweintauglich, sie nehmen es mit der Adstringenz guter Rotweine spielend auf. Von wegen Abfallprodukte, von wegen vegetarische Leichtgewichte! Die Blätter haben es ganz schön in sich.

Mindesthaltbarkeit: real, irreal, surreal

Der Hauptgrund für das Wegwerfen von Lebensmitteln ist das Mindesthaltbarkeitsdatum, das viele als Maximalhaltbarkeitsdatum ansehen. Nach dem Ablaufen werden Lebensmittel nicht schlagartig zum Abfall, werden aber zwanghaft entsorgt, sobald das Mindesthaltbarkeitsdatum (MHD) abgelaufen ist. Vieles landet neben dem Karottenkraut im Mülleimer. Aus gesetzlichen Vorschriften im Supermarkt, zu Hause aus Angst, das Lebensmittel könne verdorben sein. Wegwerfen ist, trotz des niedrigen Preises, sogar einkalkuliert. Dabei ließen sich viele dieser Lebensmittel fernab von den Blicken gestrenger Lebensmittelkontrolleure bedenkenlos essen. Aber Lebensmittel sind zu billig, und ihr eigentlicher Verwendungszweck scheint vergessen. Diese Melange aus Angst und Verfügbarkeit ist aber nur die naheliegende Seite der Geschichte. Es gibt eine andere – der schmale Grat zwischen »gut« und »schlecht« hat viele Väter. Etwa »gesund« und »ungesund«. Zum Beispiel, wenn Gesundheitsexperten raten, gleich den ganzen Apfel wegzuwerfen, obwohl er nur eine einzige leicht braune Stelle hat. Dabei entwickelt die Frucht gerade dort ihre besten Aromen. Oder die schwarze Banane, die dann erst richtig reif ist und aus dem Holzstoff Lignin der Schale der süßen Frucht ein dezentes Gewürznelkenaroma beisteuert. Am Beispiel von Jahrgangssardinen (siehe Seite 56 und 67) lässt sich das MHD auch absurdum führen. Ein paar Jahre mehr schadet diesen eingedosten Fischen nichts, im Gegenteil, herzhafter Geschmack und Mundfülle nehmen weiter zu.

Dies gibt Anlass für ein zugegeben etwas gewagtes Experiment. Um Neues zu entdecken, müssen eben im Leben wie in der Wissenschaft Grenzen überschritten werden. Nicht selten gehen dabei Wissenschaftler gewaltige Risiken ein, so kostete Alexander von Humboldt vom Pfeilgift Curare, um dessen Wirkung zu ergründen, und der Chemiker Max von Pettenkofer infizierte sich vor seinen Studenten mit Choleraerregern. In der Küche ist es nicht anders, auch wenn die Experimente dort weit harmloser sind.

Als ein Milchbauer und Direktvermarkter in den wohlverdienten Ruhestand ging und, wie oft in der Start-up-Epoche, trotz eigener Nachkommen keinen adäquaten Nachfolger für diesen Knochenjob fand, blieb ihm nichts übrig, als die letzten Chargen seines »Camemberts« in den Kühl-

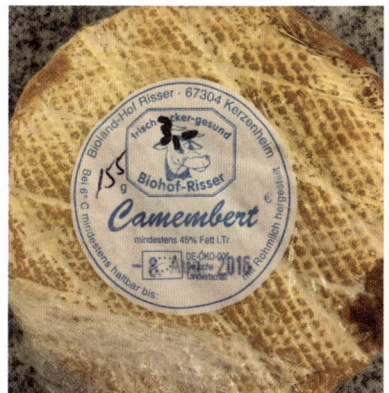
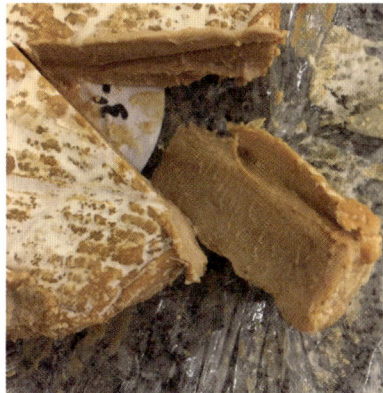

○ Nur für mutige! 2 Jahre und 3 Monate nach dem Mindesthaltbarkeitsdatum wurde aus einem milden Biokäse eine kulinarische Aroma- und Geschmacksbombe. Nichts für empfindliche Zungen.

schrank zu verfrachten und mit Bedacht zu genießen. Als der vorletzte verzehrt war, blieb der letzte in seiner kalten Ruhestätte, mehr als 2 Jahre (!) nach dem aufgedruckten Mindesthaltbarkeitsdatum. Der Käse reifte gemächlich und zeigte nach dieser Zeit deutlich, was der Fachbegriff »oxidative Bräunung« optisch wirklich bedeutet. Nach dem Aufwickeln drang seltsam stechender Ammoniakduft in die Nase. Was danach kam, war sensationell: tiefster Umamigeschmack, dunkle, an Schokolade erinnernde Aromen, trigeminale Kälte, etwas bis dato Unbekanntes, geradezu Sensationelles füllte den Mund und schlug jeden Wein k. o. Ein starker Genuss, und entgegen allen Prophezeiungen haben die Mikroorganismen ihre bösen Fratzen nicht gezeigt. Auch das Nebenresultat, wie schnell manch gute Weine an ihre Duldsamkeit stießen, während ein alkoholstarkes Weizenbockbier diese sensorische Heftigkeit glänzend unterstrich, war dieses Experiment wert.

Sicher, eine so ungewöhnliche Reifung ist nicht jedermanns Sache und kann nur auf eigene Verantwortung geschehen. Das Experiment wurde aber nicht nur einmal durchgeführt. Es zeigt, ganz abgesehen von der dabei ablaufenden Chemie, die fast surreale Diskrepanz zwischen Mindesthaltbarkeit und großem Genuss. Der chemisch relevante Trick dabei ist die »Nassreifung«. Unter der Folie kann kaum Wasser entweichen. Sanfte Trocknungsprozesse finden daher im Gegensatz zur klassischen Käsereifung nicht statt. Aromabildung und Proteinhydrolyse laufen auf ganz anderen Wegen als in herkömmlichen Käsen im Keller der Affineure ab.

Mindesthaltbarkeitsangaben sind in vielen Fällen in der Tat irreführend. Gerade bei gesäuerten Produkten wie Joghurt, Käse, selbst Fleisch, das einen pH-Wert von etwa 5 aufweist, beginnt der echte Verderb weit später. Oft führt es zu Missverständnissen, wenn z. B. bei Frischkäse, Quark und Co. eine leichte Bitternote auftritt[263]; dies hat mit Verderb wenig zu tun. Der Ursprung der Bittertöne liegt in den Milchproteinen selbst, vor allem im Casein, genauer gesagt im β-Casein. Diese Proteine bestehen zu einem großen Teil aus wasserunlöslichen Aminosäuren, etwa Prolin, die meisten davon schmecken bitter. Das Gleiche gilt für wasserunlösliche Bruchstücke von Proteinen (Peptide), die aus diesen Aminosäuren bestehen. Diese »Bitterpeptide« entstehen beim Reifen, selbst bereits nach kurzer Zeit, je nach Temperatur, Enzymstatus oder Oxidation. »Schlecht« oder »abgelaufen« sind diese Käse keineswegs, das Auftreten des Bittergeschmacks ist also lediglich den Bitterpeptiden aus dem Casein und den natürlichen Reifungsprozessen geschuldet[264]. Darunter leidet nicht einmal der Nährwert.

Dass Frischkäse und Bitternoten ohnehin besonders harmonieren, lässt sich auch in diversen Experimenten erkennen, wenn Gemüse, z. B. Rettich, mit Frischkäse kombiniert wird. Rettich, eines der wenigen Wintergemüse, das für Abwechslung auf den Tellern sorgt, hat weit mehr zu bieten als der »Bierradi«, wie er vom Münchner Oktoberfest oder der bayerischen Wirtshauskultur bekannt ist. Dort wird er bekanntlich in Millimeterabständen so weit eingeschnitten, dass er gerade nicht zerfällt, man bestreut ihn mit Salz und wartet, bis er ordentlich »weint«, damit die Augen des Wirtshausgasts nicht tränen. In der Zwischenzeit ist die erste Halbe Bier (oder gar eine Maß) ausgetrunken, der echte Münchner bestellt sich eine zweite Maß, eine Brezn dazu und verspeist den Rettich mit der Breze zum zweiten Hellen. Zwischendurch oder vor dem Abendessen, denn so ein Rettich macht schließlich nicht satt.

Im fernen Japan geht die Geschichte ganz anders: Dort hat der Radi, meist ein weißer, eine Furcht einflößende Größe und Länge: Der Daikon (大根 – »große Wurzel«) präsentiert sich, wie in Japan gewohnt, präzise mit seiner Einfachheit, sei es roh in dünnen Scheiben, sei es fein gerieben, gesalzen (viva Bavaria!) oder gar fermentiert. Vorwiegend wird er aber gegart, daran denkt man hierzulande leider überhaupt nicht. Schade eigentlich, denn wie jedes Wurzelgemüse, seien es Rote Bete, Rübchen, Pastinake, Sellerie oder Petersilienwurzel, lässt sich Rettich ohne großen Verlust der Knackigkeit garen. Sein Aroma wird dabei sogar feiner, sein Geschmack milder, die stechenden »Senföle« verändern sich und bieten keinen Grund mehr zum Weinen.

Rettich lässt sich sogar mit Röstaromen versehen, wie es auch im folgenden Experiment zum Ausdruck kommt. Am einfachsten kann dies mit einem Gourmetbrenner geschehen, indem Rettiche einfach abgeflämmt werden, bis sie außen dunkel gebräunt sind. Das Innere ist dann noch fast roh. Wird er anschließend in dünne Scheiben geschnitten, gibt das jedem Salat einen wundersamen »Grilltouch«, und beim Essen wird gern gerätselt, woher diese Aromen stammen. Auf den ersten Blick sehen die angekokelten Scheibchen aus, als wären sie vom ungeschälten schwarzen Rettich.

Und wem das Bier für die folgende Idee nicht zu schade ist, der mariniert fein gehobelten Rettich ein paar Tage in dunklem Rauchbier, so dass die Scheibchen gerade bedeckt sind. Dies macht dann dem Namen »Bierrettich« die volle Ehre.

Wer übrigens die Blätter von Rettichen, egal ob weiß, rot oder schwarz, zum Abfall oder Kompost gibt, wirft wertvolles Essen weg. Auch aus diesen Blättern lassen sich spinatähnliche Konstruktionen zaubern, sie machen sich wunderbar roh in feinen Salaten, selbst feine, grasig grüne Pürees lassen sich daraus zaubern.

Rettich zwischen roh und gekocht, Ziegenkäsesauce und Karottenpüree

- ein nicht zu großer Daikonrettich (alternativ klassischer weißer Rettich)
- 100 g cremiger Ziegenkäse
- etwas Milch zum Glattziehen
- 400 g Karotten
- 50 ml Orangensaft
- 100 ml Olivenöl

- Salz
- 100 ml Sojasauce
- 200 g gewürfelter (1 cm Kantenlänge) Kochschinken (fakultativ)

- Die Sojasauce so lang bei niedriger Hitze reduzieren, bis sie bindet und zähflüssig wird.
- Die Karotten bürsten und in dem Orangensaft sehr weich kochen.
- Pürieren, dabei salzen und das Olivenöl unterheben, bis ein glattes, leuchtendes Püree entsteht.
- Den Rettich gut abbürsten und der Länge nach halbieren.
- In einer schweren (gusseisernen) Pfanne ohne Fett auf den Schnittflächen stark angrillen, dann die Hitze stark reduzieren und unter der Restwärme und der schwachen Hitze gar ziehen, so dass er weder roh noch weich gekocht wirkt.
- Den Ziegenkäse mit der Milch vermengen und leicht erwärmen, mit dem Schneebesen oder Stabmixer glatt ziehen.
- Das Karottenpüree in Teller streichen, den Rettich nochmals halbieren und anrichten.
- Die kalten Schinkenwürfel dazugeben.
- Die Ziegenkäsesauce angießen und zwei, drei Tropfen von der dunklen, stark reduzierten Sojasauce vorsichtig auf den weißen Saucenspiegel tropfen.

Bei der Reifung von Lebensmitteln entstehen natürlich nicht nur Bitternoten, sondern auch süßliche Töne über die Freisetzung süß schmeckender Aminosäuren. Diese »maskieren« oft einen Großteil des Bittergeschmacks, den man ab bestimmten Reifungsstufen gar nicht mehr dominant wahrnimmt. Vor allem entsteht aber der herzhafte Geschmack umami über die Freisetzung der Glutaminsäure und umami schmeckende Peptide, die gerade in Käsen eine sensorische Wechselwirkung auslösen und Bitternoten ebenfalls unterdrücken[265]. Auch γ-Glutamylpeptide sind in rauen Mengen vorhanden, die den Umamigeschmack mit einer unglaublichen Mundfülle, Kokumi, unterstützen[266]. Dieser herzhafte Geschmack herrscht in reifen Käsen vor. Auch in natürlich gereiften harten Rinden, deren Geschmackspotenzial oft ungenutzt im Abfall landet. Dabei können sie als hervorragender Geschmacksgeber dienen.

Tomatenmarktuben und asoziale Demokratisierung

Mit »Abfallverwertung« und dem Ignorieren des Mindesthaltbarkeitsdatums kann man richtig Geld sparen, ein weitverbreiteter Sport im Land der »geilen Preise«. Der starke Ruf nach »billigen«, eleganter ausgedrückt, bezahlbaren Lebensmitteln, hat aber noch weitere Konsequenzen, die kaum in Betracht gezogen werden. Stattdessen handeln viele mit vollkommener Gedankenlosigkeit, kaufen asozial billige Waren und spielen damit Marketingleuten des unfairen Handels in die Tasche. Ein Beispiel: Wen interessiert eigentlich, welche Tomaten sich in einer Tube Tomatenmark (siehe Seite 175) befinden, unter welchen Bedingungen sie angebaut und geerntet wurden? Kaum jemanden. Hauptsache, die Tube ist günstig und kostet beim Discounter deutlich weniger als 1 Euro, obwohl in diesen hochkonzentrierten Zubereitungen zwischen 1,5 und 2 kg frische Tomaten stecken. Bei Tomatenpreisen zwischen 2 und 5 Euro auf dem Wochenmarkt beim Gemüsebauern erkennt man sofort, dass mit dem Tomatenmarkpreis etwas nicht mehr stimmen kann. Erst recht, wenn noch die Produktionskosten der Verarbeitung, Konzentrierung und Verpackung berücksichtigt werden. Dann läge der gerechtfertigte Preis einer Tomatenmarktube bei gut 7 bis 8 Euro, und nicht nur die viel zitierte schwäbische Hausfrau würde dieses Produkt nicht mehr bedenkenlos kaufen. So sehr haben sich Verbraucher an die vom Handel diktierten Preise gewöhnt. Gedankenloser Wahnsinn wurde Gewohnheitsrecht. Auch scheint Tomatenmark aus der Tube für das Kochen essentiell zu sein, wird es doch in vielen Rezepten ausdrücklich verlangt.

Diese Preise sind auch bei vollautomatisierter Industrieproduktion nur möglich, wenn ganz am Anfang der Produktionskette drastisch eingespart wird. Bei den Erzeugern, bei den Menschen. Wenn Tomatenbauern in Italien im höchsten Fall für das Kilogramm 50 Cent bekommen, im ungünstigsten Fall lächerliche 2 Cent[267], dann ist dies höchst würdelos.

Eigenes Tomatenkonzentrat aus dem Kupferkessel

- 1 kg reife Tomaten

- Die Tomaten waschen und mit Haut und Kernen in einem Mixer möglichst fein pürieren, dann durch eine Flotte Lotte (Passiersieb) geben.
- Haut und Kerne sammeln und mit einem Mörser weiterbearbeiten, so dass möglichst viele der Kerne gebrochen werden; dort befindet sich ein Großteil des Umamigeschmacks. (Wer das Luxusgerät Pacojet besitzt, kann die Kerne über Nacht mit etwas Tomatenflüssigkeit einfrieren und am anderen Tag zweimal durchlaufen lassen.)
- Das Tomatenpüree und die Kern- und Hautmasse in einen Einmachkessel aus Kupfer geben und bei schwacher Hitze und häufigem Umrühren auf die gewünschte Menge reduzieren.
- Das Konzentrat in kleinen sterilisierten Schraubgläsern à la confiture einmachen.

Das Tomatenmarkbeispiel zeigt aber auch noch etwas anderes Erschreckendes, was genauso bedenklich stimmt. Sollte der gemeine Supermarktkunde vor dem Kauf der frischen Tomaten am Gemüsestand zum Kilopreis von 2 bis 3 Euro eingekauft haben, müsste er im Grunde bei dem viel zu niedrigen Preis der Tube stutzig werden. Es sei denn, er hat verlernt, was Tomatenmark oder Tomatenkonzentrat wirklich ist und dass es, oh Wunder, aus Tomaten hergestellt wird. Produktkenntnis ist bei Lebensmitteln offenbar nicht mehr in Mode. Lediglich in das Geschrei darüber stimmen viele ein.

Just als diese Zeilen geschrieben wurden, riefen die Discounter Aldi, Lidl, Edeka und Netto Milch zurück. »Die Deutsche Milchkontor GmbH und Fude + Serrahn haben einen großflächigen Rückruf von frischer fettarmer Milch (1,5 % Fett, 1 Liter) verschiedener Handelsmarken in Supermärkten und Discountern gestartet.« Wie das Unternehmen am Morgen danach mitteilte, wurde bei Routinekontrollen festgestellt, dass einzelne Artikel mit dem Bakterium *Aeromonas hydrophila/caviae* verunreinigt waren. Dies könne zu gesundheitlichen Beeinträchtigungen wie Durchfällen führen[268]. Positiv ist jedoch, dass die Ursache innerhalb eines Tages gefunden wurde. Offenbar sorgte eine defekte Dichtung für die Kontamination. Auch die »Traceability« war gewährleistet, da sich exakt nachverfolgen ließ, dass nur die Milch und Milchprodukte eines bestimmten »Genusstauglichkeitszeichens« DE NW 508 EG mit den Keimen belastet war. Was ist daraus dennoch zu lernen? Erstens: Bei den Discountern gibt es keine echten Lebensmittel; zweitens: Es lebe die Rohmilch aus dem Kapitel »Die Milch machts« (Seite 40).

Wie widersprüchlich manche Diskussionen geführt werden, zeigt sich am Beispiel der Markthalle 9 in Berlin[269]. Die Markthalle wurde bereits 1891 in Berlin Kreuzberg eröffnet mit dem Ziel, den Stadtteil mit Lebensmitteln aus dem ländlichen Umfeld zu versorgen. Im besten Sinne ein höchst erfreulicher Vorgang, der heutzutage unter dem Begriff »Regionalität« gepriesen wird. Der Charakter der Markthalle veränderte sich im Lauf der Zeit; vor längerer Zeit zog der Discounter Aldi ein und versorgte die Kreuzberger mit echt billigen Lebensmitteln, an die man sich überall gewöhnte. Ständig verfügbar, bescheidener Geschmack, aber sie kosten kaum etwas. Gerade der letzte Punkt gilt als »gut«. Sozial Schwache können sich jene Dosentomaten leisten, die auf Kosten der Erzeuger zu niedrigen Preisen angeboten werden, Sozialnormalos kaufen sie auch und sparen Geld, um sich etwas vom Munde abzusparen. Sozial Starke finanzieren den nächsten SUV, Porsche oder die Finca eben eine Runde schneller. Essen um die Markthalle wurde demokratisch, nur der Tomatenbauer in Sizilien, der Milchbauer in Brandenburg und der Mastfleischzüchter können kaum von ihrem Ertrag leben. Da billige Lebensmittel immer beliebter wurden, kommt die Spirale um Preis und Preisdruck in Gang. Produktionstechnisch werden Fortschritte gemacht, Lebensmittel werden noch günstiger, dafür leerer, nährstofftechnisch fragwürdig. Aber die Gewohnheit, jeden Tag Fleisch zu essen, bleibt demokratisch. Nur die Erzeuger leiden, da sie immer größer werden müssen, immer mehr und immer schneller und in Masse produzieren müssen. Die Tiere leiden auch.

Irgendwann entstand die Idee, die Markthalle zu erneuern, im Grunde aber zu »veraltern«. Zurück zu regionalen, lokalen Lebensmitteln, mitunter von Bio- und Kleinerzeugern, die von ihren Produkten leben müssen und natürlich mit Discountern nicht konkurrieren können. Diese Idee zieht aber ein neues Publikum an, die Gentrifizierten. Neubürger, Urbanisierte, Start-upper, irgendwo zwischen bürgerlich, dynamisch ideenreich und flexibel. Dann soll Aldi aus der Markthalle verschwinden. Der Aufschrei bei den Nichtgentrifizierten ist groß. Die gewohnte Verfügbarkeit billiger Lebensmittel, erzeugt auf einem ausbeuterischen, fast handelsdiktatorischen System, muss zur Erhaltung des linken »Kiezes« bleiben. Der »Kapitalist« muss bleiben, denn er ist gut, die Kleinerzeuger sind die »Bösen«, denn sie erzeugen »nichtdemokratische« Lebensmittel. So bleibt die Stimmung in der Arena herzzerreißend und widersprüchlich hasserfüllt, aber der Aldi, der bleibt[270].

Das regionalste Wasser im Haus

Warum trinken eigentlich so wenige Menschen unser sauberes Trinkwasser frisch aus der Leitung? Wasser ist ohnehin ein kritisches Thema: In regelmäßigen Abständen erregt sich die Welt über das Geschäftsgebaren eines großen Nahrungsmittelkonzerns mit globalisiertem Wasser. In den sozialen Medien ist sich die Ess-, Trink- und Genusscommunity einig: Wasser gehört allen, außerdem verkaufe der Konzern schlichtes Leitungswasser zu überhöhten Preisen. Bei Postings mit dem Tenor »Nieder mit der Firma XYZ, boykottiert deren Produkte« (was jedem Genussmenschen ohnehin keine größeren Probleme bereitet) gehen viele Daumen nach oben.

Es ist nicht die Aufgabe dieses Buchs, die Imageprobleme von großen und mächtigen Konzernen zu lösen, aber Restaurantbesucher könnten durchaus etwas tun, indem sie einfach mit Selbstverständlichkeit einen Krug Leitungswasser namens »caraffe d'eau« bestellen, wie dies in Frankreich üblich ist. Im Dreisternerestaurant, erst recht in den Bistros, wo die bereits angesprochene »Bistronomie« hoch im Kurs steht, gleichgültig ob sie von Stars wie David Toutain oder Maître Toutlemonde betrieben werden, bekommen Gäste anstandslos Hahnenwasser serviert. Nicht selten wird selbst in der Edelbistronomie in der Hauptstadt des Departments Bouches du Rhône »eau de Marseille« bestellt. So heißt der Wasserversorger in der Region. Es kommt direkt aus dem Hahn.

Außerhalb Galliens schauen Sommeliers beim Bestellen eines Krugs Hahnenwasser wie der berühmte Schluck Wasser in der Kurve. Oft wird einem dies oder jenes Markenwasser schmackhaft gemacht, dessen kulinarischer Knalleffekt bei einem mehrgängigen Menü ohnehin fragwürdig ist, da Wasser selten in ähnlicher Frequenz wie der Rebensaft im Falle einer Weinbegleitung gewechselt wird. In vielen Fällen überschreiten globale Markenwässer in der Hochgastronomie die 10-Euro-Grenze. Der entgangene Verdienst beim Servieren von Leitungswasser lässt sich aber leicht ausgleichen: Große Küchen- und Winzerleistungen werden gern entsprechend honoriert, und wer unbedingt auf ein bestimmtes Wasser schwört, bezahlt garantiert dafür auch einen noch höheren Preis. Oder einfach mal nach regionalen Quellen fragen.

Wie stark sich manche Mitglieder des gläubigen Feinschmeckervolkes verdummen lassen, ist an der bloßen Existenz des teuersten Mineralwassers der Welt zu erkennen. Absurde 9000 Euro pro Liter kostet das Millionen Jahre alte »Super Narriva Concentrated« aus Kalifornien, das zur Energetisierung und »Entgiftung« sowie gegen Zipperlein aller Art tröpfchenweise eingenommen werden soll. Für sage und schreibe 400 Euro wird der Liter Kona Nigari von der Insel Hawaii zum Trinken angeboten. Es besteht angeblich aus Mineralwasser und Wasserkonzentrat. Da darf man sich getrost an den Kopf fassen. Wer auf einen derartigen Unsinn hereinfällt, ist in der Tat selbst schuld und hat garantiert Physik und Chemie schon in der 5. Klasse abgewählt. Dazu fügt sich der alte Witz vom »Instantwasser«. Nein, das ist nicht das Wasser aus dem Hahn, sondern Wasserpulver. Davon gebe man 1 Teelöffel in ein Glas, gibt Wasser darauf, und schon hat man frisches Wasser zur Verfügung.

Beyond Nose to Tail

Die Generation der Nachkriegszeit definierte Essbarkeit häufig anders und warf möglichst nichts weg. Mit der darauf folgenden Fresswelle entwickelte sich eine Berufssparte auf dem Nährboden des steigenden Wohlstands, die den bis dahin unbeschwerten Genießern das Essen regelmäßig vermieste. Schweinefett, Rindertalg und Butter waren nach ihrer Aussage böse, da tierische Fette voll gesättigter Fettsäuren sind. Zusammen mit Cholesterin wurden diese zu einer krank machenden Soße verrührt. Der Verzehr eines deftigen Bauernbrots mit Schmalz und Salz wurde zum Symbol des unmittelbaren Herzinfarkts, von Herzverfettung und Aderkalk. Herz-Kreislauf-Erkrankungen hatten ihre definierte Ursache gefunden. Ernährungs- und Diätberater, Berufe, die vor den beiden Weltkriegen kaum existierten, übernahmen die Regie auf den Tellern.

Dies löste eine bis dahin unbekannte »Magersucht« aus: Den Schweinen wurde das Fett weg-, dafür eine Rippe samt magerer Koteletts hinzugezüchtet. Von den Hähnchen blieben nur noch große und magere, sprich fettfreie Brüste. Aus Puten wurden kaum lebensfähige Busenwunder. Innereien kamen auf den Index. Leber oder Nieren speicherten angeblich Schwermetalle und Giftstoffe wie Purin, das Gicht auslöst. Kein Wunder, wenn Herz, Niere, Leber zu nicht verzehrbarem Abfall erklärt wurden.

Bis heute werden solche unedlen Teile der Tiere versteckt und geschmacksmaskiert in preiswerten Würsten in die Ladentheken gebracht. In regelmäßigen Abständen wird rotes Fleisch zum Gesundheitsrisiko erklärt, vergleichbar mit 20 Zigaretten am Tag. Mag sein, dass es oft Probleme bei übermäßigem Verzehr gibt, aber die wirkliche Gefahr für die Volksgesundheit lauert ganz woanders. Eingefleischte gesundheitsbewusste Fleischesser sowie Brigitte-Diät-Fans verlangen dann umso mehr »gesundes« weißes, mageres, kalorienarmes Hähnchen mit dicken Brüsten. Dank der steigenden Nachfrage muss der »Rohstoff« Hähnchenbrust noch schneller, am besten zu weiter fallendem Preis, erzeugt werden. Dafür werden weißfleischige Tiere massenweise produziert und abgemurkst, statt artgerecht gehalten und geschlachtet. Vieles von dem, was uns Jahrtausende gut ernährte, verkommt zu ungesundem Schlachtabfall. Statt mit Talg, Schmalz und Butter wird mit funktionell angereicherten Kunstfetten namens Margarine oder Pflanzencreme gekocht, gebraten und gebacken. Der neueste Butterersatz namens »Veganblock«, eine Fettmischung aus Sheabutter, Kokosöl, Rapsöl und Mandelöl, zeigt, wo die Herkunftsreise hingeht: von den Philippinen, der Ukraine, Italien, Schweiz, Rumänien, Ghana und Burkina Faso zum Produktionsstandort in Dänemark. Und dann nach Deutschland.

Keine der in diesem kurzen Abschnitt angeschnittenen Behauptungen zur Gesundheit wurde übrigens jemals mit harten Fakten nachgewiesen. Das meiste davon beruht nicht auf Wissen, sondern auf Glauben ohne Basis. Dabei hat uns die Evolution über Millionen Jahre gelehrt, was essbar ist und was nicht.

Aus dem »Abfall« von Tieren, ihren Lebern, Herzen und Nieren, lassen sich vielerlei Köstlichkeiten zubereiten, sogar schnell und einfach: Butter in die heiße Pfanne, etwas Salz und etwas Pfeffer – mehr nicht, denn das Drumherum macht die Musik. Eine dicke Sauce gefällig? Kein Problem, deren Grundlage ist der Rest vom »Abfall«. Die Innereien müssen wir noch ein wenig parieren und von Fett, Sehnen und Abschnitten befreien, die wir aber nicht wegwerfen, sondern das herausholen, was sich noch darin befindet: Geschmack. Also Schalotten in reichlich Butter anschwitzen, etwas Knoblauch dazu und natürlich die Leberabschnitte. Diese Zutaten nicht zu stark anbräunen, mit etwas Portwein ablöschen und, der Säure wegen, noch ein Gläschen trockenen Riesling dazuschütten. Damit die Sauce nicht zu hell wird, kann mit ein paar Würfeln ungekochter Roter Bete nachgeholfen werden. Ein paar Duft- und Geschmacksnivellierungen würden sich gut machen; dies lässt sich mit 2–3 klein gehackten Walnüssen in dem Saucenpfännchen bestens bewerkstelligen. Nach 20 Minuten Kochzeit und gelegentlichem Nachkippen von Port und Riesling wird der Topfinhalt, es ist nicht viel, mit dem Stabmixer püriert und durch ein feines Sieb gestrichen. Die Sauce ist fast fertig, sie muss nur noch ein wenig (individuell) abgeschmeckt werden.

Und der Rest vom Rest? Diese krümelig dunkle, wohlschmeckende Masse im Sieb? Selbst diese ist zum Wegwerfen viel zu schade. Warum auch, es ist noch vieles drin, was Leber, Herz und Nieren bieten. Daraus lassen sich wundersame Chips basteln, die das krachende Knusperelement des Tellers ergeben. Fehlt nur ein wenig Bindemittel. Warum nicht Albumin, das Eiweiß des Hühnereis? Das gibt es als Pulver, und es erweist sich auch für kleine Haushalte als extrem praktisch, da nicht immer – genau wie jetzt – ein Ei verbraucht werden muss, wenn wir nur ein wenig Eiklar benötigen. Auch wäre frisches Eiklar für dieses Unterfangen viel zu flüssig. Ein Teelöffel Trockeneiweiß wird mit 3 Teelöffeln Portwein angeschlagen, unter den krümeligen, nussigen, leberigen Siebinhalt gemischt und noch verknetet. Diese »Teigmasse« lässt sich auf Backmatten dünn ausstreichen und im Ofen bei 70 °C zu dünnen, knusprigen Chips trocknen. So ist alles verwertet, das Tier starb nicht nur für die sogenannten »Edelteile«.

Manche Restaurants und Metzgereien steuern mit bestem Wissen und Gewissen gegen den Edelteiltrend: *Nose to Tail* ist hip. So hip, dass wir beim mittlerweile allseits verpönten Fleischessen doch noch ein winziges Stück gutes Gewissen pflegen dürfen, auch wenn in unserer heilen Welt dafür Tiere sterben müssen. Aber wie weit trägt diese Idee wirklich? Klar, Herz und Niere sind weniger ein Problem, Leber kennt man auch noch, aber knapp oberhalb der *nose* steckt das *brain*, das wie jedes Fleisch aus Proteinen, Fett und Wasser besteht.

Hand aufs Herz: Wer isst noch Hirn? Das Hirn der Schlachttiere bleibt meist außen vor. Kein Wunder, erstens weiß kein Mensch mehr, was sich daraus Gutes zaubern lässt, zweitens wurde es seit Rinderwahn und Creutzfeldt-Jakob zur verbotenen Esszone erklärt. Angst regiert die Teller. Eine Renaissance des Hirns ist nicht in Sicht, obwohl es vereinzelt wieder, von mutigen Köchen zubereitet, auf den Tisch kommt. Vergessen ist der evolutionäre Vorteil, den das Essen des Hirns von gejagten Tieren aus den Zeiten der Jäger und Sammler zur Menschwerdung beitrug. Erst bedingungsloses Nose to Tail, Hirn inklusive, hauchte dem *Homo sapiens* jenen Odem ein, der ihn vom Affen trennte. Anders als in pflanzlicher Nahrung kommen nur dort reichlich langkettige essentielle Fettsäuren vor.

Nicht Evas Apfel war vor Hunderttausenden Jahren eine Todsünde, sondern die Verschwendung des kostbaren Hirns. Heute findet es nicht einmal mehr Platz in der traditionellen Gelbwurst, von der der Metzger früher Kindern beim Einkauf ein Rädchen zum Naschen gab. Verkehrt war das nicht, denn die Fettsäuren EPA und DHA sind die beste Gehirnnahrung, die beim Erwachsenwerden dem Denken auf die Sprünge hilft. Ganz anders als der heutige eingeflogene Mist, der von vermeintlichen Checkern zum Superfood erklärt wird. Der Glaube daran ist eine Schande, denn viele dieser »Experten« haben sich im Leben noch nie Gedanken über die molekularen und funktionellen Zusammenhänge des einverleibten Essens und dessen Wirkung gemacht.

Und es geht noch weiter: Knapp unter dem *tail* der Tiermänner befinden sich die Prärieaustern, die Kronjuwelen. Diese eignen sich ebenso, um

Nose to Tail beim Wort zu nehmen und sich, abseits des hippen guten Gewissens, wahre »höhere kulinarische Weihen« zu erkochen. Hinter den in Frankreich liebevoll *rognons blancs* (weiße Nieren) genannten Teilen verbergen sich nicht, wie es sich auf den ersten Blick anhört, seichelnde Nieren, sondern Hoden. Ja, die kann man essen, und ja, sie schmecken köstlich, um es gleich vorwegzunehmen. In vielen Ländern gehören diese »Innereien« zur Kochkultur, denn nichts darf verkommen, nichts wird weggeworfen, denn das Tier ist für uns, die Esser, gestorben. Wir haben es nur im Überfluss der Nachkriegsjahre verlernt, auch Hoden zu essen.

Zubereitete Hoden haben eine ähnliche Textur wie Kalbs- oder Schafsbriese, die in Sternerestaurants als Delikatessen gelten. Viele, die sich an diese edlen Teile der Tiermänner heranwagen, sei es in Spanien, Frankreich, Italien oder der Türkei, werden nach dem Überwinden der ersten Hürde immer wieder darauf zurückkommen. Damit sich auch skeptische Esser an die »Weichteile« von Schaf- oder Ziegenböcken wagen, bedienen wir uns eines kulinarischen Tricks: Wir hüllen sie in einen Knuspermantel. Dieser besteht aus Panko, einer ursprünglich asiatischen Panierung – kleinen, stark getrockneten Brotscheibchen, die extrem knusprig bleiben und texturell nur sehr wenig mit klassischem Paniermehl (Semmelbrösel) zu tun haben.

Weiße Ziegen»nieren« im Knuspermantel

- 4 Hoden (Schaf, Ziege oder, wer es größer mag, vom Stier)
- Salz
- Panko (asiatisches Paniermehl)
- Fett zum Ausbacken (idealerweise Nierenfett vom Zicklein)
- 16 Champignons (oder Waldpilze der Saison)
- 100 g gesalzene Butter
- Petersilie

- Die Hoden zunächst in klarem Wasser 15–20 Minuten wässern, anschließend mit einem scharfen Messer die dünne Haut vorsichtig abziehen.

- Die Champignons abbürsten, vierteln und in der heißen Butter schwenken, mit Petersilie bestreuen und warm halten.
- Die blanken Hoden halbieren oder dritteln, die Stücke leicht salzen, in Panko wälzen und die Panade fest andrücken.
- In heißem Fett ausbacken.
- Die gebackenen Hodenstücke mit den Champignons anrichten und die Champignonbutter angießen.

Derartige Edelteile verlangen einen sehr guten reifen roten Burgunder (vom Schlage eines Volnay), denn es ist ein Festmahl. Wie gelangt man an diese Teile? Entweder bestellt man sie bei Biohöfen vor, oder man bekommt sie in türkischen oder arabischen Metzgereien.

Kranke Massentierhaltung: ein Abbild der Essunkultur

An dieser Stelle ist ein Zwischenruf angebracht. Die Frage, wo man seine Zutaten findet, ist in unseren Zeiten berechtigt – z. B. Zicklein. Dieses ist nur bei Bauern zu bekommen, bei denen Ziegenmilch und Ziegenkäse produziert wird. Ziegen müssen gebären, damit sie Milch geben können. Zicklein, die neugeborenen Brüder der Ziegenmädchen, sind aus Sicht der Milchproduktion unrentabel, wie die Bullen auf Milchhöfen. Oder die männlichen Küken, die in der industrialisierten Hühnerproduktion im Schredder landen, da sie keine Eier legen können.

Kein vernünftiger Ziegenbauer käme auf die absurde Idee, »unrentable« Ziegenböcklein zu töten. Auf abnorme Ideen wie die, Hähnchen auf Geflügelhöfen wären »unrentabel«, kommt ein Biobauer, Kleinbauer oder Nebenerwerbslandwirt nie, der Leben und Tod der Tiere achtet[271]. Darauf kann man nur kommen, wenn die Produktion so groß wird, dass ein einzelnes Tierleben nichts zählt[272]. Oder wenn die Preise wieder so gering sein müssen, dass es sich »rentiert«, Zigtausende männliche Küken nach dem Schlüpfen zu schreddern. Diese Praktiken zeigen bei genauem Nachdenken, wie absurd Massenfleisch- und Eierproduktion in diesen hochindustriellen Zeiten wurden. Die beiden Gründe sind bekannt: die Preise und die Masse. Es muss bedingungslos und schmerzfrei gesagt werden: Es gibt kein verbrieftes Recht auf billiges Fleisch, und es gibt erst recht kein Grundrecht auf das tägliche Schnitzel, die dreimaltägliche Wurst, die für ein paar Cent bei den Discountern gekauft wird und im Zweifelsfall weggeworfen wird. Schluss. Aus. Punkt.

Was mit Discounter-Mentalität heraufbeschworen wurde, ist weitgehend bekannt. Unsägliche Bedingungen in Ställen, unsachgemäße, mitunter brutale Massenschlachtungen, unsinnige Tiertransporte in einer sinnfreien Nahrungswelt, ganz abgesehen von den ausbeuterischen Verhältnissen in den Großschlachthöfen[273]. Jeder gedankenlos gefressene Burger bringt dies direkt auf die Zunge. Die Alibibezeugungen mancher Produzenten und Handelskapitäne sind häufig leere Worte, hauptsächlich gut fürs Marketing. Mit Genuss hat das derzeitige Essverhalten nichts mehr zu tun, mit Esskultur erst recht nicht. Es ist leicht zu erkennen, wohin uns diese Form der »Ernährung« geführt hat: zu viel, zu üppig, zu maßlos, zu dick, zu krank[274]. Vom Anzünden des Feuers vor einer Million Jahren bis zur Zeit vor dem »Wirtschaftswunder« gab es keine Zivilisationskrankheiten in diesem epidemiologischen Ausmaß[275].

Der Ruf nach Tierwohl[276] ist lediglich eine Symptombehandlung, manchmal Augenwischerei. Derart produziertes Fleisch ist einfach zu billig[277], an dieser Erkenntnis führt kein Weg vorbei. Würde Discounterfleisch nicht mehr gekauft, wäre ein Teil der Massentierhaltung nicht mehr nötig. Leider ist das in dieser globalisierten Welt ein naiver Traum. Die heutige global agierende Produktion, wenn etwa ein Großteil der Schweine für China in den Vereinigten Staaten produziert wird und ein Großteil der Sojaproduktion gar nicht mehr in China stattfindet, zeigt die Unumkehrbarkeit dieser Situation, in die der Handel und der Preiskampf die Welt hineinmanövrierten. Acht Milliarden Menschen können nicht mehr regional ernährt werden. Schon allein wegen der unterschiedlichsten Fruchtbarkeit der Böden, den sich immer mehr verschlimmernden klimatischen Bedingungen. Dennoch muss überall, wo es möglich ist, dringendst umgedacht werden. Ansonsten muss man weiter mit überzüchteten Tieren leben. Am deutlichsten ist das an Puten zu sehen[278] – Tiere, die vor lauter Brust nicht stehen, geschweige denn laufen können. Putenfleisch ist gesund, wurde den Menschen eingebläut, es habe kaum Fett und weniger

Cholesterin. Putenfleisch wurde Massenware, es landete auf jedem Salat in jeder Wirtschaft, wie übrigens der Lachs. Natürlich muss es billig sein, damit es sich Lieschen Müller leisten konnte, um damit ihren Hüftspeck vermeintlich »gesund« wachsen zu lassen. Billig heißt viele Tiere auf engstem Raum mit raschem Wachstum. Das ist für kein Tier gesund, also müssen sie mit aller Gewalt behandelt werden. Die Medikamentencocktails sind bekannt: Antibiotika, Wachstumsfaktoren. Das wissen alle. Dennoch wird's gegessen.

Gutes Essen kann sehr preiswert sein, sofern man es selbst zubereiten kann und sich klarmacht, was man in der Küche tut, wie viel Essen wirklich in jedem Lebensmittel steckt und wie man aus wenig viel macht. Das wird heute leider in den Familien nicht mehr gelehrt, in den Schulen schon gar nicht. Dann denken Kinder ganz schnell, Fleisch wachse auf Bäumen, oder wissen nicht, dass Tomaten nur im Sommer reif sind. Der Weg in die faktenfreie Gesellschaft beginnt sehr früh und schreitet unaufhaltsam bis ins Erwachsenenalter fort. Mit Internet geht's sogar blitzschnell.

Nachhaltigkeit und Esslust machen kreativ

Ganz abgesehen vom Tierwohl und dem kaum noch vorhandenen Verantwortungsbewusstsein mancher »Produzenten«, kann es ohnehin nicht mehr so weitergehen. Der Anteil der Massentierhaltung am Klimawandel ist schon länger allgemein bekannt[279] und unter unterschiedlichen Gesichtspunkten beleuchtet[280]. Durch Raubbau, Abholzung und andere geophysikalische Eingriffe schrumpfen gerade auch die Möglichkeiten der Land- und Forstwirte rasant, auf den Wandel angemessen zu reagieren. Landwirten werden die Grundlagen ihrer Wirtschaft längerfristig entzogen. Der Sonderbericht der Weltklimarats von 2019 (Intergovernmental Panel on Climate Change, IPCC) nimmt ihnen jede Illusion. Sie müssen sich umstellen: »Weniger Fleisch« ist eine der Kernbotschaften des Berichts, vor allem weniger Rindfleisch[281]. Die Rinderzucht verursacht pro Kilogramm produzierten Proteins die meisten Emissionen der gesamten Landwirtschaft, und tatsächlich haben sich nach dem IPCC-Bericht die Treibhausgasemissionen wegen der ausufernden Massentierhaltung seit den 60er-Jahren verdoppelt.

Allein deshalb ist es unser aller Pflicht, mehr über unser Essen nachzudenken. Das ist viel einfacher als angenommen. Es geht gar nicht darum, keine Rinder mehr zu züchten und zu essen. Es geht vor allem um den Unfug, der bereits angesprochen wurde. Das tägliche Stück Billigfleisch, die täglichen 200 g Aufschnitt zum lächerlichen Preis, all das wird es nicht mehr geben dürfen.

Der kulinarische Ausflug in den Hodenteller macht klar, wie eine kreative Zukunft aussehen kann. Die männlichen Tiere, die Zicklein, sind bestes Protein und die Folge der Milch- und Käseproduktion. Der Ziegenbock liefert das ganze Programm essbarer Teile; nimmt man Nose to Tail ernst, kann er eine Familie 2–3 Wochen sättigen. Selbst das Blut des geschlachteten Tieres taugt für köstliche Blutwürste, die den Eisenmangel des verwöhnten Wohlstandsmenschen besser »heilen« als jedes Pharmasupplement. Wenn nicht jeden Tag Fleisch gegessen wird, hat die Familie sogar noch länger etwas davon, und während dieser Zeit stirbt für sie kein weiteres Tier! Dies bedeutet aber knallharte und discounterfreie Regionalität zu Hause. Auf dem Hof geschlachtet, selbst verarbeitet, direkt vermarktet und in der unmittelbaren Umgebung gegessen.

Was heute wie eine romantische Träumerei wirkt, ist letztlich das simpelste Modell einer Regionalwirtschaft, die ein brachiales Umdenken erfordert und handwerkliche Berufe, dazu gehören auch Schlachtmetzger, fördert. Dann werden wieder Genüsse auf den Tellern landen, die längst ausgestorben sind. Auf Warmfleischverarbeitung basierende Brühwürste und Rohwürste, wie die hessische Ahle Wurst, die monatelang haltbar ist und für nachhaltigen Fleischgenuss sorgt. Keine Frage, diese Produkte schmecken weit besser als alle Massenware der Supermärkte, und sie haben einen weiteren Vorteil: Sie sind nicht immer verfügbar! Der Genuss wird zu etwas Besonderem. Die gedankenlose Fleisch- und Wurstfresserei hat damit schnell ein Ende. Es ist in der Tat kein Ausdruck von Esskultur und Wohlstand, große SUVs zu fahren und sich Discounterfleisch einzuverleiben, eine derartige Haltung zeugt eher von kulinarischer Armut.

Dass die Küken aus Legebatterien so »unrentabel« sind, liegt nicht an den Hähnchen, sondern an dem Zuchtunsinn der sogenannten »modernen« Landwirtschaft. »Hochleistungskühe«, deren Euter so groß sind, dass es die Tiere schmerzt, sie kaum gehen können und durch die Höchstleistung im Grund krank werden, sind der Standard bei der Massenmilcherzeugung. Zwar wird sehr darauf geachtet, dass die Milch gut und »gesund« ist, allerdings zu Lasten der Tiere. Aber es geht noch weiter: Ein Milchbauer erzielt lächerliche Preise, ein paar Cent pro Liter, sie liegen unter der Rentabilitätsgrenze für den Betrieb, so dass Subventionen notwendig werden. Auch die Folgeerscheinungen sind kaum verständlich. Die bei der Massenproduktion zwangsläufig anfallenden vielen Kälber können in den Großbetrieben kaum verwertet werden, sondern müssen zum Verkauf angeboten werden. Sie bringen dem Bauern oft weniger als 10 Euro. Billig macht Bauer, Tier und Hof kaputt, bei hinreichend langer Extrapolation auch die Menschen. Absurd niedrige Preise sind nur ein kurzes Glück.

Bei der Eiermassenproduktion ist es keinen Deut besser. Eier werden nicht mehr einfach von Hühnern gelegt, sondern von speziell gezüchteten

Hybridhühnern, die nichts können, als im höchsten Takt Eier zu legen. Es geht immer nur um Produktivität, um Masse, um Euros. Züchtung bedeutet nichts weiter als »natürliche Genmanipulation«, also ist die DNA, um es sehr naiv auszudrücken, so gestaltet, dass alle Kraft ins Eierlegen gepackt wird. Diese wenig nachhaltige Eierproduktion ist der eigentliche Grund für das Schreddern der Küken.

Hühner können auch anders, das zeigen viele Biobauern und vernünftige Eierproduzenten, aber eben nicht in Masse. Der Nachwuchs dieser Tiere ergibt keine überzüchteten und wenig nachhaltigen Masthähnchen, dafür aber stattliche Hähne mit ordentlich Fleisch. Die männlichen Küken, sogenannte »Bruderhähnchen«, werden auf dem Hof gehalten, nachhaltig »gemästet« und von kochenden Kunden verspeist, und zwar mit Genuss[282]. Voraussetzung dafür ist die Umstellung auf Zweinutzungshühnerrassen, die sowohl Eier als auch Fleisch liefern[283]. Die Erträge sind geringer, Eier und Hähnchen kosten natürlich mehr[284]. Also heißt die künftige Maßnahme: Statt billiger Supermarkthähnchen kommen »Bruderhähnchen« auf den Tisch. Diese haben sogar den Vorteil, dass sie nicht ständig verfügbar sind. Die Hähnchen sind keine Massenware, Hähnchenessen wird damit wieder zum außergewöhnlichen Genuss statt zur täglichen Gewohnheit. Ganz nebenbei käme dies auch einer bewussteren Geschmacksbildung der Konsumenten zugute. Ein Großteil der Masseneier wird wieder einmal weggeworfen: in jenen vielen ungegessenen Convenienceprodukten mit abgelaufenem Haltbarkeitsdatum.

Begriffe, Inhalte, Meinungsschleifen

Der erste Schritt in eine nachhaltige Zukunft wäre in der Tat, Modebegriffe und fast im Wochenrhythmus aufpoppende Hypes ernsthaft zu hinterfragen. Eine der Schwierigkeiten dabei ist leider, dass diese Begriffe in Meinungsschleifen eingebettet sind. Zum Beispiel der schon mehrfach angesprochene, vollkommen nichtssagende Begriff »Superfood«. Trotz der Unsinnhaftigkeit dieses Begriffs suggeriert er Hoffnungen. Zum einen das unnütze Versprechen, die Ernährung in einer mangelfreien Gesellschaft noch gesünder zu machen, zum andern die unberechtigten Erwartungen der Jünger manch zweifelhaften Ernährungsströmung, eben doch keinen Nährstoffmangel zu erleiden. Damit etwas als Superfood bezeichnet werden kann, muss es irgendwie exotisch sein, sonst ist »Super-« nicht gerechtfertigt. Nur so kann es kommen, dass realer Grünkohl in den Scheinwelten Kale genannt wird und jetzt sogar im Sommer verfügbar sein muss, da sonst das glaubensfundament wegzubrechen und der Ernährungsstatus in die Knie zu gehen droht. Super sind daher exotische Beeren, die hier nicht wachsen, und viel Unbekanntes, was weit entfernte Ethnien offenbar uralt werden lässt. Aus wissenschaftlicher Sicht ist der Begriff Superfood ohnehin nicht haltbar.

Die Trends aus dem Netz und manchen High-End-Kochshows kommen mit Chiasamen, maßgeblich aus Südamerika, daher, aber auch Gojibeeren aus Asien müssen wir essen, damit wir stark und frei von Krankheit bleiben. Das exotische Superfood habe in kleinstem Volumen die höchste Vitamin- und Antioxidantienkonzentration[285]. So steht es jedenfalls in 1001 Blogs, auf den wissenschaftlichen Wahrheitsgehalt ist dort ohnehin gepfiffen. Schon übernehmen Gourmetshops das Sortiment aus Reformhäusern. Bunte Powerpulver aus Weizengras, exotischen Früchten, Kale oder gar Spinat werden zum Einrühren in grüne, rote und gelbe Powersmoothies als Heilsbringer feilgeboten[286]. Sogar Uromas alter Knochenbrühe werden heilende Kräfte angedichtet[287]. Der Laden brummt, und der Teufelskreis des Selbstbetrugs wird so kaum durchbrochen.

Ein superstandfestes Rosentomatenaioli geht ruck, zuck, sogar ganz ohne Rezept und Eigelb: lediglich Tomaten mit Haut und Kern, einen Schuss Rosenwasser, Salz, Knoblauch und reichlich Traubenkern- und Olivenöl in den Mixbecher und mit dem Stabmixer hochgezogen. Das macht zu den langkettigen essentiellen Omega-3-Fettsäuren der geangelten Makrele, deren Bestände noch nicht überfischt sind, eine tolle Figur. Mit einem Glas gekühltem Ugni Blanc ein Teller echtes, deliziöses »Superfood«. Dieses einfache Alltagsgericht kommt kaum als »Superfood« daher, enthält aber genau das, was ein Mensch hin und wieder wirklich braucht. Keine Handvoll Supernüsse, Superchiasamen, Superbeeren kann nämlich all das ersetzen, was die Makrele liefert.

Eine althergebrachte, abwechslungsreiche Ernährung ist auch künftig wichtiger als der irreale und irrationale Glaube an das Superfood. Erst recht, wenn man einen kurzen Blick auf die Essbiografien des *Homo sapiens* und der jeweiligen lokalen Esskultur blickt. Ganz gleich, ob auf die sich seit Jahrhunderten kaum verändernden fleisch-, wurst- und bierhaltigen Essgewohnheiten in Oberfranken[288] oder auf die Kulturen von seit Jahrtausenden weitgehend unberührten Naturvölkern[289], die bis heute nichts von aberwitzigen Hypes der großen Städte kennen, dafür aber im Einklang mit Region und Natur leben.

Bei all den gegenwärtig vehement verbreiteten widersprüchlichen Ansichten um die »richtige« Ernährung möchte sich der gemeine und einfache Esser fragen, wie es die vielen Generationen der vergangenen Jahrzehnte, Jahrhunderte, Jahrtausende geschafft haben, ohne zeitgeistigen Firlefanz überhaupt zu überleben[290]. Dabei haben sie noch die Lebenserwartung kontinuierlich gesteigert und durch Kreativität und Erfindungsreichtum eine Welt geschaffen, die den heutigen Wohlstand erlaubte. Es ist sogar wahrscheinlich, dass die unbegründeten und durch keine harte Wissenschaft gerechtfertigten Ernährungsphilosophien nur auf diesem Wohlstand beruhen. Wir dürfen uns nichts vormachen: Irrationale, Postfaktiker, Sektierer und sonstige »Auguren« gibt es schon seit dem Neolithikum; Leichtgläubige, Willensschwache und leicht zu Verführende ebenso. Nur fehlte bis vor ein paar Jahren der effektivste Verstärker, das Internet, mit dem auch Unsinn in Lichtgeschwindigkeit die Jünger und Jüngerinnen der kritikfreien Welt erreichen kann.

Es ist ohnehin fatal, wenn in der übersättigten »westlichen Welt« Super-foods in der Netzwelt zum Renner werden, aber die fernen Erzeuger genau unter diesem Boom leiden, wie es beim Quinoa aus Südamerika zu erkennen ist. Das Pseudogetreide wird in großen Mengen nach Nordamerika und Europa exportiert[291], die Preise sind gestiegen – wer nichts davon hatte, waren die Bauern, weder wirtschaftlich noch kulturell, der ärmeren Bevölkerung fehlte ein wichtiges Grundnahrungsmittel, auf das sie angewiesen ist. Hunger und Mangelernährung waren die Folge. Fatal ist das erst recht für diese Länder und Landstriche, die nur mit Mühe und Not ihren Nährstoffbedarf decken können.

Zukunft

Visionen

Die Zukunft der Küche?

Es wird viel über die Zukunft der Küche, des Essens und der Ernährung diskutiert[292]. Dabei zeigt sich eine ganze Reihe von Möglichkeiten, die aber unausweichlich zu Kontroversen führen[293]. Die Auseinandersetzungen spielen sich meist zwischen der hochverarbeiteten »Analoglebensmittel-produktion« und der naturnahen Lebensmittelversorgung, wie sie seit Urzeiten besteht, ab. Deutlich zeigten sich die Gegensätze kürzlich in einem nur scheinbar ganz anderen Zusammenhang, nämlich bei der »Molekularküche«. Diese kontroverse, polarisierende Diskussion zeigt die Verunsicherung über die Zukunft der Küche. Ihre zentrale Frage ist und bleibt: Hightech oder Natur? Das eine schließt das andere künftig aber immer weniger aus.

So mahnen Slow-Food-Aktivisten, man könne doch auch in der einfachen Küche sehr gut essen, und zwar ohne die ganzen Zusatzstoffe und den technischen Schnickschnack, die die Molekularküche benutze. Das sei wesentlich gesünder und habe außerdem einen regionalen und somit nachhaltigen Charakter. Sicher, aber derart ideologisch eingefärbte Anmerkungen zeugen auch von mangelnder Innovationsfähigkeit. Viel schlimmer ist allerdings, wie weit sich die Bewegung mancherorts von Carlo Petrinis Ideen entfernt hat. Vorrangig ging und geht es im Gründer-land der Slow-Food-Bewegung um Genuss, und tatsächlich gibt es in Italien erfolgreiche Neuinterpretierer wie Davide Scabin und geniale Köpfe wie Massimo Bottura, deren Innovationskraft auf der soliden italienischen Küche basiert und ohne deren Beitrag die Entwicklung der Kochkultur ein gutes Stück ärmer wäre.

Ein Besuch in einem durchaus vergleichbaren deutschen Restaurant (unter französischer Führung), dem »Moissonier« in Köln, wäre indes ein sehr gutes Beispiel für nachhaltige Küche auf hohem Niveau. Erstaunlich, zu welchen Spitzenleistungen Köche wie Eric Menchon fähig sein können, wenn sie sich frei, frank und sicher, mit festem Blick auf Geschmack und Genuss, zwischen einfachen Produkten und Küchenstilen bewegen! Diese

Weiterentwicklung gelingt nur, wenn klassische Kochstile und moderne Techniken tief im kulinarischen Denken verankert sind. Die strikte Beschränkung auf die Bewahrung der Tradition, wie von Slow Food gefordert, hemmt den Blick auf neue Ideen. Auch hier verhindern Ideologien zu oft den Fortschritt und die Zukunft einer nachhaltigen Ernährung. Denn dort kommt einiges auf die künftigen Generationen der Menschheit zu, die scheinbar nicht mehr viel mit dem klassischen Kochen am Hut hat und schon gar nicht mit »slow food«.

Es sei denn, wir gebieten uns Einhalt, wir kochen wieder selbst – nur das, was es gerade auf dem Wochenmarkt gibt, wenig Fleisch, dafür solches, dessen Erzeuger und Tiere wir persönlich kennen und das aus der Region kommt. Daneben wird es strukturierte und texturierte Nahrung geben, es wird Insekten geben und Analogprodukte zuhauf. Ergänzt wird das Menü mit In-vitro-Kunstfleisch und *clean meat* aus dem Bioreaktor, gefüllt mit einer Ursuppe aus Stammzellen, Aminosäuren und Enzymen. Essen kommt aus dem 3-D-Drucker, wenig definiertes Protein aus Sonne und Luft. Überwindung und Ekel werden neu definiert und stellen *nose to tail complete*, also das Zubereiten und Essen von Hoden, Hirn, Augen oder Milz in den Schatten.

In-vitro-Fleisch in In-vitro-Restaurants

Die Zukunft des Schnellimbisses und der klassischen Gasthäuser liegt dann in »Bistros in vitro«, die irgendwann eröffnet werden. Das Fleisch kommt weder aus Ställen noch von Weiden, sondern wird ausschließlich in biotechnologischen Labors gezüchtet. Würde man das essen? Jederzeit, klingt doch spannend, und man würde es handhaben wie immer: wenn's schmeckt, gern mal wieder, wenn nicht, bye-bye und auf Nimmerwiedersehen. Dafür ist dieses *meat clean*, wie man heute behauptet.

Bisher ist Fleisch nämlich unrein, und Fleischesser werden zu Unmenschen abgestempelt. Von Moralisten und ihrem hingerotzten Brecht-Zitat, erst käme das Fressen, dann die Moral, von Vegetariern, radikalen Veganern, noch radikaleren Tierschützern und der Gesundheitspolizei mit der These, Fleischessen sei das neue Rauchen. Hier sind die Guten, dort die

Schlächter. Der verunsicherte Gourmet, der schon immer das war, was heute »Flexitarier« genannt werden muss, erstarrt vor Scham[294].

Da kommt clean meat gerade recht. Sauber aus Stammzellen, Aminosäurelösungen und im Bioreaktor gezüchtet, erst in der Petrischale, dann im Laborreaktor, bald upgescaled tonnenweise im Fabrikreaktor. Ohne zu töten. Die Tierschützer freut's, Mistress Angus, Eunuch Charolais und Wagyu-san stehen nebst Kindern und Kindeskindern auf Museumsweiden friedlich grasend und blicken selig der Sonne entgegen. Nur manchmal trauert eine Mutterkuh. Ab und zu schleicht ein Mann im weißen Kittel daher, stiehlt ihr Frischgeborenes, entreißt es der Mutter, sticht es ab und entnimmt ihm Stammzellen. Von nichts kommt nichts, auch kein sauberes Fleisch. Ein bisschen Dreck bleibt immer. Wenigstens bisher, aber die Biochemie wirds künftig schon noch richten.

Traurig is(s)t auch der Genussmensch. Das clean meat wirkt fad, kurzfaserig, maximal fleischklopftauglich. Keine Spur von jenem Geschmack, jenen Gerüchen, die nur im Kühlhaus entstehen, kein Hauch der käsig-pilzigen Aromen, die nur reifendem Fett entspringen. Aber das freut den Gesundheitsapostel, das cleane Fleisch ist prozessbedingt frei von intramuskulärem tierischem Fett. Deswegen wirkt es trocken, giert im Mund nach Speichel und kann nur mit einem großen Schluck Wein runtergespült werden.

Trotz aller Zweifel ist die Idee bestechend: reueloser Fleischgenuss, ohne zu töten. Tierethiker freut es, die als innovativ gepriesenen Foodtrends einschlägiger Institute werden Realität, und militante Tierschützer dürfen endlich menschenfreundlich werden. Die Biosynthese von muskelartigem Gewebe über Elektrostimulation, Schüttelreaktoren mit Aminosäurelösungen, Stammzellen, Wachstumshormonen und Enzymen macht Fleisch leicht verfügbar. Auf den Weiden sterben glückliche Rinder an Altersschwäche und sehen dement, aber friedlich einem ganz neuen Rinderwahnsinn entgegen. Fleisch wird zu jenem tierfreien Massenprodukt, das vermutlich weniger Kopfzerbrechen bereitet als die von E-Nummern strotzenden texturierten Fleischersatzprodukte.

Nur eines muss den »In-vitro«-Gästen klar sein: Retortenfleisch ist kein natürlich gewachsenes Fleisch, denn es war ja gewollt nie Bestandteil eines realen Tieres. Attribute wie Marmorierung, intramuskuläres Fett, Saftigkeit, durch Reifung am Knochen entstandene Aromen gibt es dabei nicht.

Zu guter Letzt darf auch nicht vergessen werden, wie damit aus unverstandener Nachhaltigkeit und wegen zweifelhafter, aus Überfluss und Wohlstand gesprossener Ideologien eine auf Millionen Jahre entwickelte Esskultur über Bord geworfen wird. Aber das ist ja vielen Herdmuffeln und Esskulturbefreiten, spätestens seit Aldi, Burger und Coca-Cola, seit Jahren ohnehin wurscht.

Es muss ihnen auch wurscht sein, denn die Produktion des Laborfleisches ist weit weniger romantisch, als es grüne Wiesen mit methanpupsendem Fleckvieh vermitteln. Zwar lassen sich kurze Muskelfasern mit diesen Methoden produzieren, aber derzeit keine kompletten Muskeln. Das wäre dann wirklich ein Wunder. Allein die Produktion von längeren Muskelfasern ist kompliziert. Im lebenden Tier bestehen diese aus unzähligen Strukturproteinen, Sarkoplasmaproteine in Blut und Serum müssen synthetisiert und vor allem an die richtigen Stellen gebracht werden. Diese Aufgabe wird durch physiologische Prozesse gelöst. Darüber hinaus muss der Muskel unter Bewegung wachsen. Das lebende Tier leistet dies über die ständige Muskelaktivität und den damit verbundenen Stoffwechsel in den Muskelzellen.

Im Bioreaktor gibt es dies alles nicht. Die Ursuppe für In-vitro-Fleisch muss daher angeregt und über Rührwerke ständig in Bewegung gehalten werden. Damit die Muskelzellen überhaupt wachsen können, müssen erst einmal genügend davon vorhanden sein. Also müssen kleine Chargen im Labor in Millilitermengen hergestellt und anschließend industriell zu verwertbaren Mengen »upgescaled« werden[295]. Aus den Stammzellen werden dazu in mehreren kleinen Schritten stabile »Starterkulturen« im Labormaßstab entwickelt, mit denen ein industrielles »*Upscaling*« (Hochskalierung) in große Chargen gelingt. Die Bioreaktoren müssen dabei stets bewegt, geschüttelt und gerührt werden. Erst dann kann die Fleischproduktion in einer sterilen Umgebung unter Sauerstoffzufuhr über das natürliche Zellwachstum anfangen. Mehr und mehr einzelne unverbundene Muskelfaserchen bilden sich.

Sind genügend vorhanden, müssen sie aus der flüssigen Lösung gefällt werden. Dies kann mit zugegebenen Substraten wie Polysacchariden und Hydrokolloiden, etwa Alginaten; geschehen, einfacher ist es aber, Fleischkleber zuzufügen wie die aus dem »Formfleisch« bekannte Transglutaminase und andere Bindungsproteine[296]. Die Muskelzellen klumpen damit zu immer größer werdenden Aggregaten zusammen, die dann auf den Boden des Reaktors sinken. Nach Abpumpen der Lösung wird das am Boden verbleibende Fleisch zu einem Kuchen gepresst, der anschließend zerkleinert und gewolft zum Endverbraucher, etwa Burgerproduzenten, gelangt. Die kurzen Muskelfasern aus den gegenwärtigen Verfahren eignen sich daher im Wesentlichen für Burger, Hackfleisch oder »Bolognese«-Produkte. Weitere, etwas abgewandelte Produktionsverfahren sind möglich[297]. Auch können die Muskelfasern in speziellen Verfahren mittels gepulsten elektrischen Strömen zu Fleischklumpen strukturiert werden.

Dieses Verfahren der Clean-meat-Produktion kann letztlich an jeder Straßenecke erfolgen, sofern Biotechniker die Verfahren überwachen. Die Größe der Reaktoren ist beachtlich, denn um die Fleischversorgung aufrechtzuerhalten, sind mindestens 20 m^3 Nährlösung pro Reaktoreinheit notwendig. Es kann daher gut sein, dass hinter jeder zweiten Burgerbraterei ein Bioreaktor steht, der das Fleisch für die Burger produziert. Energie und Verkehr für den Massenretortenfleischtransport wären damit auch eingespart. Nur beim Wasser- und Energieverbrauch hapert es irgendwann, denn dieser ist bei steigender Nachfrage nur unwesentlich geringer als bei echten Rindern[298].

Die bisher verwendeten Verfahren lassen den Einbau von intramuskulärem Fett nicht zu. Das ist auch mit embryonalen Stammzellen in diesen Reaktoren nicht möglich. Des Weiteren lassen sich, entgegen mancher naiven Vorstellung, natürlich weder Beinscheiben mit Knochen und Mark, oder Flanksteaks, noch die allseits beliebten Lenden biotechnisch herstellen. Ein Rührreaktor mit embryonalen Stammzellen und Aminosäurelösungen ersetzt nicht die Tierphysiologie und schon gar nicht das Wachstum eines Kuhembryos und simuliert auch nicht das echte Leben eines Weideochsen. Daher muss man sich auf absehbare Zeit mit Pressfleisch und Hack zufriedengeben.

Diese Prozesse müssen aber von der künftigen Gesellschaft akzeptiert werden[299, 300]. Das dürfte nicht immer ganz leicht sein, da hier teilweise widersprüchliche Punkte aufeinandertreffen. Zum einen ist da die Bevölkerung in den Großstädten, die nie mit Landwirtschaft in Berührung gekommen ist, Fleisch nur abgepackt aus der Supermarktkette kennt und es deswegen »verachtet«. Bei ihnen ist die Akzeptanz der technischen Verfahren deutlich eher zu erwarten als in ländlichen Gegenden, wo Nutztiere als Nahrungsgrundlage anerkannt sind und man mit Landwirten in kleinen Gemeinden zusammenwohnt. Dort ist das heimische Fleisch nach wie vor tief in der Esskultur verankert.

Die Akzeptanz von In-vitro-Fleisch setzt aber auch ein gewisses Vertrauen in Wissenschaft, Biotechnologie und industrielle Produktionsprozesse voraus. Gerade in Deutschland aber ist seit etwa 50 Jahren eine zunehmende Technik- und Wissenschaftsfeindlichkeit zu beobachten. Die Gründe haben einen sehr fundamentalen gemeinsamen Nenner: Unkenntnis und die zunehmend verloren gegangene Fähigkeit logischen Denkens. Dies ist definitiv nicht die beste Entwicklung für einen Industriestandort, der In-vitro-Fleisch im großen Maßstab produzieren muss, um den jetzigen Bedarf an Fleisch zu decken.

Sobald das kultivierte In-vitro-Fleisch aus der Massenproduktion verfügbar ist, werden garantiert gesundheitliche Aspekte und Bedenken laut. Es ist, trotz aller Ähnlichkeit der Zellwachstumsprozesse, kein natürlich gewachsenes Fleisch. Das Reaktorfleisch als solches ist zwar unbedenklich, allerdings fehlt ihm vieles, was ein Tier an »sekundären Tierstoffen« mit sich bringt. Dazu gehören langkettige Fettsäuren, nur im lebenden Tier vorkommende Sarkoplasmaproteine und deren bioaktive Peptide, Mikronährstoffe, die der Nahrung, dem vielschichtigen Stoffwechsel und den Lebensbedingungen eines real existierenden Tieres entstammen – alles Dinge, die kein Laborvorgang auf absehbare Zeit nachbauen kann. Es sei nur an die verschiedenen Muskeltypen wie weiße und rote Muskelfasern erinnert, deren Funktion sich grundlegend unterscheidet; dies drückt sich im Nährstoffspektrum der unterschiedlichen Fleischstücke aus, z. B. im Eisengehalt (Myoglobin), Phosphorgehalt (Adenosintriphosphat), bei funktionellen Peptiden, Carnesin und so weiter. In-vitro-Fleisch kann diese feinen, aber wichtigen Unterschiede nie kontrollieren. In der ganzen, letztlich sehr oberflächlich geführten Diskussion über Fleisch wurden viele Aspekte des echten Nährwerts vergessen. Sie offenbaren sich erst beim genauen Betrachten von Struktur und Eigenschaften auf molekularer Ebene der Lebensmittel. Hat man das verstanden, darf man getrost viele der Auslassungen über die Schädlichkeit tierischer Lebensmittel vergessen.

Aber muss es unbedingt Kunstfleisch sein? Besser als jeder Fleischersatz ist eine zarte Auberginenkeule. Oft weiß man nicht so genau, was man mit Auberginen anfangen soll. In Frankreich spielen sie ihre bekannteste Rolle in dem Stück »Ratatouille«, meist neben Tomaten, Zucchini, Oliven, Zwiebeln und natürlich jeder Menge Knoblauch, inklusive Kräutern der Provence. Nicht selten werden sie zerkocht, matschig weich und haben ihren ganzen Charakter verloren. Wie auch ihren Geschmack, denn diese ursprünglich feine und einzigartige Erscheinung wird häufig vollkommen von der Tomate übertüncht, wenn nicht sogar ausradiert.

Dabei ist es sehr einfach, aus der Aubergine mit den Zutaten des Ratatouille eine Köstlichkeit zu zaubern, die der Dame in der dunklen Robe jene Geltung gibt, die ihr zusteht. Der Aufwand geht gegen null, der vegetarische Hauptgang bereitet sich von selbst zu, so dass Aperitif und Vorspeise ohne Hast genossen werden können. Dazu wird die Frucht in der extrem heißen, schweren Pfanne (ohne Öl) stark angegrillt und mit der Restwärme nachgegart. Zudem erweist sich bei dieser Methode der Garung die Textur als fast »fleischig«. Röstaromen durchdringen das Fruchtfleisch, so dass eine Nacharomatisierung gar nicht mehr notwendig wird, sie wird daher nur noch auf der Garfläche mit Sauce beträufelt. Und das Beste? Die Aubergine wächst, im Gegensatz zum *clean meat*, auf dem eigenen Balkon oder im Hinterhofgärtchen, im postmodernen Kauderwelsch »*urban gardening*« genannt[301].

Gigot d'aubergine à la provençale

- 2 nicht zu große Auberginen
- 5 sehr reife Tomaten (im Winter (selbst) eingemachte Tomaten, Tomatencoulis)
- eine Schalotte
- 4 Champignons de Paris
- 100 ml kräftiger, trockener Rosé aus der Provence
- 8 Knoblauchzehen
- 12 schwarze Oliven
- je ein großer Zweig Thymian und Rosmarin

- Salz
- eine Prise Piment d'Espelette (alternativ Rosenpaprika)
- 100 ml Olivenöl

- Die Auberginen waschen, abtrocknen und längs halbieren.
- Eine schwere, gut eingebrannte Pfanne auf 250 °C erhitzen und die Auberginen auf der Schnittfläche angrillen. Die Hitze abschalten und bei geschlossenem Deckel in der Wärme gar ziehen, bis sie weich sind und eine fleischige Konsistenz haben, die fast gelöffelt werden kann.
- Die frischen Tomaten waschen, würfeln und mit Haut und Kernen fein pürieren.
- Die Schalotte und die Champignons in kleine Würfelchen (Brunoise) schneiden und in einem Esslöffel Olivenöl andünsten, ohne dass sie Farbe nehmen. Dabei immer wieder mit dem Rosé ablöschen und fast komplett einkochen.
- Das Tomatenpüree (oder Coulis) zu der Schalotte und den Champignons in den Topf geben, Rosmarin und Thymian zugeben und köcheln lassen, bis sich eine dickliche Konsistenz ergibt.
- Oliven entsteinen, Knoblauch schälen und in einem Blitzhacker nicht zu fein »häckseln«. Diese Präparation leicht salzen, gut vermischen und stehen lassen.
- Knoblauch und Oliven zu der Tomatensauce geben, kurz aufkochen, dann das Olivenöl unterrühren. Mit Piment d'Espelette und Salz final abschmecken.
- Die Auberginen aus der Pfanne nehmen, mit der gegrillten Oberfläche nach oben in Teller legen und die Tomatensauce nappieren beziehungsweise auf die Auberginen geben.

Von Insekten und Würmern

Insekten sind für die menschliche Ernährung die beste Alternative zu Fleisch, wie sich bereits in den frühen Stadien der Evolution zeige[302]. Diese Tiere sind in der Lage, die langkettigen, vielfach ungesättigten Fettsäuren DHA und EPA einzubauen, und benötigen zur Fortbewegung Muskelproteine, die gerade für die Ernährung des Menschen einen hohen Stellenwert haben. Auch deshalb, weil sie während der Verdauung im menschlichen Dünndarm eine Vielzahl lebenswichtiger bioaktiver Peptide bereitstellen, deren Aminosäurensequenz exklusiv, wie bereits an anderer Stelle angemerkt, aus den Muskelproteinen Aktin und Myosin verfügbar sind. Insekten sind daher jeder pflanzlichen Proteinquelle weit voraus[303]. Dabei zeigt sich, dass der Proteingehalt in der Trockenmasse bei manchen Insektenspezies sogar höher ist als bei Fleisch, Eiern oder Milchprodukten[304].

»Mehlwürmer«, die Larven der Mehlkäfer, werden ebenfalls angeboten, etwa in den Bratlingen von Burgern oder vermahlen in den Pastateigen[305]. Gerade bei glutenfreien Backwaren und Pasta erweist sich das Insektenproteinmehl als Segen. Wie vom Muskelprotein »Fleisch« bekannt, zeigt es eine ausgesprochen gute Bindungs- und »Klebeeigenschaft«, also genau das, was alternativen glutenfreien Getreiden komplett fehlt. Gleichzeitig wird die Nachhaltigkeit der Produktion gelobt, was den Platzbedarf, den Wasserverbrauch, die Treibhausgase und damit den CO_2-Fußabdruck anbelangt[306]. Viele Argumente sprechen daher für Insekten und Insektennahrung. In diesem Sinne sind auch Teile moderner Menüs in der sich stark entwickelnden Gastronomie Dänemarks zu sehen[307]. Immer wieder werden Insekten, z. B. Ameisen, beigefügt[308], sogar lebendig. Oft aber auch als Paste, die das einzigartige kulinarische Potenzial der darin enthaltenen Ameisensäure zeigt.

Allerdings bleibt bei allem Hype für Insekten die Frage nach der Bioethik ungeklärt. Ist ein Insektenleben weniger wert als das eines Weiderinds? Ist es kein Problem, für den Proteinfladen eines Insektenburgers Tausende von Mehlwürmern, Grillen oder Motten zu töten, oder ist es besser, für 2000 Burger ein Rind zu schlachten? Haben Insekten weniger Würde als Landtiere und Fische? Empfinden sie Schmerz beim Töten? So achtlos, wie manche Menschen mit Insekten, Käfern und Spinnen umgehen, könnte man davon ausgehen, dies wäre tatsächlich so. Käfer werden zertreten, Wespen vergiftet, Ameisen mit Insektiziden bekämpft, ohne groß über ihre Funktion in der Natur nachzudenken. Man bekommt den Eindruck, Insekten hätten einen geringeren Stellenwert als »Unkraut«, das im Zuge der Regional- und Naturküchen zu gesunden und heilenden Wildkräutern wiedererkoren wurde, etwa Giersch, Vogelmiere oder Johannisbeerenblätter. Spricht niemand von Massenwurmhaltung, wenn Mehlkäferlarven auf engstem Raum in ihren eigenen Ausscheidungen gezüchtet werden?

In der Bibel werden Heuschreckenplagen als menschenfeindliche, getreidezerstörende Plage genannt, nicht als Nahrungsmittel. Tatsächlich ist sie vielerorts eine willkommene Proteinquelle. Anders als in vielen Teilen Afrikas und Asiens rufen Insekten in großen Teilen der europäischen Kultur einen erheblichen Ekel hervor. Das war nicht immer so – eine Spezialität in unseren Breiten war die Maikäfersuppe.

Maikäfersuppe – deutsches Esskulturgut mit ein paar modernen Verfeinerungen

- 30–50 Maikäfer
- 1 l Hühner- oder Gemüsebrühe
- 4 EL Butter
- 2 EL Mehl
- Salz, Pfeffer
- 4 Spargelstangen
- 200 g frische, enthülste Erbsen
- 4 kleine Artischocken
- Salz
- etwas frische Weinraute

- Die Maikäfer von Flügeln und Beinen befreien, im Mörser zerstoßen und in 2 EL Butter anrösten. Mehl dazugeben und leicht anbräunen lassen. Mit der Brühe aufgießen. Rund 20 Minuten köcheln lassen. Die Suppe passieren und mit Salz und Pfeffer abschmecken und warm halten.
- Während die Suppe kocht, den Spargel schälen, in 1 cm lange Stücke schneiden und in 2 EL Butter ca. 5 Minuten leicht andünsten, die Erbsen darin abschwenken, mit Salz und Weinraute abschmecken und aromatisieren.
- Das Gemüse in Suppenschalen verteilen und die Maikäfersuppe darübergeben.

Es ist eine leichte Übung, diese Suppe mit Variation der Gemüse und der Maikäfer zuzubereiten. Diese lassen sich durch nussig anmutende Mehlkäferlarven aus dem Insektenshop ersetzen, ebenso durch gefriergetrocknete Heuschrecken, die mittlerweile an mehreren Stellen angeboten werden.

Solein, Soylent und Co.

Heute gibt es viele Ideen kleiner Start-up-Unternehmen, die sich allerlei neue Gedanken um Proteinproduktion machen, etwa bei »Solein«[309]. Dahinter stecken Fermentationsideen, die erneuerbare Energien und Solarenergie nutzen und das für die Fermentationsverfahren notwendige Kohlendioxid aus der Umgebungsluft holen. Das Verfahren wurde auf dem Papier durchgerechnet[310], und dabei hat sich gezeigt, dass kaum Wasser verbraucht wird. Erwartet wird ein Proteinpulver, das sich als Nahrungsmittel einsetzen lässt. Die wichtigen Fragen sind zwar bisher unklar, etwa die Primärstrukturen der Proteine, deren Aminosäurenverteilung, die Häufigkeit der essentiellen Aminosäuren oder gar das Allergiepotenzial mancher Aminosäurensequenzen innerhalb des Proteins. Diese Details hängen von der Art der Mikroorganismen ab, die für den Fermentationsprozess genutzt wird. Ein typischer Kandidat ist *Cupriavidus necator*. Die von den Bakterien produzierte Biomasse besteht allerdings nicht nur aus Protein, sie liefert eine ganze Reihe weiterer Nebenprodukte, Polysaccharide und andere Biopolymere[311]. Somit müsste die Biomasse aufbereitet werden, um das reine Protein daraus zu gewinnen, was wiederum Energie und Wasser kostet. Außerdem sind die Zulassungsverfahren für derartige neue Lebensmittel kompliziert und langwierig. Die unmittelbare ultimative Lösung ist Solein daher nicht.

Soylent hingegen gibt es bereits – die geriatrische Nahrungsergänzung für die junge Generation, für jene, die nicht wissen, wie Kochen und Lebensmittelzubereitung geschrieben werden[312], esskulturfreie Nerds, die glauben, die Zeit am Computer sei wichtiger als ein Wochenmarktbesuch. Die auf Sojaprotein (daher der Name) basierende Nährflüssigkeit besteht aus Aminosäuren, Peptiden, Fetten, »langsamen Kohlenhydraten« (Isomaltulose), Mineralien und Vitaminen. Manchen Produkten wird Coffein und eine Portion Extraaminosäuren zugefügt[313].

Soylent, die reine Trinknahrung als Mahlzeitenersatz[314], ist damit ein weiterer Schritt zur Rückentwicklung des *Homo sapiens* zum *Homo degeneratis*. Die Trinker benötigen keinen Kauapparat und keine starke Peristaltik von Magen und Darm, da die Nahrung keine durch Kauen entstandenen Zellbruchstücke enthält, Ballaststoffe mit einer sehr typischen Größenverteilung. Auch fehlen die bioinformatischen Kopplungen sensorischer Eindrücke von Mund und Darm zum Gehirn, die reales Essen über die Foodmatrix auslöst. Es fehlen damit die Signale, die vom Darm über Botenstoffe ans Gehirn weitergegeben werden, die Befriedigung und lang anhaltende Sättigung auslösen sowie dem Gehirn die Nahrungsmittelqualität signalisieren. Eine breit angelegte Gärung im Dünndarm findet auch nicht statt. Das Mikrobiom kann sich weitgehend verabschieden. So armselig sind nicht einmal die gesundheitsgläubigen Rohkostveganer*innen oder Junkfood-Dauerkonsumenten dran. Soylent ist, wenn über einen längeren Zeitraum als Ersatz für feste Nahrung konsumiert, allein deshalb keine Food-Vision, sondern im ungünstigsten Fall Selbstmord auf Raten.

Ekel und Essen

Bei all den neuen Techniken stellt sich immer mehr die Frage, was man überhaupt essen kann. Ist gar die Lebensmittelzukunft ekelig? Ekel ist aber nicht nur eine Frage der Novel Foods. Viele Menschen ekeln sich vor vielen Nahrungsmitteln. Tatsächlich hat dies mit dem Wohlstand zugenommen. Heutzutage kann man sich nicht mehr vorstellen, welche Lebensmittel vor der Nutzung des Feuers den Hominiden das Überleben sicherten. Sie loteten auf ihrem Weg zum *Homo sapiens* die Grenzen zwischen fermentiert und verdorben aus, lange bevor es das Feuer gab. Ekelgefühle durften dabei keine Rolle spielen, nur wenn die durch Geruch und Geschmack ausgelösten Abneigungen stärker waren als das Hungergefühl[315]. Es gab zu dieser Zeit und lange danach weder Raum noch Zeit für Religion. Erst diese kulturellen und okkulten Erscheinungen der jüngeren Zeit definierten Abneigungen über Tabus, etwa das Schwein im Judentum und Islam oder das

Rind im Hinduismus – Ekel wird mit »schlechtem Gewissen« verknüpft[316].
Der eigentliche Sinn dieser Verbote, der mehr mit dem Verderb und dem
Überleben in den verschiedenen Kulturen zu tun hat, rückt damit in den
Hintergrund. Wäre Blut von Säugetieren tatsächlich »unrein«, stürbe der
Mensch an Blutvergiftung; würden Kühe in Indien massenweise geschlach-
tet, fehlten die Grundnahrungsmittel Milch und gesäuerte Milch. Die
Kühe füpr heilig zu erklären, sichert also das Überleben.

Bei dieser Kopplung von Ekel an das (religiöse) Verbot werden das
natürliche Gefühl und die damit verbundenen Würge- und Brechreize
nicht mehr zum Ausschluss von Nichtessbarem verwendet, sondern über
externe Regeln Gläubigen auferlegt. Ganz ähnlich ist es seit ein paar Jahren
in den aus dem Wohlstand geborenen Essreligionen wieder zu beobachten.
Veganerinnen ekelt es vor Fleisch[317], Carnivoren vor Porridge und Frisch-
kornbrei[318]. Ekel spricht alle Sinne an, wir ekeln uns nicht nur vor Fleisch,
Innereien oder Insekten beim bloßen Anblick, sondern auch vor Fermentiertem wie schleimigem Natto oder vor Schnecken allein wegen der
erwartbaren Textur, wir ekeln uns vor fremden Lebensmitteln im Mund,
etwa fermentierten Fischsaucen oder fermentierten Spezialitäten wie Gundruk[319], wenn unbekannte Geschmäcker und Gerüche freigesetzt werden.

Das Gefühl Ekel trennt längst nicht mehr Essbares von Nichtessbarem,
sondern zieht irrationale Grenzen. Der westliche Wohlstandsmensch des
21. Jahrhunderts ekelt sich vor essbaren und sogar hochwertigen Lebensmitteln[320]. Immer weniger Menschen essen noch Blutwürste, Leber, Nieren, Hirn, Herz, Lüngerl, Kutteln, Knochenmark, Schweinsfüße, Kopf-
fleisch, Zungen, Schnuten und so weiter, die einst die Menschen vor Hunger bewahrten und die Nährstoffversorgung sicherstellten. Wen interessiert
heute noch, dass Leber und Nieren zu den besten Nährstofflieferanten
gehören, dass sie nicht nur eine Vielzahl von biologisch unmittelbar verfügbaren bioaktiven Peptiden, Aminosäuren, essentiellen langkettigen
Fettsäuren bieten, sondern auch Vitamin-D-Vorläufer liefern? Dabei
schlucken Menschen diese Nährstoffe als Nahrungsergänzungsmittel *en
masse*. Wen interessiert heute, dass Blut und dessen Produkte wie Blut-
oder Rotwürste die besten Lieferanten von Hämoglobin und damit Eisen
darstellen, wenn man sich vor althergebrachten Metzelsuppen[321] ekelt?
Dabei war einst die Metzgete samt Kesselfleisch, was es direkt am Schlacht-

tag gab, ein Fest für Leib und Sinne[322] und ist es auf manchen Dörfern in ländlichen Gebieten fernab der großen Städte heute noch[323], in Gegenden, wo in Handwerksbetrieben traditionell geschlachtet wird und das Wegwerfen von Essbarem verpönt ist. Von echtem Essbarem ist hier die Rede, nicht von Handelsware.

Offenbar überstimmt der Ekel vor diesen hochwertigen Lebensmitteln den Verstand. Die Kapsel Omega-3-Fettsäuren erinnert nicht mehr an Hirnsuppe, Knochenmark, Lebertran und Fischlebern, Vitamin-D-Präparate nicht mehr an das ursprüngliche Cholesterin, aus dem es entsteht; Elastin- und Kollagendrinks für die straffe Haut sind aus Schwarten, Haut, Schweins- oder Kalbsfüßen hergestellt. Die Nahrungsergänzungsmittel werden akzeptiert, weil sie ihren Ursprung unsichtbar machen. Dies beantwortet auch, warum sich Menschen nicht von rekonstruierten industriell gefertigten Analogprodukten wie veganen Würsten ekeln, ganz gleich, ob aus konventionellen oder Biobetrieben. Man kauft sich frei, der Ekel vor vorausgegangenen Schlachtprozessen ist nicht relevant, der industrielle Prozess bleibt in der Gedankenwelt außen vor. Die mitunter qualvolle Textur und der wenig ausgewogene Geschmack werden dafür gern in Kauf genommen. Vleisch und Vurst symbolisieren also die nächste Stufe der Entfremdung von den Ursprüngen der Esskultur, verstärkt wird diese mit der ehrenhaften Vorstellung, man rette ganz persönlich das Klima.

Aus ähnlichen Gründen können Menschen Visionen entwickeln, wenn sie isolierte Proteine aus Insekten[324], fermentierte Proteine aus Bakterien[325], Pilzsporen[326] und Bioreaktoren[327] zum Essen der Zukunft erklären. Weder die Insekten sind sichtbar noch die nicht immer wohlriechenden Bioreaktoren, in denen diese Proteine entstehen. In den Wurmburgern sind die Mehlkäferlarven nicht mehr erkennbar, genauso wenig wie die »texturierten« Erbsenproteine der Beyond-Meat-Burger aus dem Extruder mit Rote-Bete-Blut. Genauso wenig erinnern die vorgepressten eingeschweißten Hackfleischscheiben des klassischen Burgers an das vormals lebende Rind. Die unterschiedlichen Geschmäcker lassen sich ohnehin leicht maskieren. Stark gewürzte Saucen, Mayo und Ketchup geben dabei ihr Bestes.

Der Ekel relativiert sich erst in Notsituationen. Man kann nicht naiv davon ausgehen, dass der gegenwärtige Wohlstand von ewiger Dauer sein wird. Klimaänderungen, Naturkatastrophen, Pandemien oder wiedergeführte Kriege könnten das gewohnte Leben mit der unbegrenzten Verfügbarkeit von Lebensmitteln auch in Europa rasch verändern. Dann muss, wie in den Jahren 1940–1949 im ausgebombten Land, das gegessen werden, was noch vorhanden ist, ganz gleich, ob das Essbare überhaupt noch Nährstoffe enthält, ganz gleich, welcher Ideologie bis vor Kurzem noch gefolgt worden ist und ob tags zuvor Ekel dominierte. Denn dann geht es nur noch um das nackte Überleben und die Linderung des unsäglichen Hungers. Garantiert, wie die Hamsterkäufe während der Corona-Pandemie in einem winzigen Hauch zeigen.

Convenience 4.0: Gedrucktes von Schwein und Co.

Menschen, die keine Zeit und Lust zum Kochen hatten, kauften sich bisher Pizzen und Abgepacktes in Tüten. Echte Nerds drucken und erwärmen sich künftig ihr Essen mit einem multifunktionalen 3-D-Drucker von Hod Lipson (Columbia University)[328]. Natürlich keine filigranen oder komplex gestalteten Verzehrskunstwerke, sondern Essen, wie sie es von Mama oder der alten Dorfwirtschaft gewohnt sind. Der projektbetreuende Ingenieur wird mit dem Satz zitiert:»Eine einzelne Maschine kredenzt aus dem Inhalt der Tuben die gewünschte Speise: Spaghetti Bolognese oder Wiener Schnitzel mit Pommes frites.«[329] Großartig, denkt sich der naive Genießer und wundert sich.

Damit die Mahlzeiten aus Fleisch, Panade und Pommes durch dünne Düsen gedruckt werden können, müssen alle Zutaten nach dem Kochen zu viskosen bis pastösen Flüssigkeiten verarbeitet, verflüssigt und wiederverdickt werden; erst dann können sie sich nach dem Abspritzen auf dem Substrat gleichzeitig verfesten, ohne auseinanderzulaufen. Keine leichte Aufgabe, denn jedes Lebensmittel hat natürlich eine ganz eigene Fett-, Protein- und Kohlenhydratzusammensetzung, wie das von der Natur so gewollt ist und was für Genussesser die Vielfalt der Lebensmittel widerspiegelt. Der Wassergehalt definiert neben den molekularen Eigenschaften der Strukturmoleküle, Fette, Lecithin, Kohlenhydrate genau das Fließverhalten der Tintenpürees. Wie alle Selbstkochenden wissen, verhält sich ein

Rote-Bete-Püree komplett anders als ein Kartoffelpüree. All das muss für die verschiedenen Gemüsetinten vereinheitlicht werden, damit die Tinten unter Druck störungsfrei durch die Düsen strömen.

Ganz abgesehen davon, das Käsetinten und Fleischtinten gar nicht so einfach herzustellen sind, es sei denn, man verhindert auf brutal-molekulare Weise das Koagulieren der verschiedenen Käseproteine und schließt die Netzwerkbildung im gekochten Fleisch mit aller Gewalt aus. Keine Frage, die Lebensmitteltechnologie hat genügend Hilfsmittel zur Hand, um derartige Probleme vergleichsweise simpel und kostengünstig zu lösen. Schmelzsalze und Ionenaustauschstoffe, um Calcium und Magnesium wegzudrücken, allemal. Damit behandelte Handelswaren liegen bereits jetzt zuhauf in den Supermarktregalen.

Nur beim gemeinsamen Verfestigen nach dem Verlassen der Esstinten aus den Druckerpatronen hapert es noch gewaltig. Also müssen die ohnehin bereits hochverarbeiteten Tinten nochmals verarbeitet werden. Angleichung der Wasseraktivität, Einstellen der Kristallisations- und Glastemperatur, kontrolliertes Verdampfen der Restfeuchte und so weiter und so fort. Alle diese erforderlichen Druckereinstellungen und Prozessparameter müssen über molekulare Eigenschaften unterschiedlichster Lebensmittelmoleküle kontrolliert werden. Daher muss direkt auf der molekularen Ebene eingegriffen werden, *trial and error* inklusive.

Die Zahl der Verarbeitungsschritte vom ursprünglichen »Roh«zustand über die gekochte Version bis hin zur druckbaren Esstinte mit durch Verdickungs- und Verdünnungsmittel angepasster Viskosität steigt stetig. Der Nährwert sinkt, und die Genusskultur geht endgültig den Bach runter. Mikronährstoffe müssen wieder zugeführt werden. Dagegen erscheint herkömmliches Conveniencefood geradezu unverarbeitet. Und wie sieht es mit der Aroma- und Geschmacksbildung gegenüber den üblichen Kochprozessen aus? Kein Problem, das lässt sich zufügen und platzieren. Knusprige statt pappige Panade? Punktgenaue Hitze aus dem Laserbrenner schießt das letzte Wassermolekül aus den Panadetropfen und sorgt für den totalen Knuspereffekt.

Dann braucht man nur noch viele Druckpatronen: für Semmelbröseltinte, Frittentinte und Ketchuptinte. Statt Gulaschkanone gibts die Patrone, inklusive Knödelpatrone, und Erdbeerkuchenpatrone fürs Dessert. Die

Küche 4.0 kennt weder Raum, Zeit noch Saison. Nur beim Drucken des Fondue Chinoise zu den Wintertagen heißt es: Obacht! Kann sein, dass die Bouillon beim Drucken gewaltig auf die Hose spritzt. Aber immerhin gibt es bald schöne dreidimensionale Figuren[330] auf den Tellern. Und wenn der Spinat die Form eines naturgetreuen Shreks hat, essen ihn garantiert auch die Kinder.

Morgen kocht Watson

Wenn jetzt schon der 3-D-Drucker Essen präpariert und wir uns gar keine Gedanken mehr ums Kochen machen müssen, wer kombiniert und wer würzt? Keine Frage: der Computer mit seiner neuen Fähigkeit des selbstständigen »Maschinenlernens«[331]. Jetzt ist der Aromacomputer »Watson« da, ein Wunderwerk von IBM, auf dessen Festplatte mehr als 1000 Aromen, deren Duftbeschreibungen und Vorkommen gespeichert sind[332]. Er soll Köchen helfen, jene Milliarden von Aromakombinationen zu finden, die bisher ungegessen blieben. So paart der Computerkoch 4.0 β-Damascenon mit (Z)-3-Hexenylbenzoat, brüllt »geil« und wundert sich, dass so mancher Gast eher fragend vor dem Teller sitzt und die Begeisterung des Kücheninformatikers mit einem Schulterzucken quittiert.

Möglich, dass sich durch Vorschläge eines Algorithmus und dem fleißigen Gebrauch von Rotationsverdampfern ultimative Kombinationen kochen lassen. Viele Fragen bleiben aber dabei offen: Proportionierung, Textur, Aggregatzustand oder gar die Kantenlänge der Brunoise, die ein exzellent ausgebildeter und erfahrener Koch, egal ob im Bistro- oder im Sternebereich, aus dem Effeff beantwortet.

Es ist wie einst in der Molekularküche: Kaum jemand kümmerte sich um das wirkliche physikalische Potenzial seiner geliebten Mittelchen Xanthana oder Xanthazoon. Dass dies nur Markennamen sind und das texturverändernde Molekül herstellerunabhängig Xanthan heißt, blieb oft unbemerkt. Jeder, der das Wort Hydrokolloid stolperfrei aussprechen konnte, schimpfte sich Molekularkoch, auch wenn er im Vorleben Leiterplatten in DOS-Computern verlötete, statt sich mit dem Geschmack des Rinderschmorbratens in allen Variationen, abhängig von Rasse und Fütterung, zu beschäftigen. Aber genau das bedeutet Kultur, Prägung und wie ein Koch zu seinen Gästen mittels seiner Teller spricht. Fehlt auf beiden Seiten das Vokabular, geht es zu wie beim Turmbau zu Babel. Die Küche wird auch künftig durch die gedankenlose und sinnfreie Anwendung von Techniken, Pulvern und Algorithmen nicht besser. Kann sein, dass irgendwann tatsächlich lernfähige Roboter beginnen zu kochen. Wenn sie das »*machine learning*« beherrschen, können sie sogar einmal selbst kreativ werden und neue Gerichte entwickeln[333]. Wie es allerdings um die eigene Roboteressbiografie bestellt ist, steht in den Sternen. Wie es uns als direkte Nachfahren der einst kochenden Affen[334] dabei geht, sei dahingestellt. Was darunter aber garantiert leidet, ist wieder einmal die Ess- und Kochkultur. Die Aussichten für das β-Damascenon sind daher nicht so rosig. Auch wenn's danach riecht.

Am Boden bleiben – und Neues probieren
Hauptzutaten: Gelassenheit, Fantasie und Kreativität

Keine Frage, viele Menschen werden durch die Vielzahl der Meldungen über Ernährung und Essen in Presse, Funk und Internet immer mehr verunsichert. Hysterien greifen um sich. Darf man bald gar nichts mehr essen? Mitnichten. Die Hauptprobleme stecken in erster Linie in der unkontrollierten und vor allem wenig reflektierten Verbreitung von Meinungen bei gleichzeitigem Ausschalten des gesunden Menschenverstands. Dies kann dramatische Folgen für Handwerker wie Bäcker haben, etwa bei der Diskussion um Acrylamid, wenn gesetzliche Vorgaben durch unklare Ängste verschärft werden, wie auf Seite 76 ff. ausführlich dargelegt. Diese Vorfahren gelten zu Hause nicht, und das ist gut so, denn dann lässt sich weitgehend sorgenfrei mit natürlichen Lebensmitteln kochen und genießen. Niemand hindert den Selbstkochenden am Ausleben seiner Fantasie und Kreativität. Das macht nicht nur Appetit, sondern auch Spaß, es gehört zur Wiederentdeckung des guten Geschmacks, Wertschätzung der Lebens- und Genussmittel.

Beim scharfen Rösten von Lebensmitteln entsteht neben Acrylamid tatsächlich allerlei Schreckliches und Giftiges, bekannt unter gefährlich klingenden Namen wie Polyzyklische Aromatische Kohlenwasserstoffe (PAK)[335], heterozyklische Verbindungen und, wenn Fett und Salz im Spiel sind, sogar noch 3-Monochlorpropanol-1,2-diol (3-MCPD)[336]. 3-MCPD ist ein Vertreter der unerwünschten Gruppe der Chlorpropanole, es entsteht vor allem bei hohen Temperaturen unter Beteiligung von Kochsalz (NaCl) im sauren Medium. Das sind harte Fakten, daran lässt sich, außer das Lebensmittel nicht zu rösten, wenig ändern. Nun gibt es für uns Menschen genau zwei Möglichkeiten: Entweder sie kochen und dämpfen nur noch, vergessen also alle Back-, Brat- und Grillvorgänge und langweilen sich geschmacklich zu Tode, in der Hoffnung, dass kulinarische Monotonie gesund ist – oder sie verhalten sich so, wie sich der *Homo sapiens* verhält, seit er das Feuer entzündet hat. Er brät, bäckt und grillt nach Herzenslust. Vermeiden kann er 3-MCPD kaum, da es auch in fermentierten und gereiften Produkten wie Sojasaucen, Maggi, Kaffee, Kakao oder gereiften Käsen auftritt[337]. Also in jenen Lebensmitteln, die den meisten Menschen seit Jahrhunderten gut schmecken.

Ein Beispiel, wie mit solchen »Gefahren« umgegangen werden kann, sind etwa »verbrannte« Gemüse, wie sie seit einiger Zeit in der Gastronomie modern geworden sind. Dazu gehört etwa der »verbrannte Spitzkohl«. Das junge Gemüse duftet im Frühjahr frisch, grün, leicht schweflig. So kann es fein geschnitten als Salat gegessen werden, und selbst Blattrippen und Strünke sind zart und komplett verzehrbar. Mit den wärmenden Sonnenstrahlen steigt jedoch die Lust zu grillen. Das ist schließlich die archaistische Form der Garung und seit Hunderttausenden von Jahren beliebt. Aber immer nur Würstchen und Steaks? Mit Senf? Und mitunter schrecklich süß-pappigen Grillsoßen aus dem Supermarkt? Auch das wird irgendwann langweilig. Da kommt der Spitzkohl gerade recht. Dieser lässt sich verbrennen. Klingt gefährlich lebensmittelschädlich, ist es aber nicht, denn so gut brennt er gar nicht, dazu enthält er zu viel Wasser, und das Gemüse kann sich gar nicht entzünden. Aber er verkohlt außen, und dort entstehen die tollsten Aromen, die der Grill hergibt – und die kein Fleisch schafft!

Diese Garung ist physikalisch-chemisch höchst interessant und ansprechend. Die hohe Hitze des Grills oder des Ofens (es dürfen ruhig 250–300 °C sein) verkohlt nur nach und nach die äußeren Blätter, sobald das Wasser dort verdampft ist. Tatsächlich riecht es während des Garens verbrannt, aber auch röstig und karamellartig. Gleich unter den verbrannten Blättern bleibt der Kohl aber relativ kühl, knapp unter der verbrennenden Schicht hat er nur noch 100 °C oder knapp darüber. Doch Blattschicht für Blattschicht sinkt die Temperatur immer weiter: Der Kohl gart, eher »dämpft«, innen bei sanften Temperaturen, bis irgendwann die Kerntemperatur von 80 bis 85 °C erreicht ist. Dann ist er fertig. Beim Anschneiden sieht man es deutlich: Dampfschwaden entweichen dem Kohl! Er ist im eigenen Zellwasser gedämpft – die Aromen bleiben weitgehend erhalten, ebenso wie alle von der Ernährungswissenschaft ausgelobten wertvollen Inhaltsstoffe. Nichts wird ausgeschwemmt, die Temperaturen im Inneren bleiben aus banal physikalischen Gründen deutlich unter 100 °C. Viele der wunderbaren Karamelldüfte, der heterozyklischen Kohlenwasserstoffe, sprich Röstaromen, wie Furane, Pyrazine und Pyrrole sind ins Innere gewandert und würzen den weichen hellgrünen Kohl auf eine einmalige Art und Weise. Keine andere Garmethode schafft diese aromatisch ablaufende und geschmackliche Meisterleistung. Kein Wunder also, dass der »verbrannte Kohl« keine weiteren Würzen mehr braucht – nicht einmal Salz. Und wenn, sehr, sehr wenig. Allein eine Portion beste Butter, auf die Schnittflächen gegeben, macht daraus eine vollwertige Mahlzeit.

Die verbrannten äußeren Blätter werden von mutigen Köchen zu einer »alkalischen Gemüseasche« als Gewürz vermahlen, ängstliche Köche werfen sie indes auf den Kompost. Die Grillsauce ist auch saisonal: Rhabarbercreme auf der Basis von leicht osmotisch entsaftetem Rhabarber, mit Crème fraîche und etwas Salz. Einfacher kann Genuss fast nicht mehr sein.

Verbrannter Kohl

- 1 ganzer Spitzkohl
- 2 Stangen Rhabarber
- 1 EL Zucker
- 400 ml Crème fraîche oder Crème double
- Schale einer halben Biozitrone, gerieben
- Salz

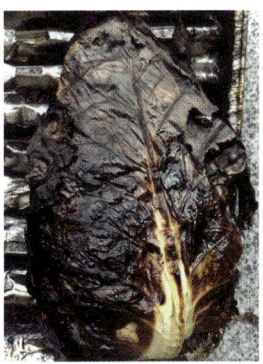

- Die Rhabarberstangen waschen, schälen, in kleine Stücke schneiden und mit dem Zucker bestreuen, ca. 2–3 Stunden stehen lassen.
- Den Kugelgrill (oder Backofen) auf maximale Hitze anheizen und den Spitzkohl darin gut schwärzen. Seine äußeren Blätter sollen sehr schwarz werden. Dabei wenden. Das dauert etwa eine Stunde.
- Rhabarber herausnehmen und gut abtropfen lassen, den Rhabarbersaft aufbewahren.
- Die Rhabarberstangen mit der Crème fraîche fein pürieren, die Zitronenzesten zufügen und mit Salz abschmecken.
- Die verbrannten äußeren Blätter des Kohls entfernen, den Kohl vierteln und mit der Rhabarbercreme auf Tellern anrichten.

■ Der Saft, der sich beim Rhabarber-Einlegen bildet, ist ein hervorragender Aperi-
tif-Aufmotzer: einfach etwas davon in Gläser, mit Sekt oder trockenem Weißwein
aufgießen und genießen, bis der Kohl auf den Tellern liegt.

Wohlgemerkt, diese tiefe, wohlduftende Aromatik ist durch kein anderes
Verfahren zu erreichen; das zeigt lediglich, dass jeder Fertigungsprozess
eine eigene wohldefinierte Aroma- und Geschmacksdynamik aufweist.
Garprozesse zeigen ihre Alleinstellungsmerkmale abseits vom Einheitsge-
schmack der Convenienceküche. Daher erinnert der Kohl ein wenig an die
Kartoffeln im Lagerfeuer, falls es noch Jugendliche gibt, die nicht fernab
aller vermeintlichen »Gefahren« aufgewachsen sind.

In diese Kategorie der willentlich produzierten Röstaromen gehören
auch »Röstnudeln«, die einen Extra-Aromaschub in ein Pastagericht bringen können, wann immer es passt. Pastagerichte sind zwar toll, aber meist
ein bisschen langweilig. Eher was die Nudeln anbelangt, nicht die Saucen.
Letztere lassen sich stark variieren, aber die Nudeln? Klar, es gibt Spinat-
spaghetti, Tomatenrigatoni, Rote-Bete-Farfalle oder mit allerlei Gemüse
gefärbte Pasta, aber geschmacklich ist da meist Fehlanzeige.

Für kräftigere Aromen gaben die »Molekularköche« vom Schlage Hes-
ton Blumental oder Ferran Adrià die Richtung vor. Die Hartweizenpasta
kommt vor dem Kochen in den 160–180 °C heißen Ofen und wird auf dem
Blech ausgebreitet und vorgebräunt, sprich geröstet. Es findet eine Kara-
mell- und Maillardreaktion statt, die Hartweizennudeln bilden aus den
Zuckern der Stärke und den Aminosäuren der Proteine neue Aromen, die
viel zitierten Röstaromen, die wir so gern riechen, sei es bei Brotkrusten,
Grillfleisch, Grillgemüse oder Röstkartoffeln.

Die Bedingungen für die Bräunungsreaktion sind ideal: Gekaufte Hartweizennudeln aus der Manufaktur haben einen Wassergehalt unter 10 %
(deswegen sind sie ewig haltbar), Wasser muss daher kaum verdampfen,
die Bräunungsreaktion setzt relativ zügig ein. Zu dunkel sollten sie allerdings nicht werden, da sich sonst Bitterstoffe bilden, die den Geschmack
beeinträchtigen können. Die Ofenröstung der trockenen Pasta dauert
kaum länger als 10–20 Minuten. Eine Besonderheit ist dennoch zu erwäh-
nen: Die Aromen, die sich währenddessen bilden, sind von starken Kara-

mellnoten geprägt. Der Grund ist der niedrige Wassergehalt der trockenen Nudeln. Ähnlich wie beim Zucker reagieren in der trockenen, heißen Pfanne zunächst die freien niedermolekularen Zucker, bevor die Aminosäuren ins Spiel kommen. Auch dies ist ein Beispiel für die Kontrolle der Selberkochenden über alle Prozesse.

Während des Röstens der Nudeln entweicht dennoch etwas Wasser, was bedeutet, dass die Kochzeit sich etwas verlängert. Trotz des Bräunens lässt sich die Pasta natürlich »al dente« garen, es dauert nur ein wenig länger.

Die dezenten Röstnoten lassen sich noch weiter steigern, wenn man die »einfachste Pastasauce der Welt« dazu reicht: Für einen Geschmackstest reichen gebräunte Butter (Nussbutter) mit etwas Knoblauch und Scheiben von gerösteten Haselnüssen. Quasi eine selbst komponierte Sinfonie der potenzierten Röstnoten. Kommt noch etwas grobes Salz dazu, erhält das Gericht ein köstliches Salzkaramellflavour.

Röstspaghetti mit Nussbutter, Knoblauch und Haselnüssen

- 120 g italienische Hartweizenspaghetti
- 200 g Fassbutter (Süßrahm)
- 1 Knolle Knoblauch
- 12 Piemonter Haselnüsse
- grobes Meersalz

- Die Spaghetti im Ofen bei 180 °C rösten, dabei immer wieder wenden, um eine möglichst gleichmäßige Bräunung zu erhalten.
- Die Haselnüsse in der Mikrowelle (oder in einer schweren Pfanne) anrösten, erkalten lassen und mit einem scharfen Küchenmesser in feine Scheiben schneiden. Bis zum Servieren aufbewahren.
- Die Röstspaghetti in kochendem, kräftig gesalzenem Wasser *al dente* kochen.
- Die Zehen der Knoblauchknolle häuten und in Scheiben schneiden.
- Die Butter in einem großen Topf hellbraun werden lassen, sofort vom Herd ziehen, den Knoblauch dazugeben und in der heißen Nussbutter ziehen lassen. Nicht mehr weitergaren!

- Die fertigen Röstspaghetti abgießen, etwas abtropfen lassen und heiß im Topf mit der Nuss-Knoblauchbutter schwenken.
- Etwas nachziehen lassen und in vorgewärmte Pastateller geben.
- Mit den Haselnüssen und grobem Meersalz bestreuen.

Diese Beispiele mögen abwegig scheinen, weil sie am Rande der allgemein akzeptierten »gesunden Ernährung« stehen. Aber sie zeigen auch etwas höchst Wertvolles für die eigene »gesunde Ernährung«: Jeder Selbstkoch und jede Selbstköchin haben es in der Hand, was sie tun. Die Kontrolle liegt nicht bei Nahrungsmittelkonzernen, nicht beim Handel, sofern der Spitzkohl beim Direkterzeuger auf dem Wochenmarkt gekauft wurde und die Pasta von einer kleinen Manufaktur stammt (oder gar selbst gemacht und selbst getrocknet ist). Auch die Temperatur liegt in der eigenen Hand, genau wie die »Verbrenndauer«. Wird es für das persönliche Empfinden zu »schwarz«, kann die Temperatur jederzeit heruntergedreht, die Ofentür oder der Kugelgrill etwas geöffnet und der Kohl in der Resthitze bis zum Kern nachgegart werden. Die Selbstkontrolle der Lebensmittelzubereitung ist die wichtigste Zutat für eine wirklich »gesunde Ernährung«. Ganz offensichtlich haben die meisten nicht angeborenen oder genetisch bedingten Ernährungsstörungen ihren Ursprung in der nicht selbst zubereiteten Nahrung, von der oft auch noch zu viel gegessen wird.

Vorbeugen statt wegwerfen

Vorbeugen ist immer besser als wegwerfen und bestimmt nicht der schlechteste Grundsatz bei Nahrungsmitteln, besonders dann, wenn sich im Sommer »Schwemmen« ankündigen, etwa Rhabarber-, Zucchini-, Auberginen-, Pfirsich-, Aprikosen-, Quittenschwemmen und so weiter und so fort. Dann heißt es, kreativ zu werden und sich Vorräte zu bereiten; das sind beste Anlässe, eigenes Conveniencefood zu schaffen. Konfitüre aus Früchten, Chutneys aus Gemüsen oder sauer eingelegte Gemüse sind allgemein bekannt. Der gar nicht so große Aufwand lohnt sich, denn man hat selbst die Kontrolle über die Zutaten und – noch viel wichtiger – über

Geschmack und Aroma. Man ist unabhängig und frei vom Geschmacksdiktat. Diese Kontrolle ist weit sinnvoller als eine angstgetriebene Suche nach »frei von«-Produkten. Es müssen aber nicht nur Konservierungsverfahren oder gar Einfrieren zum Einsatz kommen; Schwemmen sind die besten Gelegenheiten zum Training von »intelligentem Foodmanagement«.

Beispiele aus dem Alltag gibt es viele: oft ist der auf dem Markt gekaufte Bund Suppengrün so üppig mit Sellerie, Lauch, Karotte und Petersilie bestückt, dass immer etwas übrig bleibt. Keine Frage, eine neue Gemüsesuppe oder die Verwertung in einem Fond oder Saucenansatz ist immer möglich. Aber warum nicht einmal den ganzen Rest, samt der gesäuberten Schale des Sellerie, in einem Topf mit etwas Brühe aufkochen, eine große Menge Sauerrahmbutter (etwa ¼ der Gemüseeinwaage) hinzufügen, etwas Salz, mehr nicht. Alles zusammen etwa eine Stunde köcheln lassen, bis die Gemüse sehr weich sind, danach fein pürieren. Schon in dieser »ungewürzten« Form ist das eine perfekte Beilage zu Gemüse, Fisch und Fleisch. Der gleichzeitige Suppen- und Püreecharakter dieses luftigen Pürees ist in der Tat außergewöhnlich und weit abseits des Begriffs »Resteverwertung«. Der hohe Butteranteil verleiht dem Püree schon fast Gourmetrestauranttauglichkeit und kann je nach Einsatz mit Muskat, Tonkabohne, Vanille oder Würzrauch verfeinert werden.

Nur am Rande sei die Verwendung von Gemüseschalen oder Gemüseabschnitten erwähnt. Sie lassen sich bestens bei sanften Temperaturen trocknen und danach im Mixer zu Gemüsepulver verarbeiten. Dabei entstehen eigene Gewürze, Suppenpulver oder Saucenverstärker. Wird das Pulver sogar gezielt hergestellt, ist es tatsächlich ein eigenständiges Küchenhilfsmittel. Eine Mischung aus getrocknetem und pulverisiertem Sellerie, Shiitake, Tomaten, Karotten und gar noch etwas geriebenem trockenem Speck ist eine kleine Umamibombe. Glückliche Besitzer einer Siebträgerkaffeemaschine können sich dieses Pulver à la Espresso in das Sieb pressen, sogar noch eine Prise Kaffeepulver dazugeben und wie einen Espresso brühen. Als flüssige Komponente in einem Menü ist dies unschlagbar. Natürlich hält sich dieses Umamipulver ein paar Wochen, wenn es luftdicht abgeschlossen wird.

Aprikosen, Pfirsiche und andere »Öbster« sind ebenfalls püreetauglich und werten jedes Dessert auf. Man kann ihnen etwas Zucker und Ascorbinsäure beifügen, um die Haltbarkeit auf 1–2 Wochen zu verlängern, dann müssen sie nicht einmal eingekocht werden. Ob als Tortenbelag, als Brotaufstrich (kalt gerührte »Konfitüre«) oder zu Granité verarbeitet ist vollkommen egal; als kleiner Hintergrund, als Fruchtsäurekomponente statt immerwährender Essige oder in Gemüsesalaten ist völlig wurscht. Auch die abenteuerlichste Idee und Küchenverwertung schlägt jedes Wegwerfen. Unter Naturjoghurt gerührt, schlägt dieser selbst hergestellte Früchtejoghurt alle Industrieprodukte lässig.

(Fast) universelles Quittenpüree

- 3 Quitten
- 100 g Butter
- 50 ml Sahne
- 1 TL Kardamom
- 1 TL Salz
- ½ frisch geriebene Tonkabohne
- 50 ml stark konzentrierter Geflügelfond

- Die Quitten in der Mikrowelle bei 1000 Watt in Minutenschritten garen, bis sie weich sind (je nach Größe 3–5 Minuten).
- Heiß aufschneiden, vierteln und abkühlen lassen.
- Das Kerngehäuse herausschneiden, aber die Quitten nicht schälen.
- Die Quitten mit Geflügelfond, Sahne, Butter, Salz und Gewürzen im Thermomix auf 70 °C erwärmen und sehr fein pürieren, bis ein extrem glattes Püree entsteht. Gegebenenfalls mit etwas Flüssigkeit (Milch, hellem Geflügelfond, Sahne) justieren.

Ein Beispiel abseits der landestypischen Essbiografie wäre ein Quittenpüree, das im Herbst sowohl zur »salzigen« Küche als auch zu Desserts funktioniert. Der kulinarische Gewinn dieses Pürees ist vielfältig: Zum einen fügt es sich zu Fisch, zu Geflügel, ist aber auch eine passende Bei- oder Grundlage für gebratene Möhren, Pastinaken oder Sellerie. Mehr noch: Kalt in Schälchen gestrichen, ist es, trotz Salz und Geflügelfond, eine perfekte Grundlage zu Rotweinbirnen, gebratenen Pflaumen, Portweinpuddings, Bratäpfeln mit Nuss- oder Mandelfüllung, geschmorten Trockenfrüchten und noch vielem mehr. Da sich dieses Püree mindestens eine Woche im Kühlschrank (bio fresh) hält, muss man keine Zeit fürs Einmachen verschwenden, und es ist immer verfügbar, solange es noch nicht aufgegessen ist.

Die klassischen Verwertungen von Früchten wie Konfitüren (natürlich ohne Gelierzucker), Trocknen oder Einlegen in Sirup darf man dennoch gern im Auge behalten. Und wen es im Winter nach Erdbeerjoghurt gelüstet, der öffnet ein Glas selbst hergestellter Erdbeerkonfitüre und rührt sie in den ebenfalls selbst hergestellten Naturjoghurt (siehe Seite 42).

Nachhaltigkeit und kulinarischer Sachverstand führt zu außergewöhnlichen Ideen

Harte Käserinden, vom alten Parmesan, gereiften Alpenkäse oder anderen Hartkäsen wie Cheddar oder Gouda, sind trotz schräger Optik zu schade für die Tonne: Sie besitzen mehr Glutaminsäure als Hefeextrakt, viele Umamipeptide wie selten auf eng gepacktem Raum. Eine kreative Verwertung ist, die Rinde in Wasser zu geben und zwischen 60 und 70 °C die herzhaften Geschmacksstoffe zu extrahieren. Die dabei entstehende Käsebrühe löst vorwiegend wasserlösliche Bestandteile, also Calcium, Natrium, Lactat, Aminosäuren, darunter vor allem die wasserlöslichen umami spendenden Glutamin- und Asparaginsäure, wie auch die Umamipeptide, die ebenfalls mindestens eine Glutaminsäure tragen. Längere Bitterpeptide hingegen lösen sich bei diesen Temperaturen nur sehr verhalten. Wird die Brühe gefiltert, um einige Trub- und Feststoffe zu entfernen, kann sie ein hervorragender »Anguss« für Gemüsegerichte sein, der jede Menge Umami verleiht, ohne mit Käseflavour zu dominieren. Gemixt mit hellen Geflügelfonds oder Hühnerbrühen ist sie eine tolle Grundlage eines jeden

Risotto. Gart man in diesen Käsebrühen noch Pilze, entsteht eine fast unschlagbar intensive Umamiwürzung.

Den tiefen, dichten Geschmack reifer, herzhafter Käse kann man sogar mit bloßem Auge erkennen: an weißen Partikeln und Kriställchen, die sich auf der Oberfläche, den Rinden und den Schnittflächen zeigen. Aber was verbirgt sich dahinter? Salz? Calcium? Aminosäuren? Diese spannende Frage kann nur in aufwendigen Experimenten geklärt werden. Lange Zeit vermutete die Fachwelt, dass die Kristalle aus freien Aminosäuren bestehen, die während der Reifung aus den Käseproteinen freigelegt werden[338]. Darunter sind die umamischmeckenden Aminosäuren Asparaginsäure und die Glutaminsäure, die häufig im Casein vorkommende Aminosäure Prolin, die essentiellen bitter schmeckenden Aminosäuren Valin, Methionin, Isoleucin, Lysin, Phenylalanin, Histidin, Threonin, Tryptophan und Tyrosin, und zu guter Letzt die süßlich schmeckende Aminosäure Alanin, die sich in unterschiedlichen Konzentrationen, je nach Reifungszeit, in den weißen »Punkten« ansammeln. Röntgen- und Spektroskopie-Untersuchungen haben bestätigt, dass Tyrosin- und Leucinkristalle in Parmigiano Reggiano und Gouda-Käse dominieren, während in Cheddar Kristalle aus Calciumlaktat-Pentahydrat und an der Oberfläche von rindengewaschenem Weichkäse Calciumcarbonat vorkommen[339]. Selbst die kristallinen Ränder der weißen Partikel lassen sich genau analysieren[340], man kann die Verteilung der Aminosäuren bestimmen und findet Calciumphosphatkristalle. Das Geschmacksinnenleben der reifen Käse offenbart sich ebenfalls optisch in den weißen Reifungspunkten, aber auch das riesige Potenzial an lebenswichtigen Mikronährstoffen, die Milchprodukte liefern.

Reste? Welche Reste?

Natürlich gilt wie bei allen Tieren bei den Bruderhähnchen, dass davon alles gegessen wird. Herz, Leber, Nieren und alles, was es hergibt[341]. Wenn man im Augenblick gar nichts damit kochen möchte, gibt es einen einfachen Weg, Innereien aufzubewahren: Sie werden im Ofen unter Heißluft oder im Dörrautomaten bei knapp 60 °C getrocknet. Einfach so oder zuvor etwas salzen, danach trocken tupfen und trocknen. Reibt man etwas davon über Gemüsegerichte, geben die feinen Späne der Innereien dem schon fertig angerichteten Teller einen unglaublichen Geschmack, es bedarf fast keiner weiteren Würze mehr.

Das ist aber längst nicht alles. Andere Esskulturen machen es vor. In Spanien, Frankreich und Italien sind die Kämme und Kehllappen von Hähnchen eine großartige Delikatesse. Sie lassen sich schmoren und sogar nach dem Kochen knusprig frittieren. In China und Japan landen sie in Dim-sum-Gerichten und in Suppen. Auch aus Hühnerfüßen und -krallen lassen sich köstliche Gerichte zaubern, die in weiten Teilen Chinas zum »Streetfood« gehören. Und wer gar nichts mit Hühnerfüßen anfangen kann, kocht sich eine klassische Hühnerbrühe damit, quasi eine »chicken bone broth«. Das hört sich hip an und ist garantiert weniger verrückt, als für ein bisschen Knochenbrühe im Marmeladenglas Hipsterpreise zu bezahlen. So abgedreht ist die blog- und internetbefeuerte Ess(un)kultur dieser Tage.

Und damit ist die Geschichte immer noch nicht zu Ende. Jeden Sommer landen die oft nur mäßig abgenagten Knochen der vom hauseigenen Grillweltmeister zubereiteten T-Bone-Steaks, Tomahawks und Beef Ribs im Mülleimer. Welch ein Verlust! Diese Knochen tragen alles, was Tier und Zubereitung mit sich bringen und was für eine ganz besondere Brühe taugt. Sie werden von allen Gästen eingesammelt, in einen großen Topf gelegt, mit Wasser aufgefüllt, auf dem Herd aufgekocht und zwischen 95 und 100 °C in den Backofen gestellt. Vier bis fünf Stunden darin sieden lassen und nach dem Abkühlen passieren. Was dabei entsteht, ist eine wahnsinnige Rinderbrühe mit dezenten Grillaromen, präsenten Raucharomen und einem breiten Einsatzspektrum in der Küche – sei es banal als Suppengrundlage, als Saucengrundlage, als Anguss für Gemüseteller oder als Brühe für das Fleischfondue. Auf zur Knochenzweitverwertung!

Möglichkeiten einer kreativen Resteverwertung gibt es also viele, etwa mit den Fleischabschnitten oder vom Knochen geschabtem Fleisch von der letzten Fondproduktion. Sind dies wirklich minderwertige Abfallprodukte? Warum denn? Nach wie vor befinden sich jede Menge »hochwertige« Aminosäuren in den Proteinen, also Nährstoffe. Aber nicht nur das, diese Proteine haben ihre Bindefähigkeit nicht verloren. Wer hindert uns daran, dieses »ausgekochte Bio-Separatorenfleisch« zusammen mit etwas Joghurt fein zu pürieren, kräftig mit passenden Kräutern abzuschmecken und mit Frischkäse zu einer geschmeidig festen Farce zu verbinden, die problemlos ein paar Ravioli füllt. Sie taugen als Vorspeise, Zwischengericht, Tellerelement oder kleine Mahlzeit. Sogar eine weit bessere als jene gefüllten Teigwaren des Niedrigpreissegments. Außerdem haben wir alle Details unter eigener Regie: Fleischerzeuger, Herkunft der Milchprodukte, Bauern und Gärtner sowie den Kochprozess. Selberkochen ist eindeutig vernünftiger, als pausenlos über die »giftigen Industrieprodukte« zu schimpfen.

Und wem die rohe Lauchwurzel aus dem ersten Kapitel (Seite 15) zu quer im Darm lag, der kann sich unter dem Gesichtspunkt der Nachhaltigkeit und Komplettverwertung dessen Wurzeln einverleiben, gebacken im Bierteig.

Lauchwurzeln im Bierteig

- 4 Lauchwurzeln mit ca. 2 cm Lauchweiß
- 20 g Speisestärke
- 80 g feines Weizenmehl
- 1 Ei
- 100 ml Malzbier
- Pflanzenöl zum Frittieren

- Die Lauchwurzeln gut waschen. Speisestärke, Mehl, Ei und Malzbier zu einem Teig verrühren. Die Lauchwurzelköpfe eintauchen und in ausreichend heißem Öl frittieren.

Resteverwertung à l'avantgarde

Selbst der Inhalt gerade benutzter Pfannen hat ein kulinarisches Nachleben. Werden in Pfannen Steaks, Würste, Gemüse oder Reis gebraten und gegart, in welcher Zubereitung auch immer, backt stets ein Teil davon in Krusten ein, sofern Stahlpfannen und keine Teflonpfannen verwendet werden. Diese Krusten haben einen schlechten Ruf: Sie sind schlecht zu lösen, und das Säubern ist meist eine Qual. Allerdings verströmen sie einen unbeschreiblichen Duft und sind für den Ausguss im Spülbecken tatsächlich zu schade. Statt den verkrusteten, stark gebräunten Pfannenboden abzuspülen und den Inhalt in die Kanalisation zu verabschieden, sollte man den darin gefangenen Geschmack und die Aromen mit Wein, Fond oder schlicht mit Wasser loskochen und auffangen. Die so gewonnene Röstextraktion lässt sich für Saucen oder, mit Butter oder Fett eingekocht, als flüssige Würze einsetzen. Vor allem wenn z. B. stark gewürzte Würste wie Chorizo oder stark gekräuterte Würstchen darin angebraten wurden. Die feinen Röst- und Würznoten in etwas Flüssigkeit und Fett, warum nicht in feiner Butter, erwärmt, gelöst und durch ein Sieb passiert, sind beste Extrakte zur Saucenverstärkung, denn die Maillardreaktion liefert tolle Aromen. Das Anbraten und die damit verbundenen chemischen Vorgänge mit Proteinen, Fetten und Kohlenhydraten sind zwar produktspezifisch, aber universell. Wegwerfen kann man den Pfanneninhalt immer noch, aber es ist auf jeden Fall besser, erst zu prüfen, ob sich daraus etwas zaubern lässt. Das ist für avanciertes Kochen mitunter ein Augenöffner für neue Aromen, die sich dann gezielt erzeugen lassen. Das ist nichts weiter als die einfachste Form der eigenständigen »Aromaproduktion«!

Selbst Reste aus Gläsern mit eingemachten Gurken oder Gemüse sind zu schade zum Wegwerfen. Besonders wenn die Gurken selbst eingelegt wurden, riecht und schmeckt die säuerliche Brühe appetitlich. Zum Trinken eignet sie sich wegen der starken Säure nur bedingt, wirkt aber als Essig»ersatz« in Vinaigrettes für Salate kleine Wunder. Andererseits bot die Molekularküche eine ganze Reihe neuer Techniken, mit denen sich »unessbare« Gemüse- oder Fleischreste und -teile ganz neu definieren ließen, ja sogar scheinbar »Unessbares« plötzlich essbar gemacht werden konnte. Trocknen, Hochdruckverfahren oder Vakuumgaren und Imprägnieren sind nur wenige Beispiele. Der wohldefinierte Einsatz von Geliermitteln und »Zusatzstoffen«, wiederum von manchen selbst ernannten kulinarischen Eliten komplett abgelehnt, macht es aber möglich, neue Formen zu kreieren und damit zu kulinarisch Hochwertigem zu veredeln. Ist das Gurkenglas leer und die letzte Gurke verspeist, wird die Flüssigkeit keinesfalls in den Ausguss gekippt. Es wäre eine Schande, denn wer die Gurken selbst eingemacht hat, weiß, welche kostbaren Zutaten er verwendet hat: hochwertige Gewürze, Kräuter aus dem Garten, besondere Essige oder andere Säuren. Aber wer will schon das Gurkenwasser trinken? Mit Sprudel zur »Schorle« verdünnt? Keine schlechte Idee, aber man kann es auch essen, als flüssiges Gel, wie eine Creme.

Das Gurkenwasser lässt sich mit pflanzlichen Geliermitteln rasch gelieren, der Pudding kann dann z. B. in Würfeln als Beilage serviert werden, quasi als »Gurkengummi«. Das feste Gel lässt sich auch mit dem Pürierstab oder Standmixer fein pürieren, dann wird daraus ein *»fluid gel«* mit einem sanft cremigen Mundgefühl und einer ganz wundersamen Geschmacks- und Aromafreigabe.

Gurkencreme *(fluid gel)*

- 200 ml Gurkensud (mit allen Gewürzen und Kräutern)
- 1,5 g Agar-Agar
- Salz
- Senfsaat
- (wer möchte, noch die »letzte« Gurke aus dem Glas als »Geschmacks-verstärker«)

- Den Gurkensud mit allen Gewürzen, Kräutern fein mixen und Agar-Agar unterrühren. Falls nötig, leicht nachsalzen.
- Aufkochen und gelieren lassen.
- Nach dem Erkalten das feste Gel wieder sehr fein pürieren.

- Die Creme passt wunderbar zum Tafelspitz, zu gedämpftem Fisch oder zu einem vegetarischen Teller aus winterlichen Wurzelgemüsen wie Kartoffeln, Pastinaken und Sellerie(schnitzeln). Und natürlich als cremige Essiggurke zum Leberkaas oder einem schwäbischen Fest-Wurstessen.

Kreatives mit Verstand

Hat man erst einmal angefangen zu kochen und die ersten Erfolge erzielt, wird man süchtig danach. Rasch zeigt sich, was aus unscheinbaren Lebensmitteln gezaubert werden kann, aus Kopfsalat beispielsweise. Wer kennt nicht die lappigen, viel zu sauer angemachten »Salate« aus Kantinen und schlechten Gasthäusern, die auf Massenabfertigung ausgelegt sind. Darüber hinaus hat Kopfsalat einen schlechten Ruf. Lebensmittelhetzer behaupten, er habe, aus Sicht der Inhaltsstoffe, den Wert eines Papiertaschentuchs, sei geschmacklos und würde mit Aromen geizen[342]. Oft wird auch die Nitratbelastung als Gegenargument angeführt, die aber irrelevant ist (siehe Seite 92)[343]. Wer dennoch Angst hat, zieht den Salat im eigenen Garten unter freiem Himmel. Wegen der direkten Sonneneinstrahlung enthält er dann am wenigsten Nitrat. Sät man ihn in zweiwöchigen Abständen, hat man den ganzen Sommer über bis in den Herbst frischen Salat – wenn ihn nicht die Schnecken gefressen haben.

Der Kopfsalat zeigt aber viel mehr Potenzial, und man kann mit ihm in der Küche mehr veranstalten, als ihn mit Essig und Öl oder sonstigen Vinaigrettes zu überschütten. Bereits am Aromaprofil und den Bittergeschmacksnoten ist dies zu erkennen. In allen Blattsalaten dominieren die grünen Blattduftstoffe. Aber auch harzige und nach Kamille riechende Duftstoffe kommen darin vor, also Duftfamilien, die man normalerweise von Hopfen und Baumblättern kennt und dem Kopfsalat gar nicht zutraut. Wagen Sie einmal, ihn zu kochen und zu pürieren! Dann ist er nicht mehr roh, wirkt gekocht sehr cremig und ist mit seinen leichten Bitterstoffen bereits eine außergewöhnliche Gemüsebeilage. Dabei gelingt es auch, seine wenigen Inhaltsstoffe kulinarisch aufzupeppen, denn wer hindert uns daran, ordentlich Fett, Protein und Geschmack z. B. mit saurer Sahne, Crème fraîche oder einer Ladung Butter zuzufügen? Und wer mag, und eine Räucherpfeife sein Eigen nennt, kann ihn sogar kalt räuchern.

Kopfsalat mit Steckerlfisch

- 2 Kopfsalate
- 1 Schalotte
- 100 ml kräftige Gemüsebrühe
- 100 ml Noilly Prat
- 1 Knoblauchzehe
- 50 g Butter
- 100–150 g saure Sahne
- Salz
- etwas Reisessig
- helle Sojasauce
- Kürbiskernöl
- ein geräucherter Aal
- ein kleiner Frisée, frische Kräuter der Saison

- Schalotte schälen, würfeln; Knoblauch schälen. Von den Kopfsalaten die äußeren Blätter entfernen, bis die Herzen erscheinen. Herzen in kaltes Wasser legen (damit sie knackig bleiben).
- Die äußeren und halbinneren Salatblätter waschen und trocken schleudern.
- Schalotte in der Butter anschwitzen, mit Noilly Prat ablöschen, verdampfen lassen, mit der Brühe angießen, vom Feuer nehmen und die Salatblätter darin zusammenfallen lassen. Mit der sauren Sahne und dem Knoblauch in einem Mixer sehr fein pürieren, salzen und abkühlen lassen.
- Die Salatherzen aus dem Wasser nehmen, trocken tupfen, vierteln und mit etwas Reisessig und heller Sojasauce beträufeln.
- Den Räucheraal häuten, die Gräten entfernen und in 2 cm lange Stücke schneiden.
- Das Kopfsalatpüree in tiefen engen Tellern anrichten. Mit Kürbiskernöl beträufeln, den Aal und die geviertelten Kopfsalatherzen auf dem Püree anrichten.
- Mit etwas Friséespitzen und Kräutern dekorieren.

Glutamat, Innereien und »dry aged dried meat«

Beizen von Fischen, z.B. Graved Lachs, ist eine leichte Übung. Ein Teil Zucker und 2 Teile Salz vermengt, Kräuter nach Belieben (meist ist es Dill) oder Gewürze (meist ist es Pfeffer), den Fisch damit eingerieben und über Nacht im Kühlschrank gebeizt, das macht ihn haltbar und lange »roh« verzehrbar. Dies ist nichts Neues, eher Alltagspraxis in der Küche. Der Mehrwert des Beizens ist in der Tat die lange Haltbarkeit, denn Salz und Zucker entziehen dem Fisch Wasser – und zwar genau so viel, wie Keime, die ihn verderben können, zum Leben und Vermehren brauchen. Die Haltbarkeit wird dadurch verlängert, wie mittlerweile jedes Küchenkind weiß.

Der kulinarische Mehrwert geht aber noch weit über die Themen Geschmack und Aroma hinaus. Die Struktur der gebeizten Fische wird kompakter und leicht elastischer, Biss und Mundgefühl steigern sich deutlich. Mit anderen Worten: Die Textur verbessert sich. Selbst wenn Fische nur 15–20 Minuten gebeizt und anschließend in der Pfanne gebraten oder im Dämpfer erwärmt werden, gewinnen Textur und Geschmack.

Diese Form der Beizerei kann auch auf ganz andere Produkte angewandt werden, z.B. auf Lammnieren, Leber und andere Innereien. Die feinen, 5–6 cm großen Nierchen bekommen dadurch texturelle Eigenschaften, die den zerbrechlichen Gebilden kaum zuzutrauen ist. Die zarten Nierchen nehmen kleine Unachtsamkeiten wie zu langes Anbraten bei zu hoher Temperatur mehr als ernst; sie verlieren sehr schnell ihren Saft und werden dann radiergummiartig zäh. Aber dem kann durch Beizen in einer Lake vorgebeugt werden. Salz und Zucker dringen dabei in das Gewebe zwischen die Zellen ein und verbleiben dort. Genau das ist erwünscht, denn die dort gelösten Salzionen und Zuckermoleküle halten das Wasser leicht fest, und es kann beim Braten nicht so leicht entfleuchen. Gebeiztes ist also am Ende des Garprozesses etwas saftiger als Nichtgebeiztes. Übertreiben sollte man es mit Salz und Zucker allerdings nicht, denn das käme dem Eigengeschmack von Fischen oder Innereien wenig entgegen.

Die Beize lässt sich aber noch deutlich »boosten«, wenn ein Teil des Salzes durch Natriumglutamat ersetzt wird, also jenes in Verruf geratene »Gift«, das allerdings weder für das Chinarestaurantsyndrom noch für andere Krankheiten verantwortlich ist[344] (siehe Seite 70). Auch physikalisch-chemisch erweist sich das Monosodiumglutamat als ionisch korrekt: MSG gibt pro Molekül ein »Monosodium«, sprich Natrium, ab, ebenso wie NaCl(Kochsalz), also kann etwas Salz weggelassen und durch MSG ersetzt werden. Quasi ohne osmotische Einbußen bezüglich der positiven Ladungen. Das MSG-Natrium übernimmt die osmotische Wirkung beim Beizen genauso gut wie das des Kochsalzes und auch einen Teil des Salzgeschmacks. Also 1 : 1 im Ionenduell zwischen NaCl und MSG. Das Chloridion des Kochsalzes hilft nur beim Salzgeschmack, aber die Glutaminsäure des MSG hilft dem Umamigeschmack gewaltig auf die Sprünge. Schuss und Tor, schon steht's 2 : 1 für MSG. Derart simple Überlegungen waren die Grundlage für das Lakenrezept. Tatsächlich lassen sich damit zwei Fliegen mit einer Klappe schlagen: mehr Geschmack und Aufräumen mit einem Ernährungsmythos.

Wasser lässt sich Fleischwaren auch durch »langsames Trocknen« entziehen. Paradebeispiel ist das lang gereifte Fleisch. Es besticht durch einen komplexen reifen Geruch, der ein wenig an Schinken oder milde Salamis erinnert. Nicht abgehangenes Rindfleisch ist im Prinzip ungenießbar, denn es ist hart und zäh durch die Totenstarre. Muskelproteine haben sich unweigerlich und unauflösbar verbunden. Erst während des Abhängens bei niedrigen Temperaturen zwischen 2 und 4 °C und einer Luftfeuchtigkeit von 75–80 °C wird es zart. Des Weiteren passieren während des »*dry aging*« eine ganze Reihe Prozesse, die auch für den Geschmack und das Aroma wichtig sind.

Die erforderlichen Reifezeiten hängen von der Tierart und deren Muskelbeschaffenheit ab. Prinzipiell reifen Geflügel und Schwein kürzer (Geflügel mindestens 1,5 Tage, Schwein mindestens 3 Tage), Kalbfleisch kann auch kürzer reifen (7 Tage), da weniger unlösliche Kollagenverbindungen ausgebildet sind und altersbedingt die Aktivität der weich machenden Fleischreifungsenzyme höher ist. Rindfleisch von erwachsenen Tieren muss mindestens 3 Wochen reifen, um eine akzeptable Textur zu erreichen. So lauten die groben Faustregeln.

Zunächst zum damit einhergehenden Wasserverlust. Wasser verdunstet nach und nach langsam aus dem Fleisch, Metzger sprechen dann vom Gewichtsverlust während des Reifens. Dadurch wird das Fleisch kompakter in seiner Struktur – und im Prinzip sogar noch »härter«. Dafür verdichten sich die Aromen und die Geschmacksstoffe. Salze und Mineralien (Kalzium, Kalium, Natrium) sind nicht flüchtig und bleiben erhalten. Selbst viele flüchtige Aromastoffe bleiben im Fleisch, sie sind im intramuskulären Fett gelöst oder bleiben an den fettlöslichen Aminosäuren der Proteine »hängen«. Aber da ist noch mehr: Zum einen schneiden muskeleigene Enzyme Proteine auseinander, und die Textur wird dadurch zarter, selbst wenn sich die Totenstarre dabei nicht mehr auflöst. Andererseits bilden sich durch das enzymatische Proteinschneiden zusätzliche Geschmacksstoffe, nämlich freie Glutaminsäure aus den Proteinen, das Fleisch wird bereits in diesem Zustand herzhafter. Manche Proteinbruchstücke, Peptide, sorgen für noch mehr Umami. Gleichzeitig bilden sich aus anderen freigelegten Aminosäuren neue Aromastoffe, die dem Fleisch mit zunehmender Reifung ein eher typisch nussiges, suppiges und rohwurstähnliches Aroma geben. Zum anderen sorgen Oxidationsprozesse im Fett für typisch fettige, brühenartige und sogar erdig pilzige Aromen. Die Komplexität des Geruchs nimmt zu. Nach 4 bis 4,5 Wochen Reifezeit ist das Fleisch perfekt.

Und genau da lässt sich ansetzen: Das (dry aged) Fleisch hat immer noch einen Wassergehalt von etwa 60 % und ist somit nur bedingt haltbar, ohne Probleme 2 Wochen im Kühlschrank bei sorgfältiger Pflege. Wird es aber im Umluftofen oder Dehydrator bei Temperaturen um 50 °C nachgetrocknet, bis es bockelhart ist, bleibt es selbst bei Zimmertemperatur sehr lange haltbar. Dabei kommt nochmals eine Aroma- und Geschmacksverdichtung hinzu, die aus dem im Grunde ungewürzten Fleisch ein Gewürz macht. Beißen lässt sich das nicht mehr ohne Weiteres, aber mit einer Reibe über Gerichte auf vegetarischer und »veganer« Basis hobeln. Das führt zu einer ganz außergewöhnlichen Würzung, ähnlich sehr reifem Parmesan, der z. B. über Pastagerichte gerieben seinen Nutzen findet. Natürlich lässt sich der Geschmack verstärken, wenn das Fleisch zuvor osmotisch à la Beize entwässert wird und der Beize noch Kräuter und Gewürze zugefügt werden. Den dabei entstehenden würzigen Fleischsaft kann man weiterverarbeiten.

Jeder Fleischvielesser fragt sich jetzt, warum man das gute Stück derart malträtieren muss, um es lange haltbar zu machen und in homöopathischen Dosen über einen Teller Linsen zu hobeln, statt es gleich wegzuputzen. Aus seiner Sicht ist das natürlich richtig, denn er kann sich morgen ein neues, mindestens genauso großes Stück kaufen. Aber diese Haltung drückt im Grunde eines der Hauptprobleme des übermäßigen Fleischkonsums aus, denn es ist der erste Schritt zur Massentierhaltung. Wird das Fleisch hingegen derart konserviert, ist es auch täglich verfügbar, reicht weit länger, und die fleischfreien Gerichte werden spannend. Darüber hinaus bleibt die lebensnotwendige Versorgung mit tierischen Lebensmitteln auf einem physiologisch ausreichenden Niveau. Dieses Trocknungsverfahren lässt sich erst recht auf nährstoffreichen hochwertigen Innereien anwenden. Nieren, Leber und Herzen von Tieren lassen sich ähnlich trocknen und bieten somit eine Grundlage für ihren Verzehr auf eine ganz andere Weise. Die Textur wird dabei »kompaktiert«, die Aromen verändern sich, aber die biologisch verfügbaren Makro- und Mikronährstoffe bleiben zum Großteil erhalten. Getrocknete Innereien werden in Saucen geraspelt, sie dienen dabei als wundersame Geschmacksverstärker. Auch Innereien werden auf diese Weise für viele verzehrbarer, Nose to Tail bekommt einen weiteren Aspekt. Der Konsum von weniger Fleisch ohne große Geschmackseinbußen wird erst damit möglich[345].

Die Gesamtverwertung geht allerdings noch weiter. Wird das Fleisch z. B. mit Salz und etwas Zucker gebeizt, tritt natürlich Flüssigkeit aus. Diese Lösung aus Fleischsäften, fleischeigenen Geschmacksstoffen und dem zugefügten Salz und Zucker wird normalerweise weggeschüttet. Welch eine Schande, denn der darin gefangene Geschmack lässt sich auf einfache Weise als »Blutsalz« ernten. Dazu gibt man die Beizflüssigkeit in eine flache Schale und lässt das Wasser bei Zimmertemperatur einfach verdunsten. Es bilden sich vom Muskelfarbstoff Myoglobin rötlich gefärbte Kristalle aus Zucker, Salzen, Aminosäuren und Peptiden, die jede Menge »Fleischgeschmack« mit sich tragen. Auf einfachen Butterbroten, Käse, aufgeschnittenen Radieschen oder Rettichen entfaltet das »Blutsalz« seinen komplexen Geschmack auf ganz besondere Art und Weise.

Dry aged dried meat

- 200 g Rindfleisch, dry aged mit sehr gutem Aroma (z. B. Tafelspitz, Hüfte oder Lende)
- 2 TL Salz
- 1 TL Zucker
- 1 TL Purple Curry

- Eventuelles Fett vom Fleisch abschneiden.
- Das Fleisch mit Zucker und Salz und dem Curry einreiben und mindestens 3 (besser 6) Stunden beizen. Dabei immer wieder wenden und den entstehenden Sud und die Salz-Zucker-Gewürzmischung über das Fleisch geben.
- Danach das Fleisch sauber machen, das abgekratzte feuchte Salz-Zucker-Currygemisch auffangen und zum Beizsud geben.
- Den gesamten Beizsud in eine flache Schale schütten.
- Das Fleisch und den Beizsud im Ofen (Heißluft) oder im Dehydrator bei 50 °C 12 Stunden trocknen. Es muss trocken und fast hart werden. Falls es noch weicher ist, nachtrocknen.
- Das mitgetrocknete »Blutgewürz« der Beize mit dem Mörser grob zerstoßen und zum avantgardistischen finalen Würzen verwenden, z. B. auf hellem Fleisch, Fisch oder schlicht auf Butterbrot oder Frischkäsezubereitungen.

Anwendung: ein fast vegetarischer Teller

- 50 g Belugalinsen (kleine schwarze Linsen)
- 100 ml Hühnerbrühe
- Salz
- 600 g gemischte Rübchen (Mairübchen, gelbe Navets, kleine Steckrübchen ...)
- 1 EL Gänse- oder Schweineschmalz
- Salz
- 1 kleine Zwiebel
- 1 TL Reisessig
- 1 TL helle Sojasauce

- 8 EL Naturjoghurt (stichfest)
- Blutgewürz
- getrocknetes Fleisch

- Die Linsen in der Brühe mit etwas Salz bei niedriger Hitze bissfest kochen. Im Idealfall sind die Linsen körnig und die Brühe ist komplett aufgesogen. Warm halten.
- Die Zwiebel klein würfeln, mit der Sojasauce und dem Reisessig beträufeln und bis zum Servieren marinieren.
- Die Rübchen abbürsten, gegebenenfalls schälen und in Stücke (ca. 1 cm) würfeln.
- Die Rübchenstücke in dem Schmalz bissfest andünsten, dabei leicht salzen.
- Die gegarten Linsen in tieferen Tellern zentral anrichten, die Rübchenstücke darumlegen. In jeden Teller 2 EL Joghurt »häufeln« und mit dem Blutsalz bestreuen.
- Über jeden Teller mit einer guten Reibe großzügig das getrocknete Fleisch reiben.

Regionaldashi und andere schmackhafte Flüssigkeiten

Bittet man einen deutschen Koch um eine einfache klare Suppe, setzt er Wasser auf, gibt Fleisch, Knochen und etwas Gemüse dazu, simmert dieses stundenlang, entfettet es, passiert die Präparation durch ein Sieb und serviert die schmackhafte Brühe in einem Schälchen, nachdem er sie noch mit etwas Salz abgeschmeckt hat.

Bittet man einen japanischen Koch um eine einfache Suppe, geht er in den Keller, wählt eine getrocknete Kombualge nach Jahrgang und Küstenregion aus, gibt diese in klares Wasser, das keinesfalls wärmer als 50 °C ist, wartet über Nacht, nimmt die Alge heraus und gibt noch etwas Katsuobushi (japanisch 鰹節 – Bonitoflocken) dazu, um die Brühe zu aromatisieren, filtert nach einer Stunde und gießt diese Brühe, das Dashi, erwärmt, ebenfalls in Schälchen.

Beide Methoden haben nur vordergründig nichts miteinander zu tun, denn beide haben das gleiche Ziel: viel umami und ordentliche Aromen. Beim deutschen Suppenkoch wird umami, der herzhafte, fleischige

Geschmack, über die lange Kochzeit erzeugt. Gemüse und Fleisch unterziehen sich dabei komplexen chemischen Reaktionsprozessen, bis nach 3, 4 Stunden Geschmack und Aroma so perfekt sind, wie wir es von Rinderbrühen, Geflügelsuppen oder klaren Fonds kennen. Aus dem Fleisch lösen sich Proteine, die nach und nach ihre Glutaminsäuren als Glutamat freigeben, während sich andere Aminosäuren zu Aromen umbauen. Auch die Bestandteile der Gemüse tragen zur Aromatik bei.

Bei der japanischen Methode werden Glutamat und Salz (sowie Iod) aus der Kombualge gelöst. Dass die Temperatur nicht so hoch sein darf, ist dem Gelier- und Verdickungsmittel Alginat und andern Zellmaterialien geschuldet, die die Konsistenz der Brühe beim Herauslösen verändern würden. Bonito ist ein Fisch, dessen Geschmack zwischen Makrele und Thunfisch liegt. Für die Bonitoflocken wird das Fischfleisch getrocknet, geräuchert, anschließend mit dem Kojipilz fermentiert, dann kann es in dünne Flocken gehobelt werden. Auch diese Flocken liefern umami, aber eben auch kräftig fleischig geräucherte Gerüche.

Dieses spannende japanische Prinzip kann auch auf andere regionale Verhältnisse übertragen werden. Einweichen statt kochen. Als Basis eignen sich z. B. Kaffee und Rohwurst, Salami vom lokalen Metzger, also jene spannende Flavourkombination, die auf deutschen Frühstückstischen zuhauf zu finden ist. Umami befindet sich definitiv im gerösteten Kaffee wie auch in der Salami, röstige und rauchige Aromen im Kaffee. Und die fermentierte Wurst bringt das ganze Flavourprogramm mit: pilzige Noten, leichte Säure, fleischige Gerüche.

Diese Würzbrühe passt zu den ersten in Butter gedünsteten Spargeln, Zuckerschoten und dem einen oder anderen Zuchtshiitake, die vorher nur in etwas Butter mit Wasser gedämpft wurden. Alles ganz einfach, aber der Geschmack »haut voll in die Fresse«, im wahrsten Sinne des Wortes. Der Kaisergranat ist natürlich nicht zwingend, er zeigt nur, dass sich dieses Dashikonzept für Edel- und Angeberversionen eignet. Eine sehr geerdete Version des Konzepts wäre, den Kaisergranat durch Lamm- oder Schweinehirn zu ersetzten. Dieses zarte, an hochwertigen Omega-3-Fettsäuren reiche Gewebe wird nach dem Wässern und Säubern lediglich 5 Minuten in Wasser mit etwas Essig und Gewürzen pochiert, in feine Würfel geschnitten und wie der Kaisergranat in dem Gericht verwendet. Und wem der Kaffee zu nicht-regional ist, der ersetzt ihn einfach durch Getreidekaffee aus dem Naturkostladen oder stark geröstete Topinamburstückchen, es gibt also immer verschiedene Wege, das Ziel zu erreichen.

Kaisergranat, Spargel, Shiitake und Kaffee-Salami-Dashi

- 2 Kaisergranat
- 1 TL gutes kräftiges Kaffeepulver (z. B. Maragogype), frisch gemahlen
- 100 g Salami, in feine Scheiben und winzige Würfelchen geschnitten
- 400 ml Wasser
- Salz
- Essig
- 400 g frische Spargel
- 200 g frische Zuckerschoten (Erbsen)
- 200 g frische Shiitake
- 4 EL Süßrahmbutter
- 1 Frühlingszwiebel

- Den Kaffee und die Salami in einen Teefilter füllen und in das auf 30 °C erwärmte Wasser geben. Ca. 4–5 Stunden ziehen lassen. Danach den Teefilter entfernen und das »Dashi« in einen kleinen Topf geben.
- Kaisergranat waschen, aus der Schale brechen und das Fleisch mit dem Messer zu einem Tatar würfeln, leicht salzen und mit etwas Essig beträufeln.
- Die Frühlingszwiebel in dünne Ringe schneiden.
- Die Gemüse putzen, den Spargel schälen und alles in mundgerechte Stücke schneiden.
- Gemüse und Pilze separat in der Butter dünsten, nur leicht salzen.
- Das Dashi auf nicht mehr als 70 °C erwärmen.
- Tatar in die Vertiefung von 4 Suppenschalen verteilen, dabei das Fleisch leicht zusammenpressen.
- Die gegarten Gemüse in die Suppenschalen über den Tatar geben.
- Dashibrühe vorsichtig in die Schalen angießen und mit den Frühlingszwiebelringen garnieren.

Wenn man schon Ideen aus fremden Kulturen vereint und regionalisiert, ließe sich auch ein spezieller »*cold brew coffee*« à la Italy meets Japan realisieren. Denn immer wieder stellt sich die Frage, was man zu einem Gericht trinken kann. Klar, Bier, Wein, Sake, Wasser gehen immer, aber so richtig peppig ist das nicht, vor allem, wenn Gemüsegerichte von ihrer Einfachheit leben. Dazu gehören z. B. auch rohe Fischgerichte wie Sushi. Die sehr deutsch-europäische Methode, die Fischröllchen in Sojasauce und Wasabi zu ertränken, ist relativ untypisch. In Japan stippt man lediglich – wenn überhaupt – seinen rohen Fisch einen Hauch in die Sojasauce. Roher Fisch lebt aus sich allein, die Frische, der besondere Schnitt, die Reinheit und die vom Sushimeister geschaffene Klarheit sind bestechend.

Aus europäischer Sicht fehlem rohen Fisch die hier so beliebten Röstnoten. Aber warum diese nicht dazu trinken? In Form von modifiziertem Kaffee? Umami-Kaffee? Sake-Kaffee? Dann darf auch für europäische Zungen die Sojasauce gern in den Hintergrund treten. Für ganz Experimentierfreudige noch ein Getränketipp: kalter Kaffee mit Schuss (3 Stunden vor dem Verzehr vorbereiten).

Umami-Sake-Kaffee für den rohen Fisch

- 4 TL frisches, nicht zu fein gemahlenes Kaffeepulver (»säurearme« Sorte)
- 400 ml Wasser
- ein etwa 5 × 2 cm großes Blatt Kombualge
- 80 ml einfacher Sake
- 100 g gecrushtes Eis

- Das Wasser auf maximal 60 °C vorwärmen, die Kombualge hineingeben und eine Stunde ziehen lassen, bis das Wasser abgekühlt ist.
- Abseihen, mit dem Wasser das Kaffeepulver kalt »brühen« und ca. 1–2 Stunden extrahieren lassen.
- Gut filtern und in einen Shaker geben, Sake zufügen und mit dem Eis sehr kurz shaken. Sofort in Gläser »strainen« und als kaltes Getränk z. B. zu rohen Fischtellern und Meeresfrüchteplatten genießen.

Joghurt selbst herzustellen ist kein Problem, dazu ist nicht einmal eine Joghurtmaschine notwendig, wie bereits in den ersten Kapiteln angesprochen. Aber dieser Joghurt lässt sich noch gewaltig »anfetten«, im wahrsten Sinne des Wortes, wenn zu der Milch Sahne gegeben oder gar nur süße Sahne statt Milch als Basis für den Joghurt verwendet wird. So wird der Joghurt proteinreicher und fettiger. Damit aus der Milch-Sahne-Mischung ein wohlduftender Joghurt wird, müssen starke Starterkulturen verwendet werden, etwa bulgarische Joghurts mit reichlich *Lactobacillus delbrueckii* ssp. *bulgaricus*; als hervorragend erweist sich auch *Lactobacillus casei*. Aber die Bazillen benötigen noch reichlich Futter in Form von Milchzucker. Also 2 Esslöffel Lactose aus dem Reformhaus in das Vollfettrohprodukt, und weil wir schon dabei sind, noch 2 Löffel proteinreiches Magermilchpulver, das der Konsistenz zugutekommt. Gesagt, getan: alles bis auf den Starter auf 40 °C erwärmt und gerührt, bis sich Milchpulver und Lactose komplett gelöst haben, dann den Starter dazu und alles für 8 Stunden ins 40 °C warme Backrohr. Heraus kommt ein saurer, fast stichfester, fetter, mundfüllender, gastronomietauglicher Superjoghurt.

Aber auch das ist nicht das Ende – wer sagt denn, dass es keine anderen gärfähigen Zucker gibt, vornehmlich solche aus Gemüse? Im folgenden Beispiel ist dies eine Pastinake, die weich gekocht und püriert wurde, um die Zucker freizulegen und sie so den Lactobazillen zum Fraß vorzuwerfen. Was daraus hervorgeht, ist ein Pastinakenjoghurt. Dieses Konstrukt ist in der Tat eine kleine Sensation, da das Gemüse während der Fermentation mitwirkt und zur Geschmacks- und Aromabildung erheblich beiträgt.

Selbst gemachter Pastinakenjoghurt

- eine weiche »schlechte« Pastinake, ca. 150 g
- 150 g Schlagsahne
- 150 g Crème fraîche
- 100 ml Milch

- 2 EL Naturjoghurt
- eine Prise Salz

- Die Pastinake (am besten sous-vide) in der Schale sehr weich kochen, anschließend schälen und mit der Milch sehr fein pürieren. Leicht salzen und kühl stehen lassen, damit eventuelle Luftbläschen entweichen können. Dann in einem sauberen Topf mit der Sahne und der Crème fraîche zu einer homogenen Masse vermengen, den Naturjoghurt unterheben.
- Im Ofen (in Winter in der Nähe der Heizung) bei 30 °C ca. 24 Stunden vergären lassen. Danach in Gläser füllen und kalt stellen.
- Für stichfesteren Joghurt eine Fermentationstemperatur auf 40–42 °C wählen, die dann aber genauer kontrolliert werden muss.
- Hinweis: Pastinaken entwickeln beim längeren Garen eine dezente Süße, die bestens mit der Milchsäure des Gärprozesses harmoniert.

- Kulinarische Einsatzmöglichkeiten:
  1. Als »Kleckse« oder »Nöckchen« auf Gemüse oder Rohkostteller.
  2. Bei 0 °C 48 Stunden »nachreifen« lassen. Dies erhöht die Cremigkeit.
  3. In kleinen Silikoneisformen einfrieren und als kaltes Element in Desserts verwenden.

Fermentieren lassen sich auch andere Lebensmittel, die normalerweise nicht mit dem Begriff verbunden werden, etwa Erdbeeren, Johannisbeeren oder alle möglichen Früchte[346]. Dabei gilt ein ähnliches Prinzip wie bei Sauerkraut: Früchte der Wahl und etwa 2 % ihres Gewichts an Salz. Beides luftdicht abschließen und bei angenehmen 30–40 °C fermentieren lassen. Die Früchte verlieren dabei einen Teil der Süße. Der Fermentationsverlauf hängt von der Säure der Früchte ab, also vom Anfangswert des pH-Wertes der Fermentation. Daher ist die Vorhersage des finalen Geschmacks kaum möglich.

Alle diese Verfahren fördern die Gesundheit des Mikrobioms in allen Bereichen unseres Darms. Milchsäurebakterien sind sehr säuretolerant und können zum Großteil die Magenpassage überstehen, sind daher »probiotisch«. Sie gelangen in den Dünn- und Dickdarm und sorgen dort, zusammen mit der Milchsäure und den bereits vor Ort aktiven Bakterien, Pilzen, Viren und Hefen, für eine weitere Absenkung des pH-Werts. Pathogene Krankheitserreger haben daher kaum eine Chance, Schaden anzurichten. Fermentiertes Obst und Gemüse ist also doppelt gesund: zum einen wegen der probiotischen Milchsäurebakterien, zum anderen wirken die Ballaststoffe und noch nicht gespaltenen FODMAPs präbiotisch, da sie noch tief im Gedärm vergoren werden müssen – und falls das noch nicht funktioniert, müssen erst einmal Bakterien, Pilze und Co. herangezogen werden.

Es ist jederzeit möglich, ganz persönliche, individuell einzigartige Noten in die Fermentation einzubringen. Das beste Beispiel ist Gundruk. Für dieses typische Gericht aus dem Himalaja eignen sich etwa Kohlblätter, Kohlrabiblätter oder Spinat. Diese werden nicht wie Sauerkraut klein geschnitten, sondern nur grob zerzupft. Anschließend luftdicht in Fermentationstöpfen, ganz wichtig: ohne Salz, verpacken und in der Sonne 15–25 Tage fermentieren. Durch das Weglassen des Salzes wird das Keimwachstum nicht verhindert, es können also zu Beginn der Fermentation auch solche Keime wachsen, deren Ausbreitung das Salz bei Sauerkraut, Kimchi und Co. unterdrückt. In der Zeit, bevor der pH-Wert abgesenkt wird, bilden sich deutlich andere Aromen. Dabei sind für die Fermentation Hefen und Milchsäurebakterien verantwortlich, die auf dem Gemüse zu finden sind, aber auch jene, die über die Finger des »Präparators« beim Zupfen auf das Gemüse übertragen werden. Diese individuelle Note kann noch verstärkt werden, indem die Gemüseblätter zuvor über die Arme und das Gesicht gestrichen werden. Genauso wie das »Hände- und Armewaschen« in der Rohmilch, die zu Joghurt oder Sauermilch wird, dem Endprodukt eine ganz eigene Note verpasst. Was unhygienisch wirkt, ist dennoch hygienisch: Am Ende siegt der niedrige pH-Wert, der alles Pathogene in Grenzen hält.

Mehr derartige eigenhändige Wagnisse gehören künftig wieder in die Küche und in die Ernährung. Vorgefertigte, eintönige und sterile Industrieware hat uns bereits zu lange gelangweilt und unseren Urgeschmack verdorben.

Was bleibt

Vieles hängt am Glauben. Die Menschheit weiß mehr denn je, harte wissenschaftliche Erkenntnisse abseits dubioser Beobachtungsstudien liegen auf dem Tisch, und dennoch dominiert der Glaube. Menschen glauben, dass Gemüse gesund ist, Fleisch grundsätzlich schlecht. Menschen glauben, dass tierisches Fett den Tod bringt und Pflanzenöl das Leben verlängert. Menschen glauben, Avocados seien Superfood, Fleisch hingegen Schlechtfood. Daran hat sich ein Großteil der Menschheit gewöhnt, diese Thesen sind scheinbar Fakten. Leider ist das Ganze postfaktisch, denn eine klare Untermauerung dieser Behauptungen gibt es nicht. Im Gegenteil, die Wandlung vom Herbivoren zum Omnivoren war einer der entscheidenden Auslöser für die Menschwerdung.

Heute wird uns Fleisch systematisch ausgeredet. Von manchen Medizinern, von Lobbyisten, von Klimaaktivisten. Mediziner setzten die Märchen von schädlichen gesättigten Fettsäuren und dem Todbringer Cholesterin in die Welt, die sich bis heute halten. Vermeintliche Erkenntnisse wurden aus fadenscheinigen Beobachtungsstudien gezogen, die weder schlüssig noch eindeutig waren und deren Statistik jeden Naturwissenschaftler spätestens nach dem Grundpraktikum im dritten Semester das Grauen lehrt. So erscheinen Studien, die ein höheres Herzinfarktrisiko bei Fleischessern verkünden, gleichzeitig aber Veganern und Vegetariern ein höheres Schlaganfallrisiko vorhersagen[347]. Die Schlussfolgerung ist ganz einfach: Egal, was wir essen, wir sterben. Letztlich ist es vollkommen wurscht, ob an zu viel Protein, zu viel Fett oder zu viel Kohlenhydrat, sterben wird jeder, gleichgültig, welche Ernährungsform zu Lebzeiten favorisiert wurde. Es sei denn, er/sie/es fällt unglücklich von der Leiter, dann lässt sich die Todesursache einigermaßen rekonstruieren. Streng genommen bleibt ein Großteil der unzähligen assoziativen Beobachtungsstudien in der Ernährungsforschung irrelevant. Sie gehören beileibe nicht in den Bereich der harten, evidenzbasierten und reproduzierbaren Forschung und sind daher noch schlimmer als wortreiche, aber leider inhaltsarme Veröffentlichungen so mancher Geisteswissenschaft. Diese sind aber feuilletontauglich und tragen zur allgemeinen Bildung bei – im Unterschied zu Teilen der Beobachtungstudien, die Allgemeinärzte verbreiten und die Patienten verunsichern[348].

Wie immer hilft in solchen Fällen ein evidenzbasierter Blick in die Ernährungsforschung. Rasch zeigt sich bei einem breit angelegten Sichten der gegenwärtigen Fachliteratur, auf welchen tönernen Beinen derartige Auffassungen und Behauptungen stehen. Beim Thema Fleisch erweist sich die Datenlage als vollkommen unklar, und zwar unabhängig davon, ob das Fleisch verarbeitet ist oder nicht[349]. Die Autoren empfehlen sogar, den Verzehr von Fleisch und Wurst beizubehalten, wenn es zur persönlichen Essbiografie gehört. Für diese Beurteilung abseits des Mainstreams werden die neuen Methoden und Kriterien der evidenzbasierten Forschung hergenommen, die erst kürzlich in die Ernährungsforschung Einzug hielten[350].

Dabei wird sehr deutlich, wie Evidenzen und Relevanzen verschiedener Methoden eingestuft werden müssen. Es zeigt sich, dass weder In-vitro-Forschung gepaart mit In-vivo-Experimenten und Computersimulationen (*in silico*) noch Tierversuche oder Beobachtungsstudien ausreichende Evidenz besitzen, um daraus irgendwelche strikten Ernährungsempfehlungen abzuleiten. Werden sie kombiniert mit randomisierten Interventionsstudien, erhöhen sich Evidenzen. Allerdings nur, wenn es möglichst wenig Einschränkung in der untersuchten Gruppe gibt. Negativ wirken sich auch Inkonsistenzen in den Methoden aus, unkorrekte Auswertungen wie falsche Datenerhebung, mangelnde Statistik und Ungenauigkeiten bei Befragungen. Sehr negativ ist der Publikationszwang zu sehen. Immer wieder werden unter Zeitdruck und zum Eintreiben von Forschungsgeldern Studien publiziert, die im Grunde ungenügend sind. Ganz schlimm sind Publikationen, die unter Vorgaben und als Lobbyarbeit publiziert werden (»gekaufte« Studien). Ein eklatanter Fall betrifft tatsächlich das Fleisch und dessen vermeintliche Gesundheitsschädlichkeit[351]. Derartige Fälle und Verletzungen der guten wissenschaftlichen Praxis schüren nicht nur Fehlinformationen und Ängste der Verbraucherinnen und Verbraucher, sondern schaden in erster Linie der Wissenschaft.

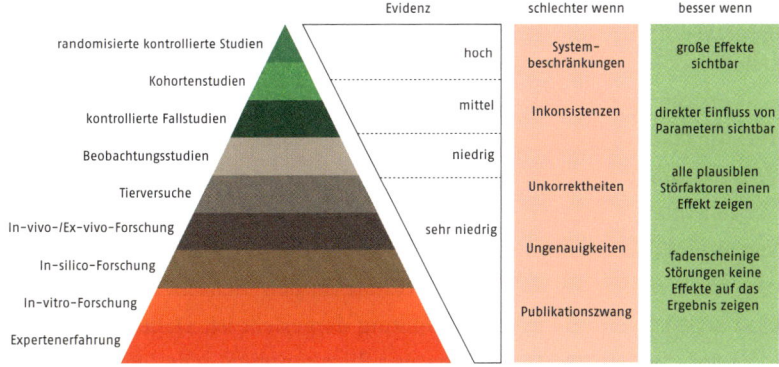

	Evidenz	schlechter wenn	besser wenn
randomisierte kontrollierte Studien	hoch	System-beschränkungen	große Effekte sichtbar
Kohortenstudien	mittel	Inkonsistenzen	direkter Einfluss von Parametern sichtbar
kontrollierte Fallstudien	niedrig		
Beobachtungsstudien		Unkorrektheiten	alle plausiblen Störfaktoren einen Effekt zeigen
Tierversuche			
In-vivo-/Ex-vivo-Forschung	sehr niedrig	Ungenauigkeiten	
In-silico-Forschung			fadenscheinige Störungen keine Effekte auf das Ergebnis zeigen
In-vitro-Forschung		Publikationszwang	
Expertenerfahrung			

○ Links: Die herkömmliche Hierarchie in der evidenzbasierten Ernährungsforschung, rechts daneben die Evidenzbewertungen. Harte Kriterien für die Entscheidungsfindung für Empfehlungen wurden im Lauf der Zeit nach und nach ergänzt (rechts).

Tatsächlich »gut« können finale Empfehlungen nur sein, wenn im Idealfall alle in der Abbildung dargestellten Methoden widerspruchsfrei in dieselbe Richtung weisen. Die Kriterien für die Bewertung von Metastudien und erst recht für Beobachtungsstudien gehen damit weit über die Interpretation der blanken Daten hinaus.

Des Weiteren müssen Signifikanz, Fehlerbalken und die Methoden der Datenerfassung genau analysiert werden einschließlich der detaillierten Betrachtungen zu statistischen Analysen von Ioannidis[352], dessen Arbeitsgruppe immer wieder auf nicht glaubwürdige »Resultate« in der Ernährungsforschung mittels mathematischer Analysen hinweist[353]. Insgesamt bleibt danach bei vielen Studien nicht mehr viel an harten Resultaten übrig, und diese dürften kaum ernst genommen werden. Selbst wenn die Korrelationen klar sind, bleibt nach geprüfter Evidenz und eindeutiger Signifikanz die noch nicht beantwortete Kausalität.

Kausale Zusammenhänge können über randomisierte Metastudien überhaupt nicht abgeleitet werden, was nicht nur an den nach wie vor hohen Fehlerbalken liegt, sondern auch an den prinzipiellen Methoden. Kausalitäten lassen sich nur direkt über molekulare Zusammenhänge beschreiben. Genau deswegen sind *In-vitro-*, *In-vivo-* und *Ex-vivo-*Untersuchungen, kombiniert mit Tierversuchen, notwendig. Mit der Entwicklung in der Bioinformatik und den Methoden des »*machine learning*«

rücken Computersimulationen (*in silico*) immer mehr als weitere Möglichkeiten in den Vordergrund. Diese betreffen auf der molekularen Skala »Laborexperimente« auf dem Computer, aber auch zur Datenerfassung und für Datenauswertungen lassen sich randomisierte Metastudien (»*big data*«) deutlich besser einordnen.

Molekulare Methoden werden damit immer wichtiger als Basis zum Verständnis der Zusammenhänge auf molekularer Ebene, für sich allein genommen liefern sie aber keine Evidenz für den Menschen, wie es in der klassischen Pyramide in der Abbildung dargestellt ist. Daher ist für eine weitreichende Interpretation stets eine Rückkopplung zwischen molekularen Methoden und randomisierten kontrollierten Studien notwendig. Nur Molekularbiologie, Biophysik und Chemie liefern direkte Beweise z. B. für die Wirkung von Molekülen mit lebenden Zellen und Biosystemen, wie es in der Pharmazie unabdingbar notwendig ist. Aber ein ganzes Lebensmittel und dessen Wirkung auf ein paar menschliche Zellen unter Laborbedingungen zu untersuchen und genau zu analysieren, ist schlicht unmöglich. Um komplexe Lebensmittel oder gar Mahlzeiten zu empfehlen, geben die molekularen Untersuchungen gute Hinweise, sie müssen aber mit den evidenzbasierten Methoden gekoppelt werden.

All das sollte man wissen, bevor man glaubt.

Aber derartige Sachverhalte werden ignoriert oder gar geleugnet, Studien, die nicht der eigenen Ideologie entsprechen, als »gekauft« verunglimpft, obwohl es keine Beweise dafür gibt. Trotz riesigen technischen Aufwands bei der Herstellung von Analogfleisch, wobei Energieverbrauch und Kohlendioxidausstoß während der Produktion und Lieferung gar nicht in Rechnung gestellt werden. Nichttierische Ersatzware ist ja per definitionem »gut«.

Lobbyisten vertreten vehement die Meinung, Fakealien seien die wahren Alternativen, die Zukunft auf den Tellern. Unsummen werden in rekonstruierte Ersatzwaren gesteckt wie Analogburger, Analogwürste, Analogkäse, Analogmilch, Analogeier und so weiter; Lebensmitteltechnologen kleben zusammen, was nicht zusammengehört: Erbsen-, Soja-, Reis-, Lupinen- und Insektenprotein, um mit Gewalt eine möglichst dem Fleisch nahe Textur zu schaffen. Welch ein Unfug, wenn Aufbau, Funktion, Struktur der unterschiedlichen Proteine betrachtet werden. Dies geschieht natürlich in erster Linie unter der Motivation des hohen Marktpotenzials. Für den Genießer ist es keine Frage: Jeder Erbseneintopf, jedes Sojacurry, jedes Risotto oder Gemüsebiryani und jedes Insekt, komplett verzehrt, ist vollwertiger als diese industriell hochprozessierten Lebensmittel.

Viele Menschen lecken sich dennoch nach Analogware die Finger – dank heftigem Lobbyismus. Dahinter steckt z. B. eine Vereinigung namens EAT-Lancet, wie in der *Frankfurter Allgemeinen Zeitung* zu lesen war[354], gesponsert von dem norwegischen Milliardärs-Ehepaar Stordalen, das sich dem Tierschutz verschrieben hat, einen aufwendigen Lebensstil pflegt und sein Geld mit Hotels und Einkaufszentren verdient. Viele Mitglieder des EAT-Lancet-Zirkels sind selbst Vegetarier, und einige haben ein kommerzielles Interesse an der Verbreitung des veganen Lebensstils, wie die New Yorker Publizistin Nina Teicholz, die Gründerin der Organisation »Nutrition Coalition« gezeigt hat. Sie müssen deshalb mit dem Verdacht leben, dass sie voreingenommen sind in ihren Darstellungen des fleischlosen Lebens. Interessant ist in diesem Zusammenhang auch das hohe Sponsoring über Konzerne wie *facebook*, *Google*, Microsoft und Co. und die dem Wissen über soziale Medien entstehende Kontrolle über unser Essen und Essverhalten.

Der prozesstechnische Aufwand wird von Klimaaktivisten unterstützt. Dazu dienen Argumente wie: Rindfleisch, Butter, Käse hätten die schlechteste Umweltbilanz; allein die Treibhausgase, die eine Kuh in die Atmosphäre rülpst, sei exorbitant; der Wasserverbrauch sei zu hoch. Berechnet man aber den Wasserverbrauch auf die Energiedichte der Lebensmittel, sieht die Sache schon ganz anders aus. Während Butter 7400 kcal/kg aufweist, kommt Gemüse im Mittel nur auf 700 kcal/kg. Werden die biologische und physiologische Verfügbarkeit der essentiellen Aminosäuren und Fette sowie die hohe Mikronährstoffkonzentration hinzugenommen, relativiert sich der Wasserverbrauch nochmals um einen gewichtigen Faktor.

Apropos Wasserverbrauch: Die Demeterkuh, die beim Biobauern im Dorf um die Ecke auf der bereits vorhandenen Weide steht, verbraucht in aller Regel Regenwasser. Für das Superfood Avocado müssen aber riesige Anbauflächen geschaffen und Grundwasserspiegel angehoben werden. Damit der Bedarf in den Ländern, in denen hippe Menschen vor lauter Wohlstand nicht mehr wissen, was sie (fr)essen sollen, gedeckt werden kann – nur weil irgendjemand vor einiger Zeit, in den Jahren 2002–2004, die Avocado im Zuge der ersten veganen Hauptwelle zum Superfood erkor[355]. Und viele »Follower« ohne Fundament, ohne jeglichen wissenschaftlichen Beweis auf diesen Zug aufgesprungen sind. Nur Internet und Blogs machen die rasante weltweite Verbreitung derartiger Ernährungsmärchen möglich. Vergleichbar mit den Märchen von Fett und Cholesterin[356]. Aber für Superfoodesser sind die unrealistischen Heilsversprechen von Avocado, Chiasamen und Beeren aus fernen Ländern zu verlockend. Dafür blenden sie den Raubbau der Natur, die Ausbeutung der Bauern in fernen Ländern, die CO_2-Bilanz des Transports um die halbe Welt gern aus. Glaube versetzt eben Berge und verstellt den Blick auf harte Fakten. Etwa die Tatsache, dass aus biophysikalischen Gründen kein Pflanzenfett essentielle langkettige Fettsäuren liefern kann[357], also auch Avocados nicht.

Der einzige wirkliche Skandal beim Fleisch ist die unsägliche Massentierhaltung mit dem daraus resultierenden hohen Konsum zum ethisch ungerechtfertigten Preis. Billig erzeugt zu Recht Flug- und Fleischscham. Die Idee, für eine Handvoll Euros zur Krönung des Bierkönigs übers Wochenende zum Ballermann zu fliegen, ist mindestens genauso verwerflich wie das ständige Mampfen von Discounterprodukten. Das Billiglinienpersonal wird ausgebeutet, darf nach dem Aussteigen die Kabinen putzen; und von den erpressten Discounterpreisen kann kein Erzeuger leben.

Darüber hinaus aber bleiben Fleisch und tierische Lebensmittel tatsächlich das, was sie in der Evolution waren: Superfood für den Menschen. Nur sie liefern exklusiv Nährstoffe in hoher Bioverfügbarkeit. Was nicht bedeutet, dass man(n) sich jeden Mittag ein Schnitzel oder eine Currywurst einverleibt, wenn er bereits zum Frühstück Salami und Bierschinken verspeist hat und zum Abendessen lediglich die Wurstsorten variiert werden. Das klingt tatsächlich nach einseitiger Ernährung und ist garantiert nicht für alle Probanden gesund.

Unser Wissen um das Thema »Ernährung« ist tatsächlich in einem schlechten Zustand. Diesen Eindruck bekommt der gemeine Leser, wenn er auf die Regale der Buchhandlungen starrt. Ernährung ist aber auch ein Thema, für das es ungefähr so viele Experten gibt wie Menschen in der westlichen Welt. Die Vielzahl der unterschiedlichen, sich oft widersprechenden wissenschaftlichen Resultate ist nur schwer zu verstehen. Dabei weiß man heute nicht viel mehr als vor 50 Jahren.

Meldungen wie »ein paar Nüsse am Tag verlängern das Leben« sind blanker Unfug[358], wie sich an Zeitungsmeldungen[359] und den offensichtlichen Unzulänglichkeiten der Originalarbeit in der Fachliteratur[360] zeigt. Die Effekte sind klein, wenig signifikant, auf statistische Fehlerbalken in den bunten Abbildungen wird verzichtet, und über den Rest der Ernährung, die Lebensart und Lebensweise der 120 852 befragten Niederländer ist nichts Genaues bekannt. Die Teilnehmer im Alter zwischen 55 und 69 gaben im Jahr 1986 ihren Lebensstil in einem Fragebogen an, und dieser wurde ab 1996 mit dem niederländischen Sterberegister abgeglichen. Es waren sehr schwache Effekte beim regelmäßigen Verzehr von etwa 15 g Erd- und Walnüssen erkennbar. Wer daran glauben will, kann es gern tun. Aber sich mit Gewalt lustlos täglich eine Handvoll Nüsse in den Mund zu werfen, nur weil dies gesund sein soll, ist der falsche Weg. Besser wäre es, die Nüsse mit einem Aperitif, einem Pastis, einen Glas Bier oder einem Sherry zu begleiten. Dann nützen sie zwar genauso wenig[361], haben aber definitiv einen hohen Lust- und Genussfaktor, noch bevor man sich der Vorspeise widmet.

Die Tatsache, dass sich die (letztlich irrelevanten) Effekte nur beim Genuss von ganzen Nüssen zeigen und nicht beim Verzehr von Erdnussbutter, wird in dieser Studie besonders betont. Dabei ist das der trivialste Fakt – er demonstriert den Wert des gesamten Lebensmittels, der Foodmatrix, dem ganzen Sammelsurium an »wertvollen Inhaltsstoffen« der Lebensmittel. Alle Moleküle, die ein Lebensmittel enthält, haben ihre physikalisch-chemische und physiologische Funktion und sind seit Jahrtausenden Teil der Humanernährung. Dies beschränkt sich nicht auf Nüsse, sondern gilt für alle Lebensmittel. Daher ist es fragwürdig, Erbsen, Sojabohnen, Nüssen oder Insekten ihr Protein zu entziehen und es zu Analogfleischwurstkäse zusammenzupappen, um daraus fragwürdige Handelsware zu machen, deren Nähr- und Genusswert, abgesehen von einer lieblosen Proteinzufuhr, gegen null strebt.

Entscheidend bleibt: Glauben müssen nur diejenigen, die nicht wissen. Warum sitzt selbst die große Politik manchen Ernährungsmärchen auf und folgt nicht logischem Denken? Weil leider naturwissenschaftliche

Fakten wenig berücksichtigt werden. Werden MINT-Fächer in der Schule zu früh wegen der eventuellen schlechten Noten abgewählt, kann das einer modernen Industriegesellschaft, die wir sind, nicht dienen. Dieser Weg des geringsten Widerstands führt nicht selten in die Verelendung des logischen Denkens. Auch deswegen sind große Teile der Gesellschaft frei von Zweifeln und neigen dazu, Scharlatanen zu folgen.

Dabei gibt es nur zwei Handvoll »Regeln« zur Ernährung in unseren westlichen Ländern, einer dem Bedarf angepassten »Western Diet«:

1. Selbstgekochtes ist gesund, egal ob Fleisch, Fisch oder Gemüse. Verwende und iss alles von Pflanze und Tier. Das gebietet der Respekt vor der Natur, die dich reichlich mit Nahrung beschenkt.

2. Iss nichts, wofür in Bild, Funk, Netz oder sonst wo Werbung gemacht wird. Setz dich nicht dem Handelsdiktat aus. Meide Supermärkte, verweigere dich Discountern.

3. Vergiss Begriffe wie »Superfood«, »Powerdrink« und »energetisierte« Nahrung – werde besser zum »Jäger und Sammler« auf Wochenmärkten, bei Erzeugern, Direktvermarktern, besonders bei Fleisch und Wurstwaren sowie Rohmilch und Rohmilchprodukten. Schließe einen persönlichen »Deal« mit »deinen« Erzeugern.

4. Unterwerfe dich den Geboten der Natur und der Saison in der Region, in der du gerade lebst. Verweigere dich allem, was dein Gehirn spontan unter »Influencergerede« und »Lifestylemist« einordnet. Egal, von wem es mit welchen Interessen auch immer stammt.

5. Nutze ausschließlich natürliche Fette: tierische Organfette, Schmalze, Butter, Pflanzenöle in bunter Abwechslung. Vergiss Analogfette mit ihren nicht haltbaren Heilsversprechen.

6. Koche und iss mindestens ein Menü am Tag, das die Komponenten roh, gekocht und fermentiert enthält. Beginne das Menü mit einem kleinen Aperitif, begleitet von ein paar Nüssen und/oder Oliven. Schließe es mit ein wenig Käse nach dem Hauptgang und frischem Obst als Dessert und einem finalen Stückchen guter Schokolade.

7. Begleite dein Menü mit frischem Wasser, Bier, Wein oder gutem grünem oder schwarzem Tee statt mit industriellen Modezuckergesöffen.

8. Halte dich von Zwischenmahlzeiten fern. Ein bisschen Hunger ist der wahre Luxus einer übersättigten und überreizten Gesellschaft, denn die nächste Mahlzeit ist in der westlichen Welt definitiv gesichert. Iss von allem etwas, von nichts zu viel, lass auch hin und wieder eine Mahlzeit ausfallen.
9. Genieße und erkunde auch die einfachsten Naturprodukte jeden Tag mit allen deinen Sinnen. Bleibe dabei neugierig und öffne dich für Root to Leaf to Flower, Nose to Tail, all inclusive.
10. Prüfe sehr genau, was du über Essen, Gesundheit und Lebensmittel liest, hörst und siehst. Höre ausschließlich auf dich, dein Bauchgefühl, vertraue deinem Appetit und Gelüsten, solange du lustvoll genießen darfst.

Mehr braucht es nicht. Schon gar keine Ernährungsratgeber, egal welcher Richtung. Es braucht auch keine Meinungsbibeln mit Anti-Aging- und Ernährungskompassen, deren »Erkenntnisse« aus widersprüchlichen, zweifelhaften bis unsinnigen Ernährungsstudien gezogen sind. Viele dieser Verlautbarungen sind sehr nahe an Gemeinplätzen und Verschwörungstheorien, auch wenn die abgebildeten Funk- und Fernsehärzte Stethoskope demonstrativ um den Hals tragen wie Schamanen ihre Fetischkette. Statt nach Krankheiten und Ernährungsfragen zu »googeln«, ist es mitunter einträglicher, bei *Google Scholar* oder *Web of Science* in Fachartikeln die wissenschaftlichen Leistungen der heilsversprechenden Autor*Innen zu hinterfragen. Aber das hat garantiert Nebenwirkungen, denn es führt nicht selten zu der einen oder anderen Entzauberung und sehr häufig zu Enttäuschungen.

Schluck.

Darauf einen Kräuterbitter.

Anmerkungen

1 Wadley, L. et al. (2020): Cooked starchy rhizomes in Africa 170 thousand years ago. Science 367 (6473), 87–91

2 Biesalski, H. K. (2015): Mikronährstoffe als Motor der Evolution. Springer Spektrum

3 Dominy, N. J. (2015): Ferment in the family tree. Proceedings of the National Academy of Sciences 112 (2), 308–309

4 Milton, K. (2004): Ferment in the family tree: does a frugivorous dietary heritage influence contemporary patterns of human ethanol use? Integrative and Comparative Biology 44 (4), 304–314

5 Hewes, G. W. (1961): Food Transport and the Origin of Hominid Bipedalism 1. American Anthropologist 63 (4), 687–710

6 Baltic, M. Z. & Boskovic, M. (2015): When man met meat: meat in human nutrition from ancient times till today. Procedia Food Science 5, 6–9

7 Wrangham, R. (2009): Catching fire: how cooking made us human. Basic Books

8 Georgieff, M. K. (2007): Nutrition and the developing brain: nutrient priorities and measurement. The American journal of clinical nutrition 85 (2), 614S–620S

9 Lévi-Strauss, C. (2012): The culinary triangle. In: Food and culture (S. 54–61). Routledge

10 Barthel, T. S. (1974): Maui auf der Osterinsel. Anthropos (H. 5/6), 705–747

11 Münch, U. (2013): Kochen in der Steinzeit. Archäologie in Deutschland (6), 50

12 Matissek, R. & Baltes, W. (2015): Lebensmittelchemie. Springer

13 Vilgis, T. A. (2018): Warum wir heute noch so kochen, wie vor einer Million Jahren. In: Paul, S. (Hg.): Philosophie des Kochens. mairisch Verlag, Hamburg

14 Eaton, S. B. et al. (1998): Dietary intake of long-chain polyunsaturated fatty acids during the paleolithic. In: The Return of w3 Fatty Acids into the Food Supply (Vol. 83, S. 12–23). Karger Publishers

15 Egert, S. et al. (2018): Effects of a hypoenergetic diet rich in α-linolenic acid on fatty acid composition of serum phospholipids in overweight and obese patients with metabolic syndrome. Nutrition 49, 74–80

16 Reuss, A. (1947): Die Ernährung im frühen Kleinkindesalter. In: Säuglingsernährung (S. 103–113). Springer, Wien

17 Zielbauer, B. & Vilgis, T. A. (2016): Von zart bis fasrig: Proteindenaturierung im Fleisch. Nachrichten aus der Chemie 64 (4), 399–402

18 Caviezel, R. & Vilgis, T. A. (2018): Koch- und Gartechniken. Matthaes Verlag, Stuttgart

19 Caviezel, R. & Vilgis, T. A. (2017): Koch- und Gartechniken. Wissenschaftliche Texte und Erläuterungen. Matthaes Verlag, Stuttgart

20 Cordain, L. et al. (2002): Fatty acid analysis of wild ruminant tissues: evolutionary implications for reducing diet-related chronic disease. European Journal of Clinical Nutrition 56 (3), 181

21 Reed, C. A. (1984): Beginnings of animal domestication. Evolution of domesticated animals/edited by Ian L. Mason

22 Rodríguez-Alegría, E. (2012): From grinding corn to dishing out money: A long-term history of cooking in Xaltocan, Mexico (S. 99–117). University Press of Colorado, Boulder

23 Shukla, R. & Cheryan, M. (2001): Zein: the industrial protein from corn. Industrial crops and products 13 (3), 171–192

24 Feldman, M. & Sears, E. R. (1981): The wild gene resources of wheat. Scientific American 244 (1), 102–113

25 Nevo, E. (2001): Genetic resources of wild emmer, Triticum dicoccoides, for wheat improvement in the third millennium. Israel Journal of Plant Sciences 49 (suppl. 1), 77–92

26 Zhang, J. et al. (2015): De novo transcriptome sequencing of Agropyron cristatum to identify available gene resources for the enhancement of wheat. Genomics 106 (2), 129–136

27 http://nordicfoodlab.org/blog/?offset=1443107149282

28 Shepherd, S. J. & Gibson, P. R. (2006): Fructose malabsorption and symptoms of irritable bowel syndrome: guidelines for effective dietary management. Journal of the American Dietetic Association 106 (10), 1631–1639

29 Hayes, P. A. et al. (2014): Irritable bowel syndrome: the role of food in pathogenesis and management. Gastroenterology & hepatology 10 (3), 164

30 Brouns, F. J. et al. (2013): Does wheat make us fat and sick? Journal of Cereal Science 58 (2), 209–215

31 https://www.zentrum-der-gesundheit.de/volksdrogen-milch-und-weizen-ia.html

32 Venesson, J. (2013): Gluten: comment le blé moderne nous intoxique. T. Souccar

33 https://www.derwesten.de/panorama/wie-der-weizen-uns-vergiftet-wie-ungesund-ist-gluten-id10147460.html

34 Shewry, P. R. & Hey, S. (2015): Do »ancient« wheat species differ from modern bread wheat in their contents of bioactive components? Journal of Cereal Science 65, 236–243

35 Schuppan, D. & Gisbert-Schuppan, K. (2018): Tägliches Brot: Krank durch Weizen, Gluten und ATI. Springer

36 Harari, Y. N. (2013): Eine kurze Geschichte der Menschheit. DVA

37 Gillis, R. et al. (2016): Neonatal mortality, young calf slaughter and milk production during the Early Neolithic of north western Mediterranean. International Journal of Osteoarchaeology 26 (2), 303–313

38 Greenfield, H. J. & Arnold, E. R. (2015): ›Go(a)t milk?‹ New perspectives on the zooarchaeological evidence for the earliest intensification of dairying in south eastern Europe. World Archaeology 47 (5), 792–818

39 Burger, J. (2007): Die Milch macht's! Die ersten Bauern Europas und ihre Rinder, Journal Culinaire 04, 32–35

40 https://www.welt.de/politik/deutschland/plus190797629/Ernaehrungswissenschaftler-Milch-ist-ein-hochbrisanter-Cocktail.html

41 Gerbault, P. et al. (2011): Evolution of lactase persistence: an example of human niche construction. Philosophical Transactions of the Royal Society B: Biological Sciences 366 (1566), 863–877

42 Biesalski, H. K. (2010): Ernährung und Evolution. In: Biesalski, H. K. et al.: Ernährungsmedizin. Nach dem neuen Curriculum Ernährungsmedizin der Bundesärztekammer, 4, 4–19

43 Lévi-Strauss, C. (1983): Mythologiques 1, The Raw and the Cooked. University Of Chicago Press, Chicago

44 Vilgis, T. A. (2012): Die Alchemie der Küche. In: Schellhaas, S. (Hg.): Die Welt im Löffel. Kerber Verlag, Bielefeld

45 Vilgis, T. A. (2013): Komplexität auf dem Teller – ein naturwissenschaftlicher Blick auf das kulinarische Dreieck von Lévi-Strauss. Journal Culinaire 16, 109–122

46 Vilgis, T. (2017): Evolution – Culinary Culture – Cooking Technology. In: van der Meulen, N. et al. (Hg.): Culinary Turn, Aesthetic Practice of Cookery. transcript, Bielefeld

47 Reinhardt, T. (2017): Claude Lévi-Strauss zur Einführung. Junius Verlag, Hamburg

48 Tzschirner, H. & Vilgis, T. A. (2014): Roh! Die neue Definition von Rohkost. Fackelträger Verlag, Köln

49 Powles, J. et al. (2013): Global, regional and national sodium intakes in 1990 and 2010: a systematic analysis of 24 h urinary sodium excretion and dietary surveys worldwide. BMJ open 3 (12), e003733

50 Mente, A. et al. (2018): Urinary sodium excretion, blood pressure, cardiovascular disease, and mortality: a community-level prospective epidemiological cohort study. The Lancet 392 (10146), 496–506

51 Graudal, N. (2016): A radical sodium reduction policy is not supported by randomized controlled trials or observational studies: grading the evidence. American Journal of Hypertension 29 (5), 543–548

52 Munafò, M. R. et al. (2017): A manifesto for reproducible science. Nature human behaviour 1 (1), 0021

53 Vilgis, T. A. (2017): Eine Frage des Wassers – Physikalisch-chemisches Konservieren. Journal Culinaire 25, 28–47

54 Namiq, K. F. & Milne, D. (2017): Effect of Fillet Thickness on Quality and Shelf Life of Gravlax Salmon. J Aquac Mar Biol 6 (2), 00149

55 Zarnkow, M. et al. (2006): Interdisziplinäre Untersuchungen zum altorientalischen Bierbrauen in der Siedlung von Tall Bazi/Nordsyrien vor rund 3200 Jahren. TG Technikgeschichte 73 (1), 3–26

56 Wunn, I. (2005): Die Religionen in vorgeschichtlicher Zeit (Vol. 2). Kohlhammer Verlag, Stuttgart

57   Drennan, R. D. (1976): Religion and social evolution in Formative Mesoamerica. The early Mesoamerican village, 345–368

58   Pfälzner, P. (2001): Auf den Spuren der Ahnen. Überlegungen zur Nachweisbarkeit der Ahnenverehrung in Vorderasien vom Neolithikum bis in die Bronzezeit

59   Reimann, J. (2014): Kreationismus vs. Evolution. GRIN Verlag

60   https://www.zeit.de/2016/06/ernaehrung-essen-palaeo-vegan-nahrungsmittel

61   https://www1.wdr.de/fernsehen/quarks/gesunde-ernaehrung-essen-als-religion-100.html

62   Schubert, A. (2018): Gott essen: eine kulinarische Geschichte des Abendmahls. C.H. Beck

63   Harris, M. (2001): Cultural materialism: The struggle for a science of culture. AltaMira Press

64   Hayden, B. (1972). Population control among hunter/gatherers. World Archaeology 4 (2), 205–221

65   Søe, M. J. et al. (2018): Ancient DNA from latrines in Northern Europe and the Middle East (500 BC–1700 AD) reveals past parasites and diet. PloS one 13 (4), e0195481

66   Vilgis, T. A. (2020): Biophysik der Ernährung – eine Einführung. Springer, Heidelberg

67   Madle, S. et al. (2003): Zur aktuellen Risikobewertung von Acrylamid in Lebensmitteln. Bundesgesundheitsblatt-Gesundheitsforschung-Gesundheitsschutz 46 (5), 405–415

68   Rabast, U. (2018): Veränderung unserer Lebensmittel. In: Gesunde Ernährung, gesunder Lebensstil (S. 67–97). Springer, Berlin, Heidelberg

69   Hartenbach, W. (2016): Die Cholesterin-Lüge: das Märchen vom bösen Cholesterin. Langen Mueller Herbig

70   Zuberbier, T. & Hengstenberg, C. (2016): Verstecktes Risiko im Kleingedruckten? Bundesgesundheitsblatt-Gesundheitsforschung-Gesundheitsschutz 59 (6), 777–782

71   Butler, A. (2015): Nitrites and nitrates in the human diet: Carcinogens or beneficial hypotensive agents? Journal of Ethnopharmacology 167, 105–107

72   https://www.tagesspiegel.de/gesellschaft/kolumnen/kolumne-kupferschmidt/wissenshunger-das-geheimnis-der-roten-bete/8159678.html

73   Lundberg, J. O. & Weitzberg, E. (2017): Nitric oxide formation from inorganic nitrate. In: Nitric Oxide (S. 157–171). Academic Press

74   Henry-Unaeze, H. N. (2017): Update on food safety of monosodium l-glutamate (MSG). Pathophysiology 24 (4), 243–249

75   https://www.zentrum-der-gesundheit.de/glutamat.html

76   Gundry, S. G. (2018): Böses Gemüse. Wie gesunde Nahrungsmittel uns krank machen. Lektine – die versteckte Gefahr im Essen. Belz, Weinheim

77   Perlmutter, D. & Loberg, K. (2014): Dumm wie Brot: Wie Weizen schleichend Ihr Gehirn zerstört. Mosaik Verlag

78   https://www.zentrum-der-gesundheit.de/gluten.html

79 Kleinschmidt, W. (2012): Essen und Trinken in der frühneuzeitlichen Reichsstadt Speyer. Waxmann Verlag

80 Zwack, U. (2006): Euter, Kutteln, Hirn mit Ei oder: was Sie vermutlich nicht zu Weihnachten essen. Bayerischer Rundfunk

81 McGuire, S. (2016): World cancer report 2014. Geneva, Switzerland: World Health Organization, international agency for research on cancer. WHO Press, 2015

82 https://de.statista.com/statistik/daten/studie/579175/umfrage/vorfaelle-und-todesfaelle-durch-schusswaffen-in-den-usa/

83 https://www.dfg.de > pdf > download > empfehlung_wiss_praxis_1310

84 Dekkers, B. L. et al. (2018): Structuring processes for meat analogues. Trends in Food Science & Technology. doi: 10.1016/j.tifs.2018.08.011

85 van der Weele, C. et al. (2019): Meat alternatives; an integrative comparison. Trends in Food Science & Technology. doi: 10.1016/j.tifs.2019.04.018

86 Harper, J. M. (2019): Extrusion of foods (Vol. 1). CRC press

87 Wrangham, R. W. (2009): Feuer fangen: wie uns das Kochen zum Menschen machte – eine neue Theorie der menschlichen Evolution. DVA

88 Tareke, E. et al. (2000): Acrylamide: a cooking carcinogen? Chemical Research in Toxicology 13 (6), 517–522

89 Tareke, E. et al. (2002): Analysis of acrylamide, a carcinogen formed in heated foodstuffs. Journal of agricultural and food chemistry 50 (17), 4998–5006

90 Uderzo, A. & Goscinny, R. (1972): Asterix und der Avernerschild. Ehapa Verlag, Stuttgart

91 Delgado-Andrade, C. (2014): Maillard reaction products: some considerations on their health effects. Clinical chemistry and laboratory medicine 52 (1), 53–60

92 Selvam, J. P. et al. (2009): Chemopreventive efficacy of pronyl-lysine on lipid peroxidation and antioxidant status in rat colon carcinogenesis. Fundamental & Clinical Pharmacology 23 (3), 293–302

93 Michalska, A. et al. (2008): Effect of bread making on formation of Maillard reaction products contributing to the overall antioxidant activity of rye bread. Journal of Cereal Science 48 (1), 123–132

94 Somoza, V. et al. (2003): Activity-guided identification of a chemopreventive compound in coffee beverage using in vitro and in vivo techniques. Journal of Agricultural and Food Chemistry 51 (23), 6861–6869

95 Wang, H. Y. et al. (2011): Melanoidins produced by the Maillard reaction: Structure and biological activity. Food Chemistry 128 (3), 573–584

96 Yilmaz, Y. & Toledo, R. (2005): Antioxidant activity of water-soluble Maillard reaction products. Food Chemistry 93 (2), 273–278

97 Benjakul, S. et al. (2005): Antioxidant activity of Maillard reaction products from a porcine plasma protein–sugar model system. Food Chemistry 93 (2), 189–196

98 Gu, F. L. et al. (2010): Structure and antioxidant activity of high molecular weight Maillard reaction products from casein–glucose. Food Chemistry 120 (2), 505–511

99 Tagliazucchi, D. & Bellesia, A. (2015): The gastro-intestinal tract as the major site of biological action of dietary melanoidins. Amino Acids 47 (6), 1077–1089

100 Lekutat, C. (2019): Ein Apfel ist gesund, drei Äpfel machen eine Fettleber. Becker Joest Volk Verlag

101 https://www.sueddeutsche.de/wissen/mikrobiologie-es-wimmelt-1.4541342

102 Wassermann, B. et al. (2019): An apple a day: which bacteria do we eat with organic and conventional apples? Frontiers in Microbiology 10. doi: 10.3389/fmicb.2019.01629

103 Bondonno, N. P. et al. (2019): Flavonoid intake is associated with lower mortality in the Danish Diet Cancer and Health Cohort. Nature Communications 10 (1), 1–10

104 Shrime, M. G. et al. (2011): Flavonoid-rich cocoa consumption affects multiple cardiovascular risk factors in a meta-analysis of short-term studies. The Journal of Nutrition 141 (11), 1982–1988

105 Kim, Y. & Je, Y. (2017): Flavonoid intake and mortality from cardiovascular disease and all causes: A meta-analysis of prospective cohort studies. Clinical Nutrition ESPEN 20, 68–77

106 Williamson, G. (2017): The role of polyphenols in modern nutrition. Nutrition Bulletin 42 (3), 226–235

107 Kast, B. (2018): Der Ernährungskompass: Das Fazit aller wissenschaftlichen Studien zum Thema Ernährung. C. Bertelsmann

108 https://www.lgl.bayern.de/lebensmittel/warengruppen/wc_36_biere/ue_2017_nitrosamine_in_bier_ueberblick.htm

109 http://www.umweltinstitut.org/aktuelle-meldungen/meldungen/2018/bio-biere-frei-von-glyphosat.html

110 Niemann, L. et al. (2015): A critical review of glyphosate findings in human urine samples and comparison with the exposure of operators and consumers. Journal für Verbraucherschutz und Lebensmittelsicherheit 10 (1), 3–12

111 Mesnage, R. et al. (2015): Potential toxic effects of glyphosate and its commercial formulations below regulatory limits. Food and Chemical Toxicology 84, 133–153

112 Defarge, N. et al. (2018): Toxicity of formulants and heavy metals in glyphosate-based herbicides and other pesticides. Toxicology reports 5, 156–163

113 Stemmerich, K. (2018): Glyphosat, die Mischung macht's. Toxichem Krimtech 85 (3), 105–109

114 Campbell, C. G. et al. (1997): Chlorpyrifos interferes with cell development in rat brain regions. Brain Research Bulletin 43 (2), 179–189

115 Bradberry, S. M. et al. (2004): Glyphosate poisoning. Toxicological reviews 23 (3), 159–167

116 Myers, J. P. et al. (2016): Concerns over use of glyphosate-based herbicides and risks associated with exposures: a consensus statement. Environmental Health 15 (1), 19

117 Forster, R. et al. (2015): Der Wirkstoff Glyphosat in der Pflanzenschutzmittel-Zulassung – aktueller Stand. Journal für Verbraucherschutz und Lebensmittelsicherheit 10 (3), 235–240

118 McGuire, M. K. et al. (2016): Glyphosate and aminomethylphosphonic acid are not detectable in human milk. The American Journal of Clinical Nutrition 103 (5), 1285–1290

119 Abramowicz, H. et al. (2016): Particle physics after the Higgs. Annalen der Physik 528 (1–2)

120 Steinmann, H. H. (2013): Glyphosat – ein Herbizid in der Diskussion und die Suche nach dem »Notwendigen Maß«. Gesunde Pflanzen 65 (2), 47–56

121 Scholz, T. et al. (2007): Auswirkungen eines allgemeinen Tempolimits auf Autobahnen im Land Brandenburg. http://www. mil. brandenburg. de/cms/media. php/ lbm1. a, 2239

122 Mathes, P. (2012): Hilfen durch Medikamente. In: Ratgeber Herzinfarkt (S. 167–189). Springer, Berlin, Heidelberg

123 Gehring, J. & Klein, G. (2015): Mobilität nach Herzinfarkt oder Bypass-Operation. In: Leben mit der koronaren Herzkrankheit (S. 154–158). Urban und Vogel, München

124 Schmid, A. (2006): Einfluss von Nitrat und Nitrit aus Fleischerzeugnissen auf die Gesundheit des Menschen. Ernährungsumschau 53 (12), 490–495

125 Martin, H. H. (2008): Vom Saulus zum Paulus? UGB Forum (Vol. 5, S. 245)

126 Bedale, W. et al. (2016): Dietary nitrate and nitrite: Benefits, risks, and evolving perceptions. Meat Science 120, 85–92

127 Habermeyer, M. et al. (2015): Nitrate and nitrite in the diet: how to assess their benefit and risk for human health. Molecular Nutrition & Food Research 59 (1), 106–128

128 Lundberg, J. O. et al. (2018): Metabolic effects of dietary nitrate in health and disease. Cell metabolism 28 (1), 9–22

129 Li, Y. et al. (2018): Secretin-activated brown fat mediates prandial thermogenesis to induce satiation. Cell 175 (6), 1561–1574

130 Stanford, K. I. et al. (2012): Brown adipose tissue regulates glucose homeostasis and insulin sensitivity. The Journal of Clinical Investigation 123 (1)

131 Lundberg, J. O. & Weitzberg, E. (2017): Nitric oxide formation from inorganic nitrate. In: Nitric Oxide (S. 157–171). Academic Press

132 Williams, A. R. (1975): The production of saltpetre in the middle ages. Ambix 22 (2), 125–133

133 Rodgman, A. & Perfetti, T. A. (2016): The chemical components of tobacco and tobacco smoke. CRC press

134 Teslić, N. et al. (2018): Climate change trends, grape production, and potential alcohol concentration in wine from the »Romagna Sangiovese« appellation area (Italy). Theoretical and Applied Climatology 131 (1–2), 793–803

135 Van Leeuwen, C. & Destrac-Irvine, A. (2017): Modified grape composition under climate change conditions requires adaptations in the vineyard. Oeno One 51 (2), 147–154

136 Christmann, M. et al. (2017): Managing climate change: Optimising cool climate wine styles: Impact of dramatic climatic change on traditional viticultural and oenological practices. Wine & Viticulture Journal 32 (4), 20

137 Wigand, P. et al. (2012): Prevalence of wine intolerance: results of a survey from Mainz. Deutsches Ärzteblatt (int.) 109 (25), 437–444

138 Vilgis, T. (2015): Milch-Ingwer-Pudding à la minute. Physik in unserer Zeit 46 (3), 154–154

139 http://www.food-detektiv.de/exklusiv.php?action=detail&id=184

140 Ternes, W. (2008): Naturwissenschaftliche Grundlagen der Lebensmittelzubereitung. Behr's Verlag, Hamburg

141 Vilgis, T. (2013): Frische Milch – kolloidale Struktur, Physik und Verdauung, Journal Culinaire 18, 55–69

142 https://www.zentrum-der-gesundheit.de/kuhmilch-qualitaet-ia.html#toc-homo genisierung-der-milch

143 Berton, A. et al. (2012): Effect of the size and interface composition of milk fat globules on their in vitro digestion by the human pancreatic lipase: native versus homogenized milk fat globules. Food Hydrocolloids 29 (1), 123–134

144 Zielbauer, B. I. et al. (2018): Soybean oleosomes studied by small angle neutron scattering (SANS). Journal of Colloid and Interface science 529, 197–204

145 König, J. (1914): Milch und Molkereierzeugnisse. In: Untersuchung von Nahrungs-, Genussmitteln und Gebrauchsgegenständen (S. 187–302). Springer, Berlin, Heidelberg

146 Vilgis, T. A. (2019): Kochen in Kupfer. ars vivendi, Cadolzburg

147 https://www.zentrum-der-gesundheit.de/milch-ungesund-ia.html#toc-enzym reiches-lebensmittel-oder-totes-nahrungsmittel

148 García, L. F. & Rodríguez, F. R. (2014): Combination of microfiltration and heat treatment for ESL milk production: Impact on shelf life. Journal of Food Engineering 128, 1–9

149 Rysstad, G. & Kolstad, J. (2006): Extended shelf life milk–advances in technology. International Journal of Dairy Technology 59 (2), 85–96

150 Holsinger, V. H. et al. (1997): Milk pasteurisation and safety: a brief history and update. Revue scientifique et technique-Office international des epizooties 16 (2), 441–466

151 https://www.faz.net/aktuell/feuilleton/hoch-schule/molekularkueche-kann-jeder-7-wie-bleibt-das-volle-aroma-im-kaffee-16047027.html

152 Taubes, G. (2001): The soft science of dietary fat. Science 291 (5513), 2536–2545

153 Ludwig, D. S. et al. (2018): Dietary fat: From foe to friend? Science 362 (6416), 764–770

154 Wang, D. D. et al. (2016): Association of specific dietary fats with total and cause-specific mortality. JAMA Internal Medicine 176 (8), 1134–1145

155   Allender, D. W. et al. (2019): Cholesterol-dependent bending energy is important in cholesterol distribution of the plasma membrane. Biophysical journal. doi: 10.1016/j.bpj.2019.03.028

156   Elmore, J. S. et al. (2005): Dietary manipulation of fatty acid composition in lamb meat and its effect on the volatile aroma compounds of grilled lamb. Meat science 69 (2), 233–242

157   Field, C. J. et al. (2009): Human health benefits of vaccenic acid. Applied Physiology, Nutrition, and Metabolism 34 (5), 979–991

158   Jacome-Sosa, M. et al. (2016): Vaccenic acid suppresses intestinal inflammation by increasing anandamide and related N-acylethanolamines in the JCR: LA-cp rat. Journal of lipid research 57 (4), 638–649

159   Tzschirner, H. & Vilgis, T. A. (2014): Roh! Die neue Definition von Rohkost, Fackelträger Verlag, Köln

160   Beckett, S. T. (2018): The science of chocolate. Royal Society of Chemistry, London

161   Kim, H. & Keeney, P. G. (1984): (–)–Epicatechin content in fermented and unfermented cocoa beans. Journal of Food Science 49 (4), 1090–1092

162   do Carmo Brito, B. D. N. et al. (2017): Bioactive amines and phenolic compounds in cocoa beans are affected by fermentation. Food chemistry 228, 484–490

163   Hansen, C. E. et al. (1998): Enzyme activities in cocoa beans during fermentation. Journal of the Science of Food and Agriculture 77 (2), 273–281

164   Frauendorfer, F., & Schieberle, P. (2019): Key aroma compounds in fermented Forastero cocoa beans and changes induced by roasting. European Food Research and Technology, 1–9

165   Żyżelewicz, D. et al. (2018): The effect on bioactive components and characteristics of chocolate by functionalization with raw cocoa beans. Food research international 113, 234–244

166   Vilgis, T. A. (2010): Das Molekül-Menü – molekulares Wissen für kreative Köche. S. Hirzel Verlag, Stuttgart

167   Epp, A. et al. (2010): Chemie im Alltag. Eine repräsentative Befragung deutscher Verbraucherinnen und Verbraucher Berlin 2010 (BfR-Wissenschaft 03/2010)

168   Vgl. Mocikat (2014): Die deutsche Sprache in den Naturwissenschaften, Sprachbefunde. Onlinepublikation Goethe Institut

169   Siehe http://www.eufic.org/article/de/lebensmittelsicherheit-qualitat/sichere-lebensmittelhandhabung/artid/angst-vor-dem-essen/

170   Schmidbauer, W. (2005): Lebensgefühl Angst: Jeder hat sie. Keiner will sie. Was wir gegen Angst tun können. Herder Verlag

171   Voderholzer, U. (2019): Orthorexie. In: Therapie psychischer Erkrankungen (S. 601–604). Urban & Fischer

172   Siehe z. B. http://www.sprachaktivierung.de/index.php/grundlagen.html

173   Griesbeck, R. (2009): Grauen des Alltags: Von Kundenkarten, Warteschleifen und Gute-Laune-Moderatoren. Knaur eBook

174   https://www.orderbird.com/blog/allergene-allergenkennzeichnung-gastronomic/

175 Schuppan, D. & Gisbert-Schuppan, K. (2018): Weizen, Gluten, ATI: eine Einführung. In: Tägliches Brot: Krank durch Weizen, Gluten und ATI (S. 5–11). Springer, Berlin, Heidelberg

176 Fritscher-Ravens, A. et al. (2019): Many patients with irritable bowel syndrome have atypical food allergies not associated with immunoglobulin E. Gastroenterology 157 (1), 109–118

177 Flögel, A. (2011): Aktuelle Ernährungstrends in der westlichen Gesellschaft – Zwischen Wissenschaft und Volksglaube. In: Die gesunde Gesellschaft (S. 281–297). VS Verlag für Sozialwissenschaften

178 Brenner, A. & Wolf, B. (2018): Der Anti-Stress-Trainer für Gastronomen: Rezepte für Leichtigkeit. Springer-Verlag

179 https://sozialgeschnatter.wordpress.com/2017/01/06/sternekoch-vincent-klink-ueber-ernaehrungsstalinisten-und-sein-hausverbot-fuer-allergiker-via-effilee/

180 Guglielmetti, S. et al. (2011): Randomised clinical trial: Bifidobacterium bifidum MIMBb75 significantly alleviates irritable bowel syndrome and improves quality of life––a double-blind, placebo-controlled study. Alimentary Pharmacology & Therapeutics 33 (10), 1123–1132

181 Guglielmetti, S. et al. (2008): Implication of an outer surface lipoprotein in adhesion of Bifidobacterium bifidum to Caco-2 cells. Appl. Environ. Microbiol. 74 (15), 4695–4702

182 Bibiloni, R. et al. (1999): Factors involved in adhesion of bifidobacterial strains to epithelial cells in culture. Anaerobe 3 (5), 483–485

183 Guglielmetti, S. et al. (2009): Study of the adhesion of Bifidobacterium bifidum MIMBb75 to human intestinal cell lines. Current Microbiology 59 (2), 167–172

184 Tripathi, M. K. & Giri, S. K. (2014): Probiotic functional foods: Survival of probiotics during processing and storage. Journal of Functional Foods 9, 225–241

185 Fontana, C. et al. (2016): Microbial ecology involved in the ripening of naturally fermented llama meat sausages. A focus on lactobacilli diversity. International Journal of Food Microbiology 236, 17–25

186 Lehnstetten, M. (2019): FODMAP DIÄT – Ernährung bei Reizdarm: Unbeschwert essen, Lebensqualität verbessern mit Low Fodmap. inkl. 77 leckeren Rezepten (Gesünder leben, Wohlbefinden steigern, Band 1). Independently published

187 Storr, M. (2015): Der Ernährungsratgeber zur FODMAP-Diät: Die etwas andere Diät bei Reizdarm, Weizenunverträglichkeit und anderen Verdauungsstörungen. Zuckschwerdt Verlag, München

188 Mack, A. et al. (2018): Einfluss einer Ernährungstherapie bei Patienten mit Reizdarmsyndrom und komorbider Kohlenhydratmalassimilation. Aktuelle Ernährungsmedizin 43 (03), P69

189 Guyonnet, D. et al. (2007): Effect of a fermented milk containing Bifidobacterium animalis DN-173 010 on the health-related quality of life and symptoms in irritable bowel syndrome in adults in primary care: a multicentre, randomized, double-blind, controlled trial. Alimentary Pharmacology & Therapeutics 26 (3), 475–486

190 Davis, W. (2013): Weizenwampe. München, Goldmann

191 Perlmutter, D. (2014): Dumm wie Brot. Wie Weizen schleichend Ihr Gehirn zerstört. Mosaik-Goldmann-Verlag, München

192 Witzek, A. (Hg.) (2019): Lehrbuch der F. X. Mayr-Medizin. Springer, Wien, Heidelberg

193 Yokooji, T. et al. (2019): Intestinal absorption of the wheat allergen gliadin in rats. Allergology International 68 (2), 247–253

194 Greco, L. (1997): From the neolithic revolution to gluten intolerance: benefits and problems associated with the cultivation of wheat. Journal of pediatric gastroenterology and nutrition 24, 14–17

195 https://www.schaer.com/de-de/p/landbrot

196 Vilgis, T. (2007): Die Molekularküche: das Kochbuch. Tre Torri

197 Kunz, B. (2013): Lexikon der Lebensmitteltechnologie. Springer-Verlag

198 https://vegane-fitnessernaehrung.de/naehrwerte_kalorien/teff_zwerghirse.html

199 Bickel, S. (2018): Alles Zucker – oder was? Zuckermythen. Biologie in unserer Zeit 48 (5), 310–317

200 Grimm, H. U. (2013): Garantiert gesundheitsgefährdend: Wie uns die Zucker-Mafia krank macht. Droemer HC, München

201 Calvisi, D. F. (2011): De-novo-Lipogenese. Der Pathologe 32 (2), 174

202 Vilgis, T. A. (2015): Viskose Zuckergemische – nicht nur im Honig. Journal Culinaire 25, 97–109

203 Schönauer, A. L. (2017): Die Wahrnehmung der Industrie in der Bevölkerung. In: Industriefeindlichkeit in Deutschland (S. 159–221). Springer VS, Wiesbaden

204 Zipprick, J. (2012): In Teufels Küche: Ein Restaurantkritiker packt aus. Bastei Lübbe, Köln

205 https://www.stern.de/genuss/trends/molekularkueche-duennpfiff-fuer-fuenf-personen-3855212.html

206 Sharma, S. et al. (2011): Bioactive peptides: a review. Int J Bioautomation 15 (4), 223–250

207 Ryan, J. T. et al. (2011): Bioactive peptides from muscle sources: meat and fish. Nutrients 3 (9), 765–791

208 Rutherfurd-Markwick, K. J. (2012): Food proteins as a source of bioactive peptides with diverse functions. British Journal of Nutrition 108 (S2), S149–S157

209 Singh, B. P. et al. (2014): Functional significance of bioactive peptides derived from soybean. Peptides 54, 171–179

210 Marcone, S. et al. (2017): Milk-derived bioactive peptides and their health promoting effects: a potential role in atherosclerosis. British journal of clinical pharmacology 83 (1), 152–162

211 Bhat, Z. F. et al. (2015): Bioactive peptides of animal origin: a review. Journal of Food Science and Technology 52 (9), 5377–5392

212 Keller, M. & Müller, S. (2016): Vegetarische und vegane Ernährung bei Kindern – Stand der Forschung und Forschungsbedarf. Complementary Medicine Research 23 (2), 81–88

213 Sebastiani, G. et al. (2019): The effects of vegetarian and vegan diet during pregnancy on the health of mothers and offspring. Nutrients 11 (3), 557

214 Graf, D. (Hg.) (2010): Evolutionstheorie-Akzeptanz und Vermittlung im europäischen Vergleich. Springer-Verlag

215 Stipanuk, M. H. & Caudill, M. A. (2013): Biochemical, Physiological, and Molecular Aspects of Human Nutrition-E-Book. Elsevier Health Sciences

216 López-Expósito, I. et al. (2017): Health effects of cheese components with a focus on bioactive peptides. In: Fermented foods in health and disease prevention (S. 239–273). Academic Press

217 Mohanty, D. P. et al. (2016): Milk derived bioactive peptides and their impact on human health – A review. Saudi Journal of Biological Sciences 23 (5), 577–583

218 Boehlke, C. et al. (2015): Salivary amylase – The enzyme of unspecialized euryphagous animals. Archives of Oral Biology 60 (8), 1162–1176

219 Poole, A. C. et al. (2019): Human salivary amylase gene copy number impacts oral and gut microbiomes. Cell Host & Microbe 25 (4), 553–564

220 Vilgis, T. A. (2018): Ikejime versus karashi jukusei (dry aging): vielfältige molekulare Umami-Phasen. Journal Culinaire 27, 56–84

221 Vilgis, T. A. (2010): Das Molekül-Menü – Molekulares Wissen für kreative Köche. Hirzel Verlag, Stuttgart

222 Zielbauer, B. I. et al. (2016): Physical aspects of meat cooking: time dependent thermal protein denaturation and water loss. Food Biophysics 11 (1), 34–42

223 https://www.nzz.ch/feuilleton/falsche-karotte-us-kette-arbys-produziert-gemuese-aus-fleisch-ld.1493444

224 Hirschfelder, G. (2001): Europäische Esskultur: eine Geschichte der Ernährung von der Steinzeit bis heute. Campus Verlag

225 Point, F. & Benoit, F. (1974): Ma gastronomie. Lyceum Books

226 Peter, P. (2008): Kulturgeschichte der deutschen Küche. C.H. Beck

227 Sälzer, S. & Ruschitzka, G. (1998): Die echte deutsche Küche. GU, München

228 Wierlacher, A. & Bendix, R. (Hg.) (2008): Kulinaristik: Forschung, Lehre, Praxis (Vol. 1). LIT Verlag Münster

229 Wierlacher, A. (2011): Gastlichkeit und Kulinaristik. Gastlichkeit: Rahmenthema der Kulinaristik 3, 5

230 Dingeldein, H., & Gredel, E. (Hg.) (2017): Diskurse des Alimentären: Essen und Trinken aus kultur-, literatur- und sprachwissenschaftlicher Perspektive (Vol. 19). LIT Verlag, Münster

231 http://www.y-a-m.com/

232 https://www.welt.de/kmpkt/article165083825/Das-passiert-im-Koerper-wenn-du-aufhoerst-Fleisch-zu-essen.html?utm_source=pocket-newtab

233 https://www.zeit.de/2017/16/martin-schulz-spd-kanzlerkandidat-foie-gras

234 Effel, J. (1986): La Revue gourmande. Revue des Deux Mondes, 256–259

235 Frenzel, R. (Hg.) (2007): Das Parlament kocht: Was Politiker so anrichten. Tre Torri Verlag, Wiesbaden

236 Siebeck, W. (2007): Die Deutschen und ihre Küche. Rowohlt Berlin

237 Warmer, C. & Weber, S. (2014): Delivery Hero. In: Mission: Startup (S. 57–72). Springer Gabler, Wiesbaden

238 Dannenberg, P. & Franz, M. (2014): Essen aus dem Internet. Standort 38 (4), 237–243

239 Hartges, I. (2011): Systemgastronomie in Deutschland. Berlin: Deutscher Hotel- und Gaststättenverband e. V.

240 Ellrott, T. (2007): Wie Kinder essen lernen. Ernährung – Wissenschaft und Praxis 1 (4), 167–173

241 Wild-Stiftung, R. (2018): Essbiografie. Annäherungen an die individuellen Ernährungsgewohnheiten. Dr. Rainer Wild-Stiftung, Eigenverlag, Heidelberg

242 Prescott, J. (2015): Multisensory processes in flavour perception and their influence on food choice. Current Opinion in Food Science 3, 47–52

243 Velasco, C. et al. (2018): Multisensory human-food interaction. Frontiers in psychology 9, 796

244 Redzepi, R. (2010): Noma: Time and Place in Nordic Cuisine. Phaidon, London

245 Byrkjeflot, H. et al. (2013): From label to practice: The process of creating new Nordic cuisine. Journal of Culinary Science & Technology 11 (1), 36–55

246 https://www.lepoint.fr/societe/yannick-alleno-la-cuisine-francaise-est-sur-le-gril-21-02-2013-1691528_23.php#xtmc=yannick-alleno-la-cuisine-francais&xtnp=1&xtcr=1

247 https://www.lepoint.fr/societe/guy-savoy-vive-la-cuisine-francaise-28-02-2013-1691781_23.php#xtmc=guy-savoy-alleno&xtnp=1&xtcr=1

248 https://www.lepoint.fr/societe/la-cuisine-francaise-est-partout-07-03-2013-1690793_23.php#xtmc=alain-ducasse-la-cuisine-francais-alleno&xtnp=1&xtcr=2

249 https://www.lepoint.fr/societe/paul-bocuse-la-cuisine-francaise-est-unique-21-03-2013-1690734_23.php#xtmc=alain-ducasse-la-cuisine-francais-alleno&xtnp=1&xtcr=1

250 Bodnar, J. (2003): Roquefort vs Big Mac: globalization and its others. European Journal of Sociology/Archives Européennes de Sociologie 44 (1), 133–144

251 Noleppa, S. & Cartsburg, M. (2015): Das große Wegschmeißen – Vom Acker bis zum Verbraucher: Ausmaß und Umwelteffekte der Lebensmittelverschwendung in Deutschland. WWF Deutschland

252 Kirchmayer, S. (2012): Information und Macht im Supermarkt (Dissertation, Universität Wien)

253 Hahn, M. & Herrmann, F. (2016): Fair einkaufen – aber wie? Der Ratgeber für Fairen Handel, für Mode, Geld, Reisen, Elektronik und Genuss. Brandes & Apsel Verlag

254 Jürgens, U. (2012): Discounter versus Supermarkt? Standort 36 (1), 11–16

255 https://www.daserste.de/information/wirtschaft-boerse/plusminus/sendung/swr/blutige-tomaten-100.html

256 Stüber, G. (1984): Der Kampf gegen den Hunger, 1945–1950: die Ernährungslage in der britischen Zone Deutschlands, insbesondere in Schleswig-Holstein und Hamburg (Vol. 6). K. Wachholtz

257 Belitz, H. D. & Grosch, W. (2013): Lehrbuch der Lebensmittelchemie. Springer-Verlag

258 Bartsch, S. & Methfessel, B. (2016): Ernährungskompetenz in einer globalisierten (Ess-)Welt. Ernährung im Fokus 16 (3–4), 68–73

259 Schnellbächer, C. (2017): Ernährungskompetenz in Familien (EFA): eine empirische Untersuchung. Dissertation, JLU-Gießen

260 Di Talia, E. et al. (2019): Consumer behaviour types in household food waste. Journal of Cleaner Production 214, 166–172

261 Elnakib, S. & Mendez, M. (2018): Food Waste in Schools: An Intervention of Randomized Schools on the Reduction of Food Waste. Journal of Nutrition Education and Behavior 50 (7), S5

262 Painter, K. et al. (2016): Food waste generation and potential interventions at Rhodes University, South Africa. Waste Management 56, 491–497

263 Habibi-Najafi, M. B. et al. (1996). Bitterness in cheese: a review. Critical Reviews in Food Science & Nutrition 36 (5), 397–411

264 Sebald, K. et al. (2018): Sensoproteomics: A New Approach for the Identification of Taste-Active Peptides in Fermented Foods. Journal of Agricultural and Food Chemistry 66 (42), 11092–11104

265 Kim, M. J. et al. (2015): Umami–bitter interactions: The suppression of bitterness by umami peptides via human bitter taste receptor. Biochemical and Biophysical Research Communications 456 (2), 586–590

266 Yang, J. et al. (2019): Gamma glutamyl peptides: the food source, enzymatic synthesis, kokumi-active and the potential functional properties – a review. Trends in Food Science & Technology. doi: 10.1016/j.tifs.2019.07.022

267 https://www.daserste.de/information/wirtschaft-boerse/plusminus/sendung/swr/blutige-tomaten-100.html

268 https://www.welt.de/wirtschaft/article201723752/Milch-Rueckruf-wegen-Bakterien-Diese-Marken-sind-betroffen.html

269 https://www.tagesspiegel.de/berlin/fuer-aldi-gegen-gentrifizierung-was-berlin-aus-dem-streit-um-die-markthalle-9-lernen-kann/24376666.html

270 https://www.morgenpost.de/berlin/article225958293/Markthalle-Neun-Aldi-bleibt-vorerst.html

271 Raspé, C. (2018): Tiere im Recht. In Handbuch Tierethik (S. 326–331). JB Metzler, Stuttgart

272 Hofreiter, A. (2016): Fleischfabrik Deutschland: Wie die Massentierhaltung unsere Lebensgrundlagen zerstört und was wir dagegen tun können. Riemann Verlag

273 https://www.abendblatt.de/region/niedersachsen/article216284013/Ausbeutung-und-Tierquaelerei-Diskussion-um-Schlachthoefe.html

274 Mensink, G. B. et al. (2013): Übergewicht und Adipositas in Deutschland. Bundes-gesundheitsblatt-Gesundheitsforschung-Gesundheitsschutz 56 (5–6), 786–794

275 Spitzer, M. (2015): Zivilisationskrankheiten und Kontrolle. Nervenheilkunde 34 (07), 489–494

276 Peters, A. (2016): Tierwohl als globales Gut: Regulierungsbedarf und -chancen (Animal Welfare as a Global Good: Need and Opportunity for Global Regulation). Max Planck Institute for Comparative Public Law & International Law (MPIL) Research Paper (2016–03)

277 Schwab, S. (2018): Bio-Fleisch oder normales Fleisch. In: Einfach Kochen in leichter Sprache (S. 86–86). Springer, Berlin, Heidelberg

278 Ach, J. S. (2018): Nutztierhaltung. In: Handbuch Tierethik (S. 259–263). JB Metzler, Stuttgart

279 Watson, R. T. et al. (2000): Land use, land-use change and forestry: a special report of the Intergovernmental Panel on Climate Change. Cambridge University Press

280 Marino, R. et al. (2016): Climate change: Production performance, health issues, greenhouse gas emissions and mitigation strategies in sheep and goat farming. Small Ruminant Research 135, 50–59

281 Requena Suarez, D. et al. (2019): Estimating aboveground net biomass change for tropical and subtropical forests: refinement of IPCC default rates using forest plot data. Global change biology. doi: 10.1111/gcb.14767

282 https://www.bruderhahn.de/

283 Reuter, K. (2014): Vermeintlich wertlos. In: Agrarbündnis (Hg.): Der kritische Agrarbericht 2014. ABL Bauernblatt Verlag, Hamm, 234–240

284 Nölting, B. et al. (2017): Kooperationen für eine nachhaltige Hühnerhaltung

285 Hancock, R. D. et al. (2007): Berry fruit as ›superfood‹: hope or hype. Biologist 54 (2), 73–79

286 Wolfe, D. (2015): Superfoods – die Medizin der Zukunft: Wie wir die machtvollsten Heiler unter den Nahrungsmitteln optimal nutzen. Goldmann Verlag

287 Resnick, A. (2016): Superfood Knochenbrühe: Gesundheitselixier, Heiltrunk und Faltenkiller aus dem Suppentopf. Riva Verlag

288 Hopf, S. & Protzner, W. (2007): So kam die Kartoffel nach Franken. Culina Franco-niae 1, 177

289 Kricheff, D. A. & Lukas, H. (2015): Being Maniq: Practice and identity in the forests of Southern Thailand. Hunter Gatherer Research 1 (2), 139–155

290 Cassiday, L. (2017): Chia: superfood or superfat. Inform 28 (1), 6–13

291 Jacobsen, S. E. (2012): What is wrong with the sustainability of quinoa production in Southern Bolivia – a reply to Winkel et al. (2012): Journal of Agronomy and Crop Science 198 (4), 320–323

292 Ploeger, A. et al. (Hg.) (2011): Die Zukunft auf dem Tisch: Analysen, Trends und Perspektiven der Ernährung von morgen. Springer-Verlag

293 Ronald, P. C. & Adamchak, R. W. (2017): Tomorrow's table: organic farming, genetics, and the future of food. Oxford University Press

294 Hahn, A. (2010): Das Glück des Gourmets. In: Glück hat viele Gesichter (S. 407–426). VS Verlag für Sozialwissenschaften, Wiesbaden

295 van der Weele, C. & Tramper, J. (2014): Cultured meat: every village its own factory? Trends in biotechnology 32 (6), 294–296

296 Santhi, D. et al. (2017): Application of microbial transglutaminase in meat foods: A review. Critical reviews in food science and nutrition 57 (10), 2071–2076

297 Arshad, M. S. et al. (2017): Tissue engineering approaches to develop cultured meat from cells: a mini review. Cogent Food & Agriculture 3 (1), 1320814

298 https://www.boell.de/de/2018/01/10/laborfleisch-biologen-zeigen-ihre-muskeln

299 Hinzmann, M. (2018): Die Wahrnehmung von In-Vitro-Fleisch in Deutschland

300 Siegrist, M. et al. (2018): Perceived naturalness and evoked disgust influence acceptance of cultured meat. Meat Science 139, 213–219

301 Ernwein, M. (2014): Framing urban gardening and agriculture: On space, scale and the public. Geoforum 56, 77–86

302 Rumpold, B. A. & Schlüter, O. K. (2013): Potential and challenges of insects as an innovative source for food and feed production. Innovative Food Science & Emerging Technologies 17, 1–11

303 Shockley, M. & Dossey, A. T. (2014): Insects for human consumption. In: Mass production of beneficial organisms (S. 617–652). Academic Press

304 Churchward-Venne, T. A. et al. (2017): Consideration of insects as a source of dietary protein for human consumption. Nutrition Reviews 75 (12), 1035–1045

305 Fiebelkorn, F. (2017): Insekten als Nahrungsmittel der Zukunft: Entomophagie. Biologie in unserer Zeit 47 (2), 104–110

306 Holst, K. (2019): Von Entomophobie zu Entomophagie. Hamburger Journal für Kulturanthropologie (HJK) (8), 85–98

307 Dicke, M. & van Huis, A. (2015): Six-legged protein. Oxygen 26, 68–71

308 Tresidder, R. (2015): Eating ants: understanding the terroir restaurant as a form of destination tourism. Journal of Tourism and Cultural Change 13 (4), 344–360

309 https://www.forschung-und-wissen.de/nachrichten/chemie/co2-mithilfe-von-solarenergie-in-nahrungsmittel-umgewandelt-13373231

310 Sillman, J. et al. (2019): Bacterial protein for food and feed generated via renewable energy and direct air capture of CO2: Can it reduce land and water use? Global Food Security 22, 25–32

311 Windhorst, C. & Gescher, J. (2019): Efficient biochemical production of acetoin from carbon dioxide using Cupriavidus necator H16. Biotechnology for Biofuels 12 (1), 1–11

312 Dolejšová, M. & Kera, D. (2017): Soylent Diet Self-Experimentation: Design Challenges in Extreme Citizen Science Projects. In: Proceedings of the 2017 ACM Conference on Computer Supported Cooperative Work and Social Computing (S. 2112–2123). ACM

313   Lewis, T. (2017): Food politics in a digital era. In: Digital food activism (S. 185–202). Routledge

314   https://www.derstandard.de/story/2000068815822/essen-aus-der-flasche-vom-online-hype-zum-milliardenmarkt

315   Gniech, G. (2002): Ekel, Erbrechen und Abscheu vor Speisen. In: Essen und Psyche (S. 29–45). Springer, Berlin, Heidelberg

316   Marion, R. (2013): Religion, Ernährung und Gesellschaft: Ernährungsregeln und -verbote in Christentum, Judentum und Islam. Diplomica Verlag

317   Hamilton, M. (2006): Disgust reactions to meat among ethically and health motivated vegetarians. Ecology of Food and Nutrition 45 (2), 125–158

318   Joy, M. (2013): Warum wir Hunde lieben, Schweine essen und Kühe anziehen. Karnismus – eine Einführung. Münster: compassion media

319   Gautam, N. & Sharma, N. (2015): Evaluation of probiotic potential of new bacterial strain, Lactobacillus spicheri G2 isolated from Gundruk. Proceedings of the National Academy of Sciences, India Section B: Biological Sciences 85 (4), 979–986

320   Korsmeyer, C. (2002): Delightful, delicious, disgusting. The Journal of aesthetics and art criticism 60 (3), 217–225

321   Marbach, G. O. (Hg.) (1839): Der wiedererstandene Eulenspiegel. Wigand

322   Brombach, C. (2018): Metzgete 4.0 – Es geht um die Wurst! oder weil es nicht Wurst ist, was wir essen. Wissenschaftlicher Vortrag anlässlich der Jubiläumsfeier des Vereins zur Förderung der Blutwurst. In: Jubiläumsfeier des Vereins zur Förderung der Blutwurst, Kloster Kappel, 2.6.2018

323   https://www.schwaebische.de/landkreis/landkreis-tuttlingen/heuberg_artikel,-schlachtfest-beendet-das-feierwochenende-_arid,11128102.html

324   Hartmann, C. & Siegrist, M. (2017): Insects as food: Perception and acceptance. Findings from current research. Ernährungs Umschau 64 (3), 44–50

325   Yoder, W. T. & Christianson, L. M. (1998): Species-Specific Primers Resolve Members of Fusarium Section Fusarium: Taxonomic Status of the Edible »Quorn« Fungus Reevaluated. Fungal Genetics and Biology 23 (1), 68–80

326   Stephan, A. et al. (2018): Edible mushroom mycelia of Pleurotus sapidus as novel protein sources in a vegan boiled sausage analog system: functionality and sensory tests in comparison to commercial proteins and meat sausages. European Food Research and Technology 244 (5), 913–924

327   Post, M. J. (2012): Cultured meat from stem cells: Challenges and prospects. Meat science 92 (3), 297–301

328   Sun, J. et al. (2015): A review on 3D printing for customized food fabrication. Procedia Manufacturing 1, 308–319

329   https://www.heise.de/tr/artikel/Empfehlung-des-Tages-Frisch-gedruckt-3342700.html

330   Liu, Z. et al. (2017): 3D printing: Printing precision and application in food sector. Trends in Food Science & Technology 69, 83–94

331 Schroeder, V. et al. (2019): Chemiresistive Sensor Array and Machine Learning Classification of Food. ACS sensors 4 (8), 2101–2108

332 Pinel, F. (2015): What's Cooking with Chef Watson? An Interview with Lav Varshney and James Briscione. IEEE Pervasive Computing 14 (4), 58–62

333 Murakami, S. et al. (2009): Cooking procedure recognition and support by ubiquitous sensors. Journal of Robotics and Mechatronics 21 (4), 498

334 Townsend, E. (2005): The Cooking Ape: An Interview with Richard Wrangham. Gastronomica 5 (1), 29–37

335 Singh, L. et al. (2016): Polycyclic aromatic hydrocarbons' formation and occurrence in processed food. Food Chemistry 199, 768–781

336 Stadler, R. H. (2015): Monochloropropane-1, 2-diol esters (MCPDEs) and glycidyl esters (GEs): an update. Current Opinion in Food Science 6, 12–18

337 Baer, I. et al. (2010): 3-MCPD in food other than soy sauce or hydrolysed vegetable protein (HVP). Analytical and Bioanalytical Chemistry 396 (1), 443–456

338 Bianchi, A. et al. (1974): Amino acid composition of granules and spots in Grana Padano cheeses. Journal of Dairy Science 57 (12), 1504–1508

339 Tansman, G. F. et al. (2015): Crystal fingerprinting: elucidating the crystals of Cheddar, Parmigiano-Reggiano, Gouda, and soft washed-rind cheeses using powder x-ray diffractometry. Dairy Science & Technology 95 (5), 651–664

340 D'Incecco, P. et al. (2016): New insight on crystal and spot development in hard and extra-hard cheeses: Association of spots with incomplete aggregation of curd granules. Journal of Dairy Science 99 (8), 6144–6156

341 Vilgis, T. (2010): Das Molekül–Menü: Molekulare Grundlagen für Kreative Köche. S. Hirzel Verlag, Stuttgart

342 https://www.planet-wissen.de/gesellschaft/lebensmittel/salat/pwiediesalatluegewiegesundsinddieblaetter100.html

343 Hord, N. G. et al. (2009): Food sources of nitrates and nitrites: the physiologic context for potential health benefits. The American journal of clinical nutrition 90 (1), 1–10

344 Walker, R. & Lupien, J. R. (2000): The safety evaluation of monosodium glutamate. The Journal of nutrition 130 (4), 1049S–1052S

345 Bäuerlein, T. (2011): Fleisch essen, Tiere lieben: Wo Vegetarier sich irren und was Fleischesser besser machen können. Ludwig.

346 Swain, M. R. et al. (2014): Fermented fruits and vegetables of Asia: a potential source of probiotics. Biotechnology research international. Article ID250424. doi: 10.1155/2014/250424

347 Tong, T. Y. et al. (2019): Risks of ischaemic heart disease and stroke in meat eaters, fish eaters, and vegetarians over 18 years of follow-up: results from the prospective EPIC-Oxford study. BMJ 366, l4897

348 Richter, M. et al. (2018): Das PURE Desaster: Vorschnelle Schlagzeilen führen zu unnötiger Verunsicherung von Verbrauchern und Patienten. Aktuelle Ernährungsmedizin 43 (03), 173–177

349   Johnston, B. C. et al. (2019): Unprocessed red meat and processed meat consumption: dietary guideline recommendations from the nutritional recommendations (NutriRECS) consortium. Annals of Internal Medicine. doi: 10.7326/M19–1621

350   Djulbegovic, B. & Guyatt, G. H. (2017): Progress in evidence-based medicine: a quarter century on. The Lancet 390 (10092), 415–423

351   Rubin, R. (2020): Backlash Over Meat Dietary Recommendations Raises Questions About Corporate Ties to Nutrition Scientists. JAMA. doi: 10.1001/jama.2019.21441

352   Benjamin, D. J. et al. (2018): Redefine statistical significance. Nature Human Behaviour 2 (1), 6. doi: 10.1038/s41562-017-0189-z

353   Ioannidis, J. P. (2013): Implausible results in human nutrition research. British Medical Journal BMJ 347 f6698. doi: 10.1136/bmj.f6698

354   von Petersdorff, W. (2019): Esst ruhig Fleisch! Frankfurter Allgemeine Zeitung, 19.10.2019, https://www.faz.net/aktuell/wirtschaft/klima-energie-und-umwelt/klimawandel-verzicht-auf-fleisch-rettet-das-klima-nicht-16441733.html

355   https://walnuts.org/avocado-recipes/

356   https://www.cosmopolitan.de/avocado-superfood-das-passiert-wenn-du-jeden-tag-avocados-isst-79965.html

357   Vilgis, T. A. (2020): Biophysik der Ernährung – Eine Einführung. Springer, Heidelberg

358   Ioannidis, J. P. (2018): The challenge of reforming nutritional epidemiologic research. JAMA 320 (10), 969–970

359   https://www.augsburger-allgemeine.de/wissenschaft/Studie-Wer-Nuesse-isst-lebt-laenger-id34467067.html

360   Van den Brandt, P. A. & Schouten, L. J. (2015): Relationship of tree nut, peanut and peanut butter intake with total and cause-specific mortality: a cohort study and meta-analysis. International Journal of Epidemiology 44 (3), 1038–1049

361   Shah, R. et al. (2019): Nuts, Cardiovascular Health, and Diabetes: Will a Nut a Day Keep the (Heart) Doctor Away? Circulation Research 124, 825–826

Register

Biosynthese 209
Biotechnologie 212
Biotin 126, 128
Bistronomie 162, 164, 188
Bittergeschmack 182, 184
Bitternote 182
Bitterpeptide 182, 233
Blut 94, 143, 153, 197, 210, 219 f.
Blutsalz 244
Blutwurst 143, 197, 219
Bocuse, Paul 155, 165
Bonitoflocken 246 f.
Bras, Michel 164
Brot 31 f., 131
brutal regional 162
Bullen 194
Burger 144, 153, 195, 210 f., 215, 220
Burger, pflanzenbasierte 145
Butter 43, 59, 85, 102, 139, 176, 189 ff.,
  227, 229, 237, 239, 257

C
Calvados 170
Camembert 169 ff.
Caminada, Andreas 172
Carragene 140
Casein 80, 104, 108, 182, 234
Cheddar 233 f.
Chemie 120
Chiasamen 65, 71, 201, 258
chicken bone broth 235
Chlorophyll 121, 178
Cholesterin 70, 189, 195, 220, 253
Cholin 126, 128 f.
Chorizo 237
Choucroute 159
Clean Meat 208 f.
Convenience 128, 142, 156, 176, 199,
  221 f.
Conveniencefood 112
Creutzfeldt-Jakob 192

D
Daikon 182
Darm 14, 16 f., 20, 37 ff., 45, 80, 104,
  125, 130, 150, 218, 236
Darmkrebs 74
Darmwand 39, 104
Darmzellen 126
Dashi 246, 248
Delaveyne, Jean 155
Denaturierung 105 f., 108
Denaturierungsgrad 107
Denaturierungstemperatur 27, 106
De-novo-Lipogenese 135
Dioxin 21, 91
Direkterzeuger 143, 230
Direktvermarkter 180
Discounter 112, 160, 175, 185 ff., 195
Discounterfleisch 195, 198
Dispersion 104
Distellab 43
DNA 16, 42, 89, 99, 149, 199
Dogma 113
Dry Aged Beef 143
dry aging 150, 164, 242
Ducasse, Alain 165
Dünndarm 14, 104, 215, 218

E
Edelteile 191, 194
Eier 40, 122, 139, 176, 194, 198 f.
Eisbergsalat 166
Eisenmangel 197
Eiweißgehalt 32, 131
Ekel 208, 216, 218 ff.
Emulgator 75, 104, 110, 139, 143
Energie 14, 20, 32, 64, 94, 122, 131, 135,
  217
Enzyme 16, 20, 37, 39 f., 45, 47, 60, 89,
  99 f, 104 ff., 115, 134, 138, 149 ff., 171,
  243
Erbsen 75, 142, 144 f., 163, 256, 259

Der Autor

Thomas A. Vilgis ist Physiker. Vilgis forscht auf dem Gebiet der weichen Materie und leitet am Max-Planck-Institut für Polymerforschung in Mainz eine Arbeitsgruppe für analytische Theorie weicher Materie. Dort führt er zudem eine Gruppe »Soft Matter Food Physics«, die physikalische Aspekte des Essens inklusive Zutaten und Zubereitung erforscht. Sie leistet einen wissenschaftlichen Beitrag zum Gebiet der Molekularküche oder Molekulargastrono-mie. Er ist außerdem Professor für Theoretische Physik an der Universität Mainz. Vilgis ist Autor zahlreicher populär wissenschaftlicher Bücher.

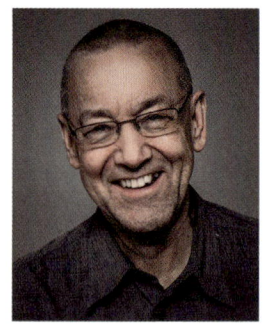